新文京開發出版股份有限公司

NEW WCDP

新世紀．新視野．新文京 — 精選教科書．考試用書．專業參考書

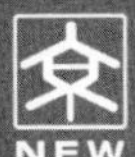

New Wun Ching Developmental Publishing Co., Ltd.

New Age · New Choice · The Best Selected Educational Publications — NEW WCDP

眼科及視光儀器學

Instruments of Ophthalmology and Optometry

卓達雄／著

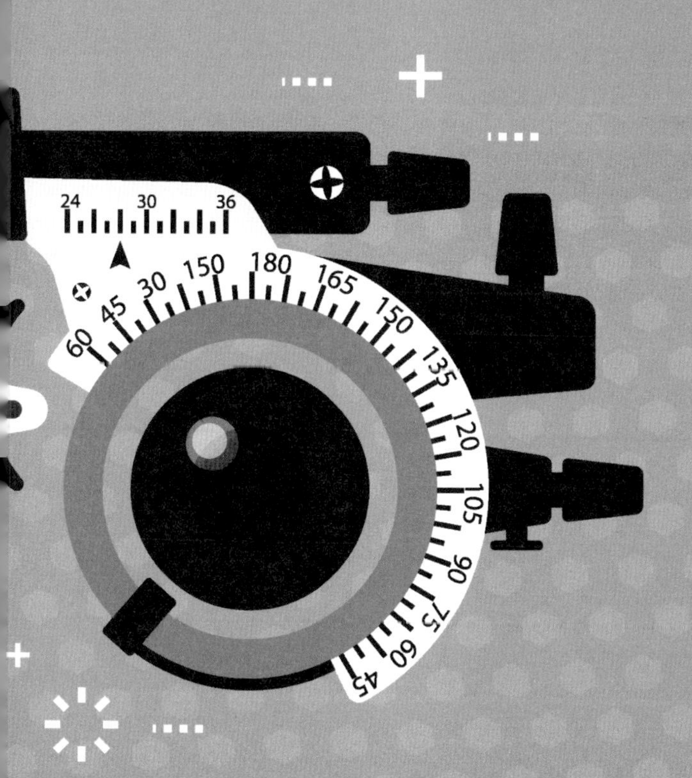

E
F P
T O Z
L P E D
P E C F D
E D F C Z P
F E L O P Z D
D E F P O T E C
L E P O D F C T

序言 PREFACE

驗光人員法民國 105 年 1 月 6 日由總統公布施行後，驗光師及驗光生正式成為衛生福利部規範與列管的醫事人員，從此國內視光學專業開始進入教、考、訓、用的嶄新階段。視光技術是一門以保護人眼視覺健康為主要內容的學科，是以眼科學和視光學為主，結合現代醫學、生理光學、驗光學、配鏡學、隱形眼鏡學及材料工程等知識所構成的一門專業學科。同時視光專業是一門需要操作檢查和臨床分析的學科，因此眼科診斷及視光檢測技術需要透過相關的儀器設備才能進行。學習眼科與視光學的技術人員除了要熟知視光學相關的理論知識外，對於檢查過程中所用到的儀器設備也應清楚相關基礎原理、機器結構、操作方法與記錄判讀等。《眼科及視光儀器學》此書的撰寫與出版是為了幫助視光科系學生與眼科職場中的技術人員都能迅速掌握儀器的基本原理以及準確地操作儀器，並能確切掌握相關作業流程以及獲得詳實的檢測數值，而進行眼鏡驗配或提供眼科醫師進行治療的依據。

《眼科及視光儀器學》的內容共分成視力檢查相關設備、屈光測試相關設備、隱形眼鏡驗配相關設備，以及眼科檢查相關設備共四個主要項目。舉凡常用的眼科與視光相關的檢查設備皆以羅列在本書各單元之中，如視力表、色盲本、立體視力檢查本、對比敏感度檢查、瞳距儀、鏡片驗度儀、電腦驗光機、視網膜鏡、角膜弧度儀、綜合驗光儀、裂隙燈、淚膜鏡、眼壓計、視野計、同視機與光學同調斷層掃瞄儀等。每一單元再將所屬之儀器設備依據用途、原理、檢測方法與記錄等進行撰寫，內容淺顯易懂並附相關圖片說明。本書中名詞術語皆已敦請國內相關領域專家加以審定修改，是專門為視光臨床技術人員所撰寫的教材，同時可以作為視光學系列叢書之入門課程，適合國內相關領域教學與實務之用。本書在撰寫與編輯過程難免有筆誤、不盡理想與不足之處，希望各位老師與同業先進能夠不吝給予指教。

卓達雄 謹識

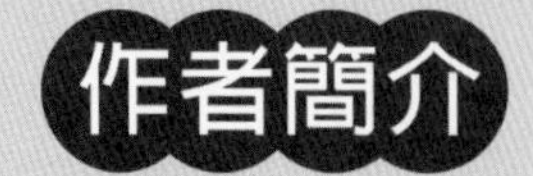

作者簡介

ABOUT THE AUTHOR

卓達雄

學歷：

國立中正大學 光學物理 博士

淡江大學 物理學 碩士

溫州醫科大學 眼視光學院 醫學士

中華醫事科技大學 視光系 學士

經歷：

樹人醫護管理專科學校 視光學科 助理教授兼科主任

中華醫事科技大學 視光系 副教授兼國際處處長

臺南市驗光師公會 常務理事

中華民國驗光師公會全國聯合會 副理事長

證照：

中華民國驗光師、驗光生國家考試及格

物理學合格教師

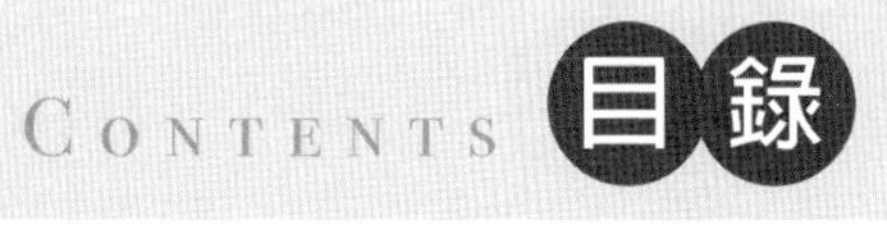

目錄 CONTENTS

Chapter 1 視力檢查相關設備

Chapter 2 屈光測試相關設備

Chapter 3 隱形眼鏡驗配相關設備

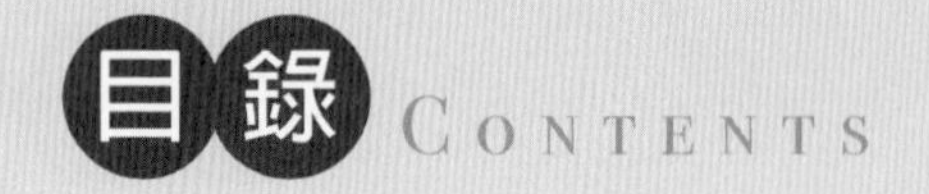

視力檢查相關設備

1
Chapter

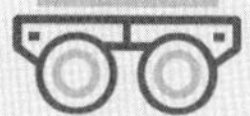

1-1 遠用視力表(Distance Visual Acuity Chart)

一、用途

視力表用來檢測視覺系統辨識物體細微結構的能力，透過視力表的測試可以量化評估被測眼的功能，或者量化評估各種光學眼鏡對於使用眼的視覺矯正品質。由於 6m 的目標對於注視眼所釋放的調節和聚散情形已經很小，故視光學將 6m 視為無限遠，據此將測視距離為 6m 的視覺測視結果稱為遠用視力，用於測視遠視力的設備稱為遠視力表，如圖 1-1-1。

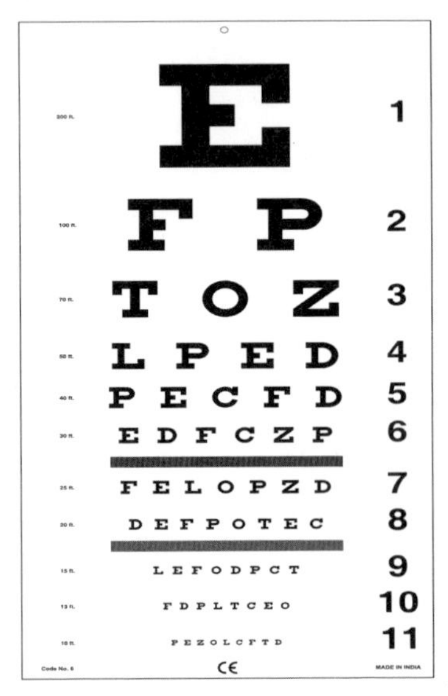

圖 1-1-1：國際標準遠用視力表

二、檢查原理

視力表的基本測試型式為在固定的檢查距離下，設置量化的視標尺寸和量化的照明條件，由被測眼注視視標內容進行判斷分析。將被檢者恰能辨認的最小視標的最小解析角(Minimal Angle of Resolution, MAR)找出，即可求出被檢者視力的大小。所謂最小解析角就是由外界兩點發出的光線，經眼內結點所形成的夾角。正常情況下，人眼能分辨出兩點間的最小距離所形成的夾角的倒數，即為常用的小數視力值。視力表中 1.0 視標就是以一分視角(1')為單位進行設計有效的檢測視力而來的。如圖 1-1-2。

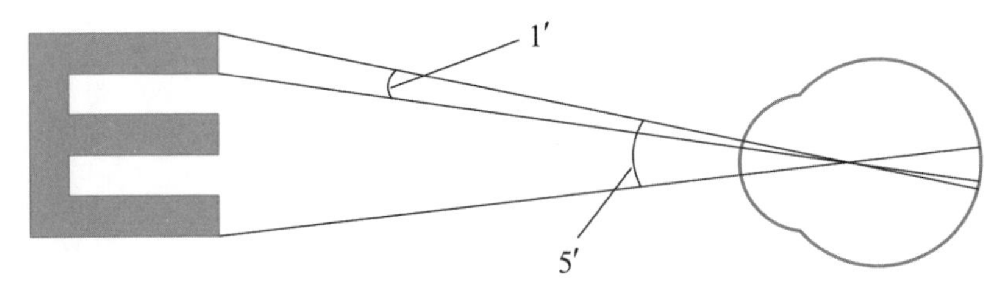

圖 1-1-2：視力表的原理

三、視力表的型式

視力表的外觀型式大致分為印刷視力表、投影視力表、內置式視力表和液晶顯示視力表三類：

(一) 印刷視力表

1. 紙質印刷視力表

早期的視力表將測試視標印刷在白色紙質背景上，利用自然光線照明或在視力表旁安放適度螢光燈照明進行測試。在檢測試面積不夠大時，可以採用平面反光鏡來縮短測試距離。即將測試表置於被測試者旁側，平面反光鏡懸掛在被測者對側 3m 處，這樣視力表視標發出的光線投射平面反光鏡後再折射至被測眼行程仍然維持 6m，如圖 1-1-3。

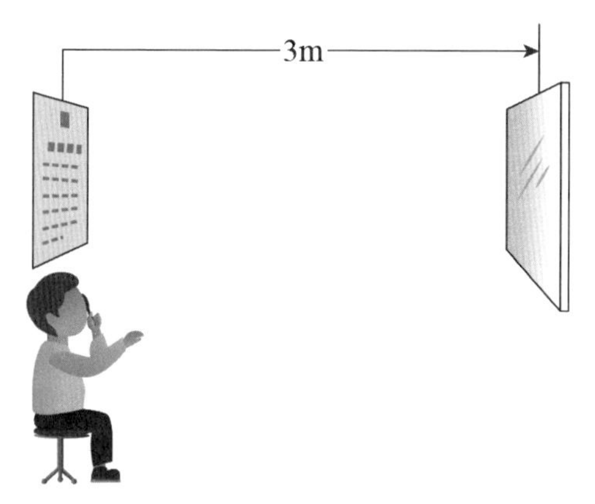

圖 1-1-3：採用平面反光鏡來縮短測試距離

常見的印刷之遠用視力表有以下幾種型式：Snellen's 視力表、Bailey-Lovie 視力表、Landolt 環（C 型）視力表、Feinbloom 視力表與 Chronister Pocket 視力表。

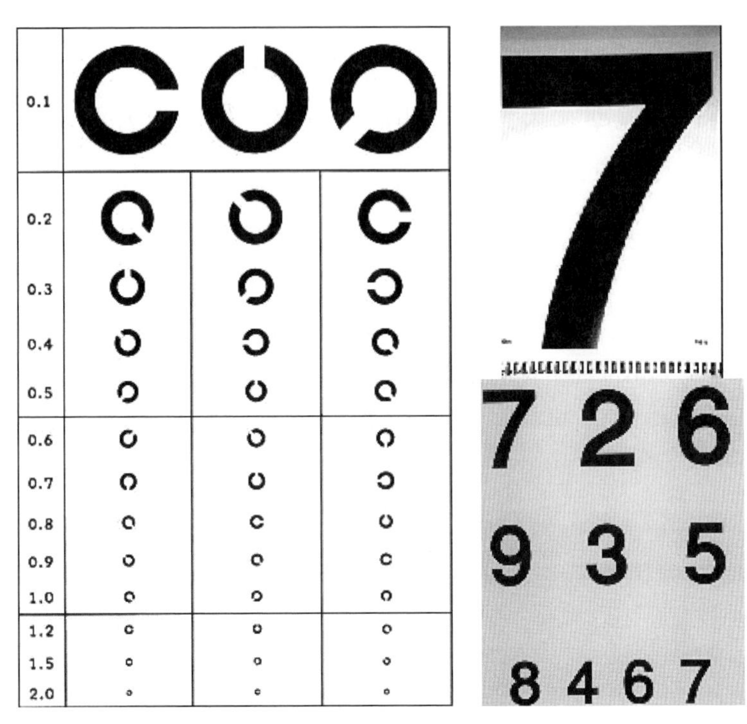

圖 1-1-4：Landolt 環視力表與 Feinbloom 視力表

2. 燈箱視力表

為了使視力表的照明條件標準化，將視力表製成箱體，內置標準功率的螢光燈進行照明，另將視力表燈改為採用 LED 光源照明，使燈箱亮度均勻、穩定，提高照明效率，減少輸出能量，且因光源的改進可使產品體積縮小及重量減輕，如圖 1-1-5。

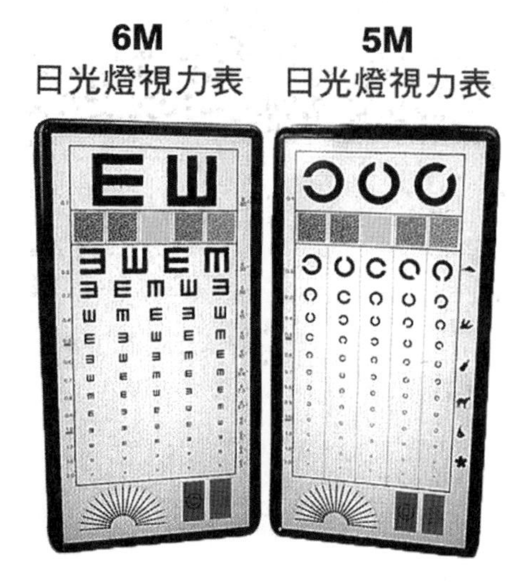

圖 1-1-5：燈箱視力表

（二）投影視力表

為了配合綜合驗光儀測試，投影視力表除視力視標以外，還設置各種類型的測試視標。投影機視力表由投影機、反射板和遙控器組成，如圖 1-1-6。

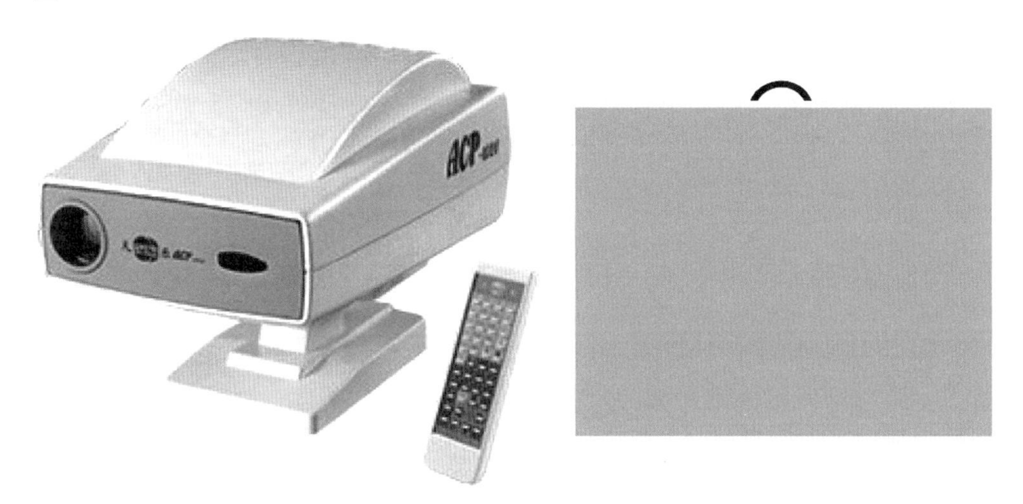

圖 1-1-6：投影機視力表的組成

1. 投影機

投影機主要部件包括電源開關、投影鏡頭、紅外線接收端和調焦手轉，紅外線接收端用於接收視標遙控器的指令，調焦手轉用於調整視標投照反射板後的影像清晰度。在檢測室的空間不夠大時，通常不採用平面反光鏡來縮短測試距離，而是將投影機與反射板的間距適度縮短，然後調整反射板上的視標影像清晰度，當視標影像清晰時，則視標對被測眼所張的視角與 6m 視標相同，視標的視標值也不變。然而當測試距離小於 6m 時，視標對於被測眼所釋放的調節和聚散信息，以及瞳孔縮小產生的景深變化已經不能被忽視，測試的結果就不能算是真正的遠視力，所以不推薦縮小視力表投影機的測試距離。

2. 遙控器

視力表投影機的各項測試項目以功能鍵的型式排列在遙控器上，測試者可根據測試的需要轉動功能鍵，從而選擇投影視標，如圖 1-1-7。遙控器的按鍵項目與類型如下：

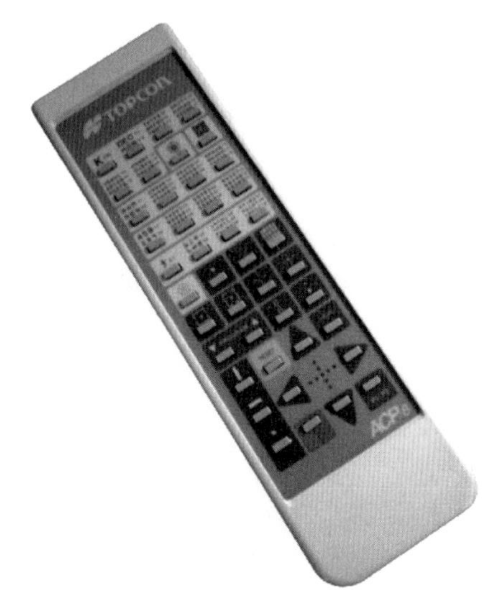

圖 1-1-7：投影機視力表的遙控器

(1) 發射端：採用紅外線遙感技術將指令訊號傳遞到視標投影機。

(2) 開關鍵：用於開啟搖控器電源，通常在接通後顯示 0.1 的 Landolt 視標。

(3) 視力視標鍵：用於測試遠用視力，鍵旁側標有該鍵所顯示視力視標類型及視標值。

(4) 選擇鍵：根據需要選擇性地顯示視標表上的部分視標，如選擇顯示一行、一列或單一的視力視標。

(5) 替換鍵：依照鍵位所指示的方向依次替換顯示緊鄰的視力視標，如替換顯示緊鄰的一行、一列或單一的視力視標。

(6) 檢測視標鍵：用於屈光測試或視功能檢查，鍵旁側標有該鍵所顯示的視標圖示。

(7) 紅綠鍵：在整禎投影視標的後方顯示左右等大的紅綠雙色背景。

(8) 復原鍵：視標遙控器序化處理之後，復原鍵可以使檢查步驟恢復顯示初始的測試視標。

(9) 程序鍵：包括前進鍵(program↑)與退後鍵(program↓)，依次向前或後退顯示程序化測試步驟。

3. 反射板

反射板為灰色亞光面值金屬板，大小約為 55cm×45cm，由於板面的特殊處理，對於白熾光投射反光發生偏振作用，使綜合驗光儀的偏振濾鏡可以對反射光選擇性檢偏，從而達到雙眼分視的測試目的。因此若將投影視標投照在白色的牆壁將不能進行偏振測試。

4. 投影視標類型

(1) 常規屈光測試視標，如圖 1-1-8：

① 視力視標：配合球柱鏡驗光試片，單眼或雙眼測試，測試裸眼視力或矯正視力。有 E 視標、環形視標、字母視標、數字視標和圖形視標多種型式。

② 散光盤視標：配合圓柱透鏡驗光試片，單眼測試，用於定量分析被測眼散光所在的軸向和屈光度。

③ 紅綠視標：配合球鏡驗光試片，單眼測試，用於定量分析球性屈光不正的矯正水平。

④ 遠交叉視標：配合正負 0.50 內置輔鏡和球鏡驗光試片，單眼測試，用於訂量分析球性屈光不正的矯正情形。

⑤ 蜂窩狀視標：配合圓柱透鏡驗光試片(JCC)，單眼測試，用於精細定量分析柱鏡驗光試片的軸向與度數。

⑥ 偏振平衡視力視標：配合偏振濾鏡和球鏡驗光試片，雙眼測試，用於定量分析被測試雙眼戴驗光試片後視力是否平衡。

⑦ 偏振紅綠視力視標：配合偏振濾鏡和球鏡驗光試片，雙眼測試，用於定量分析被測雙眼戴上驗光試片後視力是否平衡。

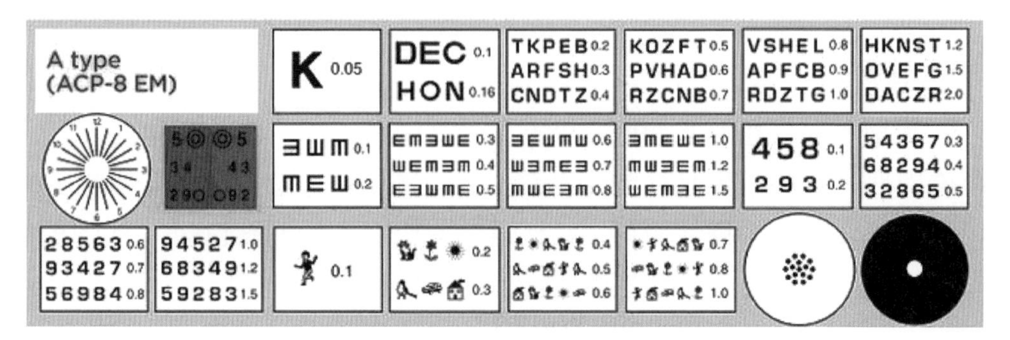

圖 1-1-8：一般屈光測試視標

(2) 雙眼視覺測試視標，如圖 1-1-9：

① Worth 四點視標：配合紅色濾光鏡和綠色濾光鏡，雙眼測試，用於定性分析被測雙眼同時視功能及平面融像功能。

② 立體視視標：配合偏振濾鏡，雙眼測試，用於定性與定量分析被測眼之立體視功能，並輔助診斷隱斜視。

③ 垂直對齊視標：配合偏振濾鏡，雙眼測試，用於定性與定量分析雙眼垂直影像不等。

④ 水平對齊視標：配合偏振濾鏡，雙眼測試，用於定性定量分析雙眼垂直水平性影像不等。

⑤ 馬篤氏桿視標：配合垂直向或水平向馬篤氏桿透鏡聯合外加旋轉稜鏡，進行雙眼測試，可用於定性與定量測量隱斜視。

⑥ 十字環形視標：配合紅色濾光鏡、綠色濾光鏡，雙眼測試，用於定性與定量分析隱斜視。

⑦ 偏振十字視標：配合偏振濾鏡聯合旋轉稜鏡，雙眼測試，用於定性與定量分析隱斜視。

⑧ 固視差異視標：配合偏振濾鏡聯合旋轉稜鏡，雙眼測試，用於定性分析被測雙眼注視差異，以及定量分析被測雙眼之相聯性斜位。

⑨ 鐘形盤視標：配合偏振濾鏡，進行雙眼測試，可用於定性與定量分析被測眼的旋轉性斜視。

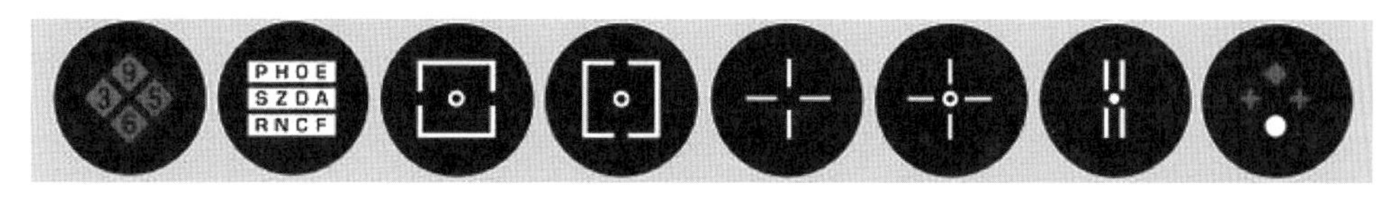

圖 1-1-9：雙眼視覺測試視標

（三）內置式視力表

內置式視力表為改進型投影視力表，將投影機內置於測試裝置的箱體內，投射出的視標影像透過反覆折射，最終投照在反射板上，被測眼可以從測試裝置上方的測試窗口觀查到視標影像。由於投影視標發出的光線在測試裝置箱體內的折射路程占去大部分測試距離，故內置式視力表標準的遠視力測試距離，較之投影機視力表大大縮短，有效地減少檢測環境空間，如圖 1-1-10。

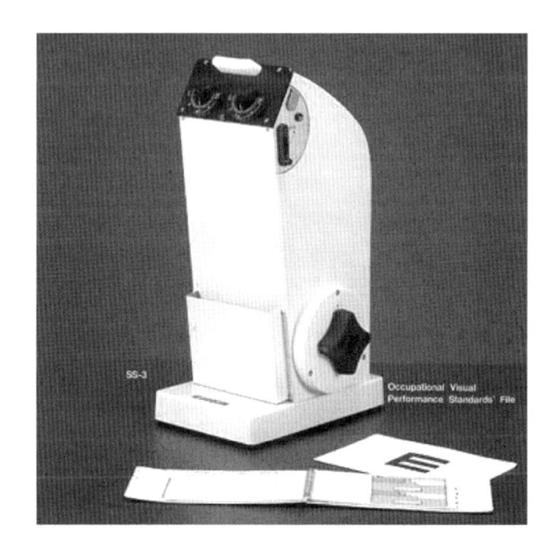

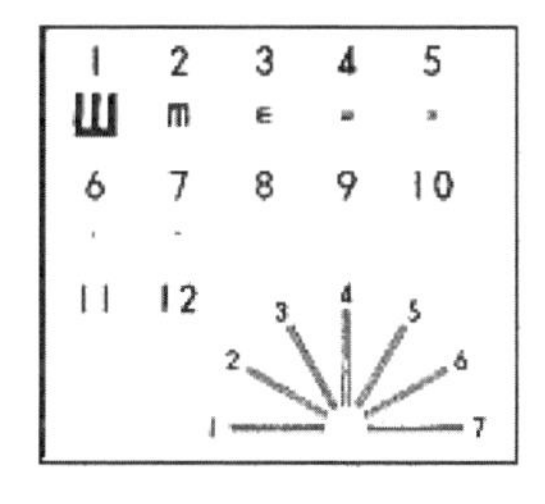

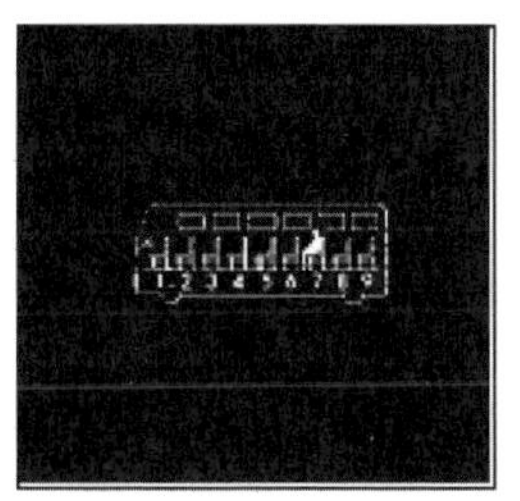

圖 1-1-10：內置式視力檢測儀與相關的測量卡

內置式視力表的優點如下：

1. 可攜帶外出作各種快速且連續的視力檢查。
2. 檢查圖表可依需要做替換。

3. 視覺系統模擬的視野範圍為 5m 的遠點測量表及 30cm 的近點測量表，使用內置式視力表做視力檢查時不需占很大的空間。
4. 操作簡易，僅使用兩種簡單的控制鈕。
5. 可做雙眼立體感的測量。
6. 可做雙眼隱斜視的測量。

（四）液晶螢幕視力表

由於顯示器技術的迅速發展，以液晶螢幕為測試界面的視力表一出現，立刻被廣泛應用。不僅電腦液晶屏的亮度、對比度和色彩可以根據需要進行調整，更重要的是視標的尺寸、類型、灰度和視標間距可以隨心所欲地變化，甚至可以根據需要設置動態的視標。一度因為液晶顯示屏無法進行偏振分視測試而受到詬病，然而很快就獲得解決，目前採用明亮背景和灰色視標可以形成良好的雙眼偏振分視視標，如圖 1-1-11。

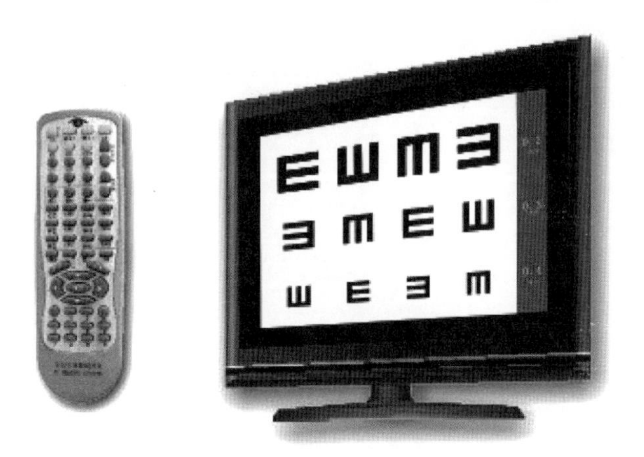

圖 1-1-11：液晶螢幕視力表

液晶螢幕視力表的主要問題在於螢幕的解像度還無法精確形成視力表中的小尺寸視標。採用常規液晶顯示器製作視力表，其分辨率為 1024×768 像素，以檢測距離為 5m 的 E 視標為例，1.0 級別或更小的視標，由於視標的三線所包含的像素及線數的不同，且不為整數，將會導致視標邊緣模糊或視標三線之粗細不均、間隔不等。上述缺陷在縮短測試距離，同時縮小視標尺寸時表現將更為嚴重。經研究得知只有當液晶顯示屏的分辨率提高到 1600×1200 像素以上，測試距離維持在 5m 時，方可克服液晶顯像之分辨率所帶來的困擾。

液晶螢幕視力表與投影機視力表的主要功能相近，只是根據影像軟體的特點而增加了亮度鍵與反白鍵等功能鍵。

四、視力檢查方法

(一) 準備工作

1. 開啟視力表的電源開關。
2. 使用投影視力表時，應觀察視標的清晰度，必要時調整投影視標的焦距。
3. 注意檢查距離是否正確，並從大視標逐步向小視標依次辨識，依次測試右眼、左眼和雙眼視力，記錄能夠辨識最小視標的視力值。
4. 注意控制被測眼的高度與投影機視力表反射板或視頻視力表的中點等高。若使用視力表燈箱，被測眼的高度應大致與 0.5 視標齊平。
5. 視力檢查表的照明度，應有 500~700 米燭光(Lux)。檢查室的光線不可低於其十分之一，並注意受檢者之視野內最好不要有窗戶或其他太亮的光源。
6. 告訴被檢者辨認表上符號的方法。

(二) 操作步驟

1. 請被檢者由上而下辨認視力表上的視標，直至不能辨認為止，以小數法記錄，如圖 1-1-12。例如：0.7 行的視標全部讀出而 0.8 行的視標全部不能辨認，則記錄為 0.7。若 0.7 行字有二個視標不能讀出，則記

錄為 0.7^{-2}，若 0.7 行視標全部能辨認，且 0.8 行尚能讀出二個視標，則記錄為 0.7^{+2}。

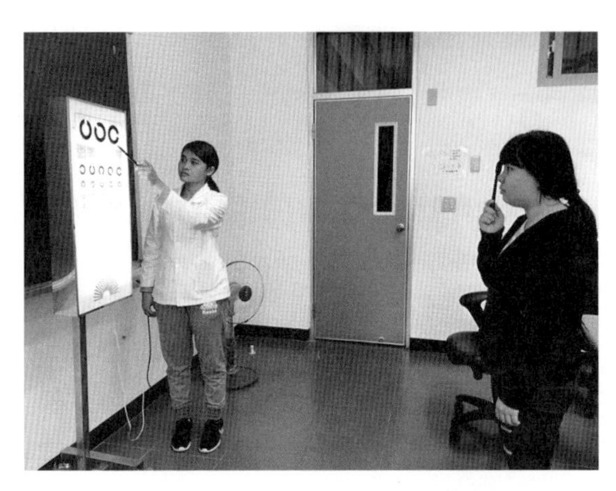

圖 1-1-12：視力檢查示意圖

2. 如被檢者視力低於 0.1 時，請被檢者逐漸走近視力表，至能辨識最大符號時為止，如 6m 檢查距離的視力表，如圖 1-1-13。被檢者移至 3m 處能看清最大符號，應記錄為 0.05；如至 1m 始能辨認第一行視標，應記錄為 0.02。

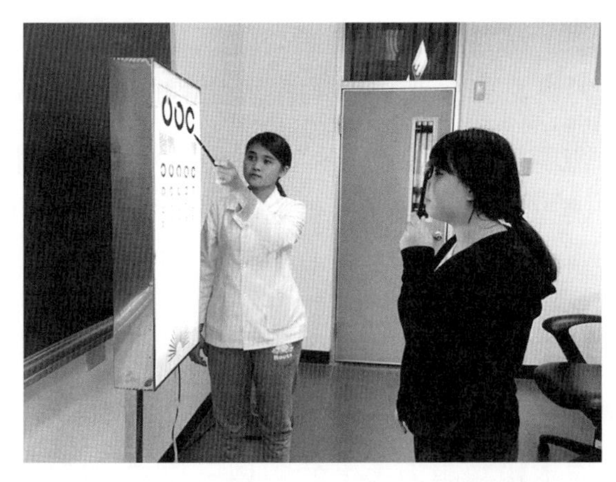

圖 1-1-13：請被檢者逐漸走近視力表，至能辨識最大視標時為止

3. 如被檢者視力低於 0.02，請被檢者背光數檢查者的手指數，應以能辨認指數的最遠距離為標準，記錄為若干 cm 指數，如：30cm/CF，圖 1-1-14(a)。
4. 如果被檢者在眼前 5cm 仍不能數手指，應背光辨認檢查者有無手動，記錄為若干 cm 手動，如：20cm/HM，圖 1-1-14(b)。

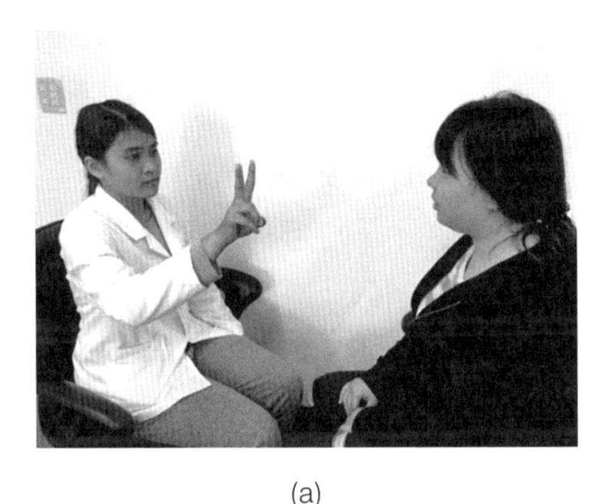
(a)

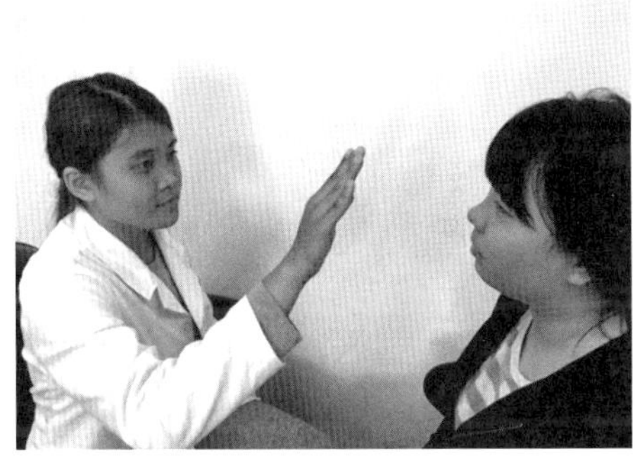
(b)

圖 1-1-14：(a)檢查指數；(b)檢查手動

5. 如被檢者在 5cm 處仍不能看見檢查者之手動，則應在暗室內測驗光感。將非檢查眼嚴密遮蓋，檢查者於被檢者前方 5m 處，持一筆燈忽亮忽暗，詢問被檢者能否識別。如在 5m 處尚不能辨認，則縮短距離至能辨認為止，記錄辨光距離。如：50cm/LP。在眼前 10cm 尚不能辨光者，則記錄為無光感，如：NLP。
6. 為進一步瞭解視網膜功能應查光定位，檢查光定位時，請被檢者注視正前方，眼球不能隨光移動，將比燈移至距被檢者前 1m 遠處，分別置於正前方上、中、下，顳側上、中、下，鼻側上、中、下，共 9 個方向，請被檢者指出筆燈的方位，並記錄之。能辨明者記錄「+」，不能辨明者記錄「－」。

五、視力的記錄與影響因素

(一) 視力的記錄方式

1. 分數法

歐美國家習慣分數法記錄視力，分子為測試距離，分母為該視標對被測眼張 5'視角距離被測眼結點的距離。例如：測試距離為 20ft，被測眼能看清的最小視標在距離被測眼 40ft 處對被測眼張 5'視角，則分數視力為 20/40。測試距離為 6m，被測試眼能看清的最小視標在距離被測眼 24m 處對被測眼為 5'視角，則分數視力為 6/24。

2. 小數法

小數視力為分數視力的比值，例如：分數視力為 20/40，小數視力為 0.5。小數視力也可以用視標在標準測試距離對被測眼最小解析角(MAR)的倒數來表示，例如：被測眼能看清的最小視標在標準測試距離對被測眼張開 2' 最小解析角，則該視標為 1/2，即 0.5。

3. 對數法

對數視力的表示方法，是先在標準測試距離，測量該被測試眼的最小解析角(MAR)值，然後再對 MAR 計算出對數值即 logMAR，就是對數視力的表示法。例如：MAR=2'，則對數視力值為 log2=0.3。對數視力的數據可用於統計分析。

4. 五分視力法

先確定視標在標準測試距離對於被測試眼所張視角即小數視力的倒數即(MAR)，計算該視角常用對數值 logMAR，然後用 5 減去視標的 logMAR 計算值。例如：小數視力 0.5 視力值的倒數為 2，log2=0.3，5 減去 0.3 等於 4.7，所以五分視力為 4.7。另外小數視力 0.2，視力值的倒數為 5，log5=0.7，5 減去 0.7 等於 4.3，所以五分視力為 4.3。

各種視力表達方式與不同級次視標值的互換關係如表 1-1-1 所呈現。

表 1-1-1 各種視力記錄方式的對照關係

Snellen 分數記錄	小數視力記錄	對數視力記錄	五分視力記錄
20/10	2.0	-0.3	5.3
20/12.5	1.6	-0.2	5.2
20/16	1.25	-0.1	5.1
20/20	1.0	0.0	5.0
20/25	0.8	0.1	4.9
20/32	0.63	0.2	4.8
20/40	0.5	0.3	4.7
20/50	0.4	0.4	4.6
20/63	0.32	0.5	4.5
20/80	0.25	0.6	4.4
20/100	0.2	0.7	4.3
20/125	0.16	0.8	4.2
20/160	0.125	0.9	4.1
20/200	0.1	1.0	4.0
20/250	0.08	1.1	3.9
20/233	0.06	1.2	3.8
20/400	0.05	1.3	3.7
20/500	0.04	1.4	3.6
20/667	0.03	1.5	3.5

(二) 影響視力測試的因素

1. 投影視標的成像品質

將印有測試視標的微型膠片固定在電機控制的轉盤上，測試時將選定的視標面幅調至投照孔，採用光學投照系統使測試視標的影像投照在反射板上，要求反射板所見試標的亮度、對比度、清晰度、偏振光折射向和紅綠單色光的波長均符合測試規範。

2. 亮度

視力表的亮度是影響視力測試的主要因素，國際標準規定視力表的亮度為 200±120cd/m^2，實驗證實即使在標準亮度範圍內，亮度不同的 100cd/m^2 與 300cd/m^2 的測試結果平均相差 1.4 行。為了使測試結果具有較好的復現性，在進行臨床研究時，建議將視力表的亮度控制在 200 cd/m^2±15%。

3. 對比度

在亮度穩定不變的情況下，視標與背景的對比度是影響視力測試的另一主要因素，通常對比度採用試標反光與背景亮度的百分比來表示，現有的視力表產品中燈箱視力表的對比度最好，通常大於 0.95，視頻視力表次之，投影機視力表則因反射板對於白燈光的反射不徹底，對比度最差，視力測試結果與亮度相同的燈箱視力表平均相差 0.3~0.5 行。在進行臨床研究時，建議將視力表的對比度控制在 0.9±0.05。

測試環境的照度對於視力表的對比度影響頗大，但使終沒有控制環境光線的統一規定，因此建議在測試環境中無人工照明光線，並採用深色避光窗簾控制外界光線。

4. 測試距離

遠視力不可能在無限遠進行測試，由於目標離開被測眼足夠遠時，對於被測眼釋放的近目標訊息可以忽略，故常將遠視力表的測試距離定為 6m 或 20ft（在部分國家將測試距離定為 5m）。

5. 字母辨識的困難性

印刷的字母識別難易程度不同，若讓一位不懂英文字母的人用 Snellen 字母視力表，則結果就不準確。阿拉伯字母設計不同也會有不同的認知難度。

六、備註

(一) 檢查距離與視力表視標大小的關係（表 1-1-2）

表 1-1-2 視力、視標大小與檢查距離

小數視力	最小解析角（弧分）	視標大小(mm)	檢查距離(m)
0.1	10	87.27	6
		72.73	5
		43.64	3
		5.82	0.4
1.0	1	8.73	6
		7.27	5
		4.36	3
		0.58	0.4

(二) 視力、視標大小與檢查距離的關係

遠用視力的檢測還可以藉由自行在一張白紙上繪製之「E」視標（以 mm 為單位），請被檢者由遠處朝檢查者移動，直至被檢者可分辨視標方向，此時之檢查距離（以 m 為單位）即可換算出被檢者之遠距視力(VA)。如圖 1-1-15 所示。

$$VA = \frac{1}{12\tan^{-1}\dfrac{x(mm)}{1000\times\ell(m)}}$$

x：視標大小(mm)

ℓ ：檢查距離(m)

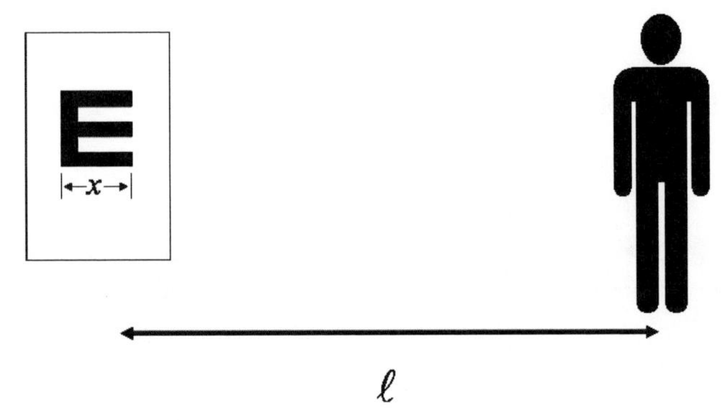

圖 1-1-15：以簡易自製視標利用檢查距離的換算測出被檢者視力

1-2 近用視力表(Near Visual Acuity Chart)

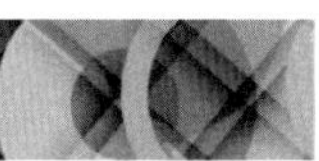

一、用途

檢查注視距離在 6m 以內的視力均稱為近視力，近用視力的特點在於測試距離可設置為 40cm、30cm 或 25cm 等，因此是檢查眼睛在調節狀態下能分辨物體精細結構的能力。

二、基本結構

近用視力表視標(optotypes)的尺寸是根據標準視角和測試距離進行計算的，因此可以根據遠用視力表的檢查距離轉換成近用檢查距離，將視標縮小即可。例如：6m 的遠用視力表的 1.0 視標尺寸為 8.72mm，若轉為 40cm 檢查的近用視力表，則 1.0 視標尺寸將縮小成 0.58mm(8.72×40/600)，如圖 1-2-1。由於近用視力經常用於閱讀，因此近用視力表也可以採用閱讀不同大小的文字來進行檢查。

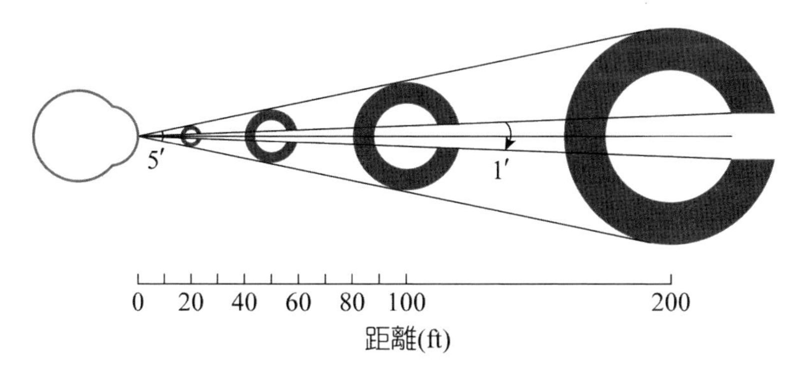

圖 1-2-1：視標尺寸與檢查距離的關係

近視力的測試不如遠視力受重視，絕大多數是屈光測試以後並不進行近視力的測定，除非是驗配老視之近用眼鏡時。實際上被測眼在注視目標時會發生調節、聚散和瞳孔縮小等近反射，尤其是配戴遠用框架眼鏡看近時，雙眼視線經過眼鏡透光鏡光學中心的內下方，均可能給近視力的測試結果帶來影響，理應與遠視力同樣受到重視。

三、設計原理與種類

（一）近用視力表的種類

1. 對數近用視力表

對數近用視力表由遠視力表發展而來，近視標可設為 E 視標、環形視標、字母視標和數位視標等。視標的行數和增率均仿照對數視力表，常用檢測距為 40cm、30cm 或 25cm，根據不同的檢測距確定視標的標高，又稱為等價對數近視表，如圖 1-2-2。

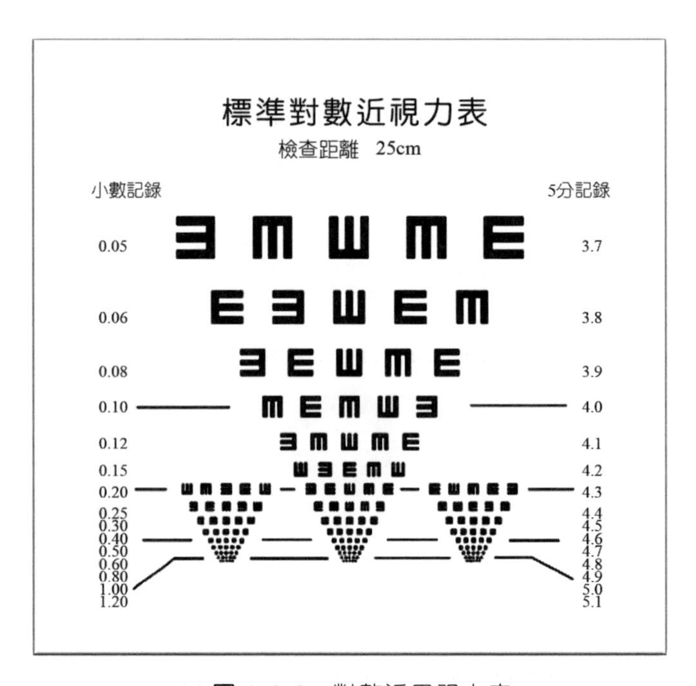

圖 1-2-2：對數近用視力表

2. 點閱讀近用視力表

點閱讀近用視力表的視標設計為閱讀文字，視標值用「點」來表示，英文單位記為「N」，相當於電腦 office 商用軟體輸入文字的字型大小，每一點相當於 1/72in，即 0.353mm，視標大小設計為從 16N~1.6N

共 11 行，分別為 16N、13N、10N、8N、6.6N、5N、4N、3.3N、2.5N、2N、和 1.6N，標準檢測距離為 25cm，如圖 1-2-2。檢查距離 25cm 的點閱讀近用視標和小數視標的對照比較可以參考表 1-2-1。1 M = N8 = 8 點＝1.45 mm＝普遍使用的新聞印刷字體，(Century, Times)1.0 M = 8 點＝1.45 mm，如圖 1-2-3。表 1-2-1 為小數視標和點數視標的比較。

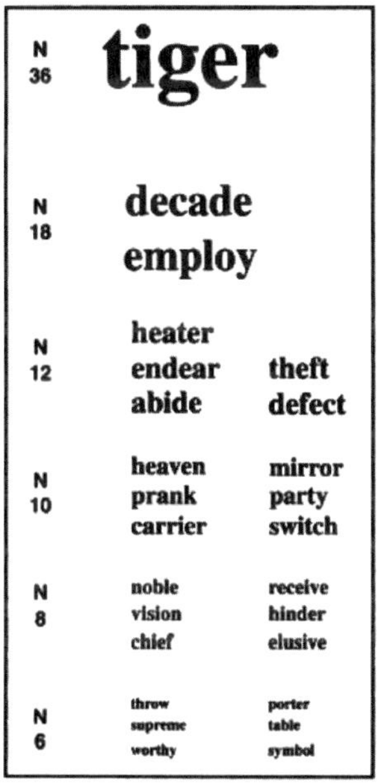

N 36 tiger

N 18 decade
employ

N 12 heater
endear theft
abide defect

N 10 heaven mirror
prank party
carrier switch

N 8 noble receive
vision hinder
chief elusive

N 6 throw porter
supreme table
worthy symbol

圖 1-2-3：點閱讀近用視力表

表 1-2-1　小數視標和點數視標的比較（測試距離 20cm）

行序	小數視標	點數(N)	行序	小數視標	點數(N)
1	0.05	32	6	0.16	10
2	0.06	26	7	0.2	8
3	0.08	20	8	0.25	6
4	0.1	16	9	0.32	4
5	0.126	12			

3. M 閱讀近用視力表

M 閱讀近用視力表的視標為高對比閱讀文字，共分 10 節，視標值用節係數表示，標準測定距離為 40cm。M 閱讀視力表的節係數值分為 4.0M、2.5M、2.0M、1.6M、1.2M、1.0M、0.8M、0.6M、0.5M 和 0.4M，如圖 1-2-4。對應的小數視力值的計算公式為 VA=xm/yM，例如：在 40cm 處可分辨 2M 的字體，則視力值為 0.4m/2M=0.2。

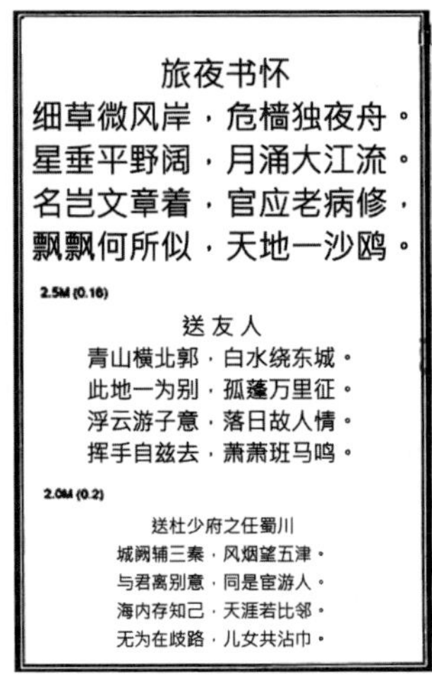

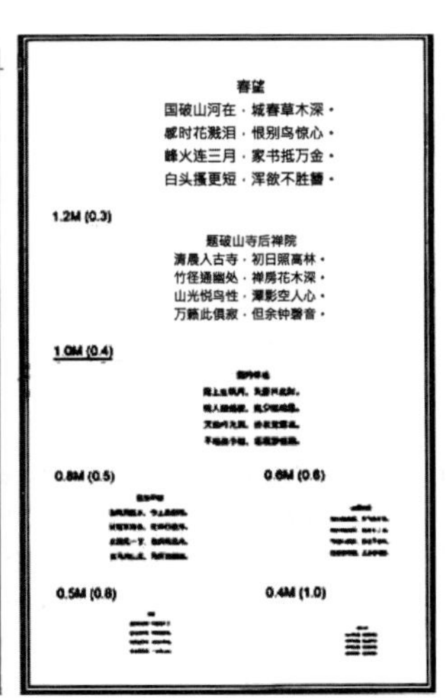

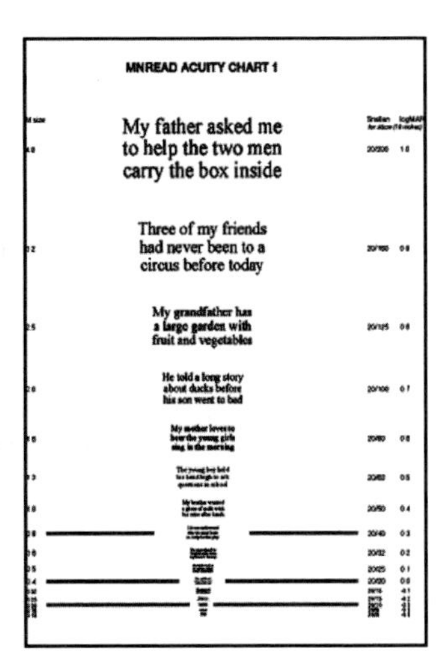

圖 1-2-4：M 閱讀近用視力表（簡體中文與英文版）

4. Jaeger's 近用視力表

Jaeger's 視力表由 Snellen 視力表發展而來的近視力表，採用字母視標，從 J1~J8 一共 8 個級次，視力增率為調和級數，即 J1 的標高比 J3 大三倍，比 J8 大 8 倍，自從對數近視表流行以來，Jaeger's 視力表已經很少使用，如圖 1-2-5。至於 Jaeger's、點數與分數視力的比較則可以參考表 1-2-2。

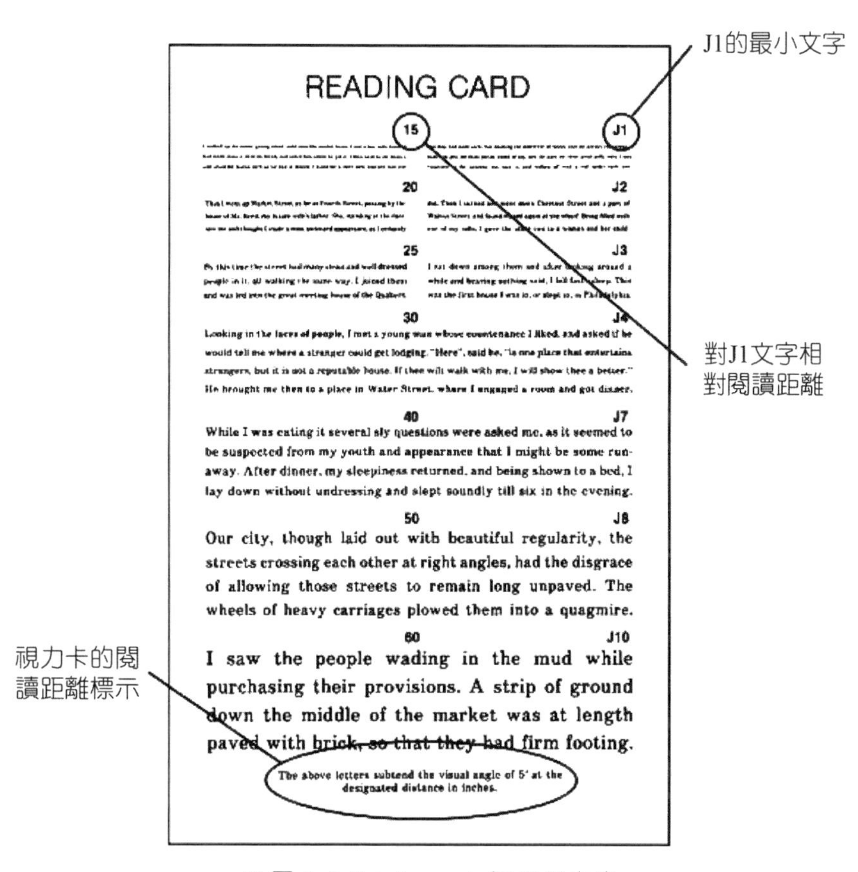

圖 1-2-5：Jaeger's 近用視力表

表 1-2-2 Jaeger's、點數與分數視力的比較（Snellen 在 40cm）

Jaeger's	N point	(m)	(ft)
1	3.5.	6/7	20/23
2	4.5	6/8	20/27
3	5.5	6/11	20/37
4	6.5	6/13	20/43
5	7.5	6/14	20/47
6	8	6/15	20/50
7	9/5	6/17	20/57
8	11	6/20	20/67

表 1-2-2　Jaeger、點數與分數視力的比較（Snellen 在 40cm）（續）

Jaeger's	N point	(m)	(ft)
9	12	6/24	20/80
10	13	6/26	20/87
11	14	6/28	20/93
12	16	6/30	20/100
13	18	6/36	20/120
14	22	6/45	20/150

5. 縮小型 Ferris-Bailey ETDRS 近用視力表

早期糖尿病視網膜病變治療研究 (Early Treatment Diabetic Retinopathy Study, ETDRS)，是由 Ferris 等在 Bailey-Lovie 視力表的基礎上發展出來專門用於臨床試驗的視力表。ETDRS 表每行由 5 個大小與閱讀難度一致的 SLOAN 字母組成，共 14 行，其特點為檢查結果精確，重複性高，可直接用於視力統計，如圖 1-2-6。

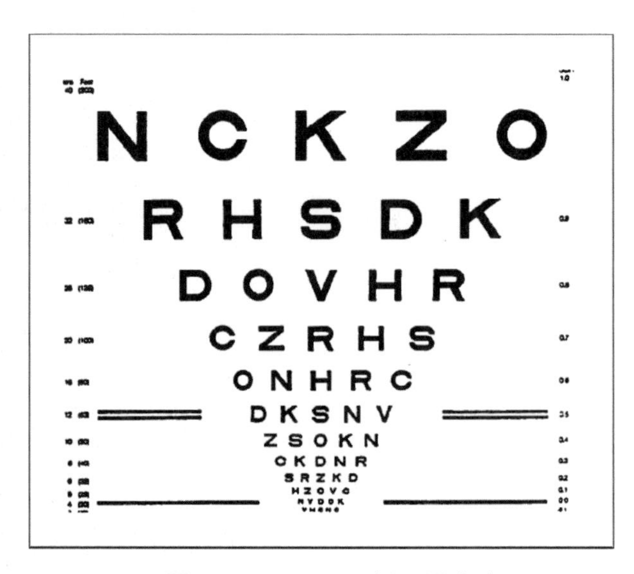

圖 1-2-6：ETDRS 近用視力表

6. 圖形近用視力表

一般視力表對 3 歲左右的孩子進行視力測試時卻發現，孩子普遍不會識別「E」標識。經過研究與多次篩選，發現選擇圓形、方形、三角形、旗形等孩子普遍能夠識別的簡單幾何圖形或是動物圖形，分別代替原來「E」標識的上下左右，讓孩子從辨別方向轉成辨別圖形，再從識別率中檢測他們的視力情況，這種圖形視力表能夠檢測從 0.1~2.0 的視力情況。經對照檢測，這種視力表和原有的對數視力表的測試結果是一致的。因此圖形視力表經過近 20 年臨床及流行病學的應用，證明了它的科學性、實用性、趣味性，適用於檢測學齡前及學齡兒童與文盲者視力，如圖 1-2-7。

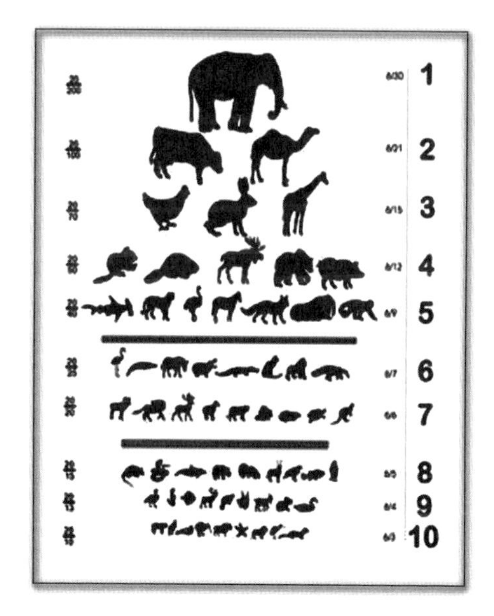

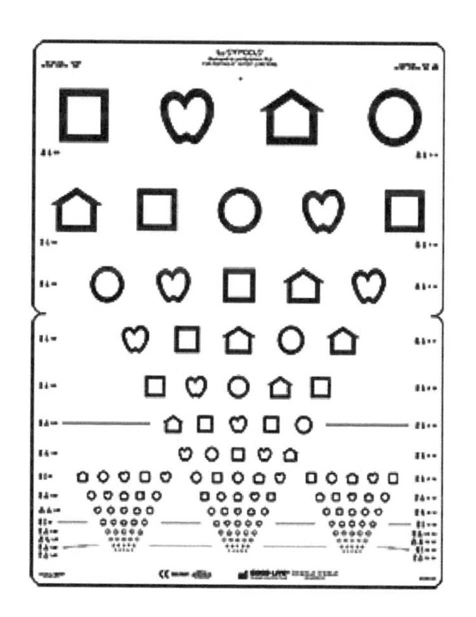

圖 1-2-7：圖形近用視力表

7. 視動性眼球震顫器(optokinetic nystagmus, OKN)

對於小於 3 歲不能合作的兒童，檢查視力需耐心誘導與觀察。新生兒有追隨光及瞳孔對光反應，1 月齡嬰兒有主動瀏覽周圍目標的能力，3 個月時可雙眼輻輳注視手指，使用交替遮蓋法可發現視力不佳的眼睛。

視動性眼球震顫(optokinetic nystagmus, OKN)是檢測嬰幼兒視力的方法，如圖 1-2-8。檢查時將黑白條柵測試鼓置於嬰兒眼前，在轉動鼓時，嬰兒雙眼先是隨著測試鼓順向轉動，隨之驟然逆向轉動，故稱之為視動性眼球震顫。逐漸將測試鼓條柵變窄，直至被檢嬰兒不產生視動性眼前震顫為止，即為嬰兒的評估視力。

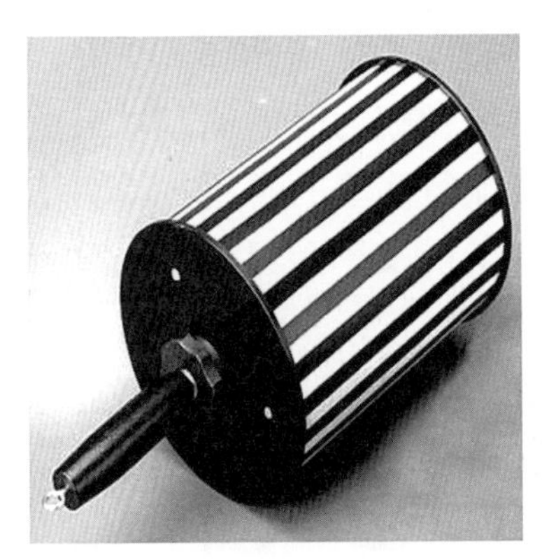

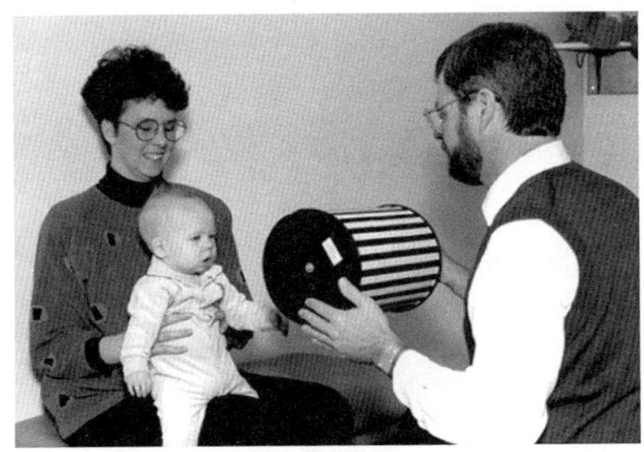

圖 1-2-8：視動性眼球震顫儀與嬰幼兒視力檢查

(二) 近用視力表呈現方式

1. 印刷近用視力表

近視力表採用白卡紙印刷，定量 200g/m^2 以上，白度不小於 90%。近用視力表因為面積小，可以很容易透過電腦打印或膠版印刷製作，製作質量以最小視標清晰可辨為成功標準，講究者入鏡框或進行熱壓過塑，測試時用自然光或工作燈具照明，測試距離控制則不夠嚴格。

2. 燈箱近用視力表

有生產商仿造遠用燈箱視力表的方式將近用視力表印刷在乳白色透明塑料板上製作近用燈箱視力表，很好地控制了近用視力表的亮度。近來又出現 LED 照明光源的近用視力表，以可充式鋰電池為電源，又將不同空間頻率的視標製作成不同對比度，使近用視力表的精緻程度持續進展。

3. 綜合驗光儀視力表

因為屈光檢查的需要，更多的近視力是在綜合驗光儀上完成的，所有的綜合驗光儀均附帶近視標尺、近視標盤和近工作燈，較為統一的控制了近用視力表的亮度和測試距離。

(1) 近工作燈：近工作燈為白熾燈或螢光燈，照度設置為 450±250lx。

(2) 視標尺：尺上有距離與調節力的刻度。

(3) 視標盤：可以經由旋轉視標盤得到所需的視標類型，視標盤中包含有：視力視標、近交叉視標、近十字視標、近散光盤視標、近單行視標、近單列視標，如圖 1-2-9。

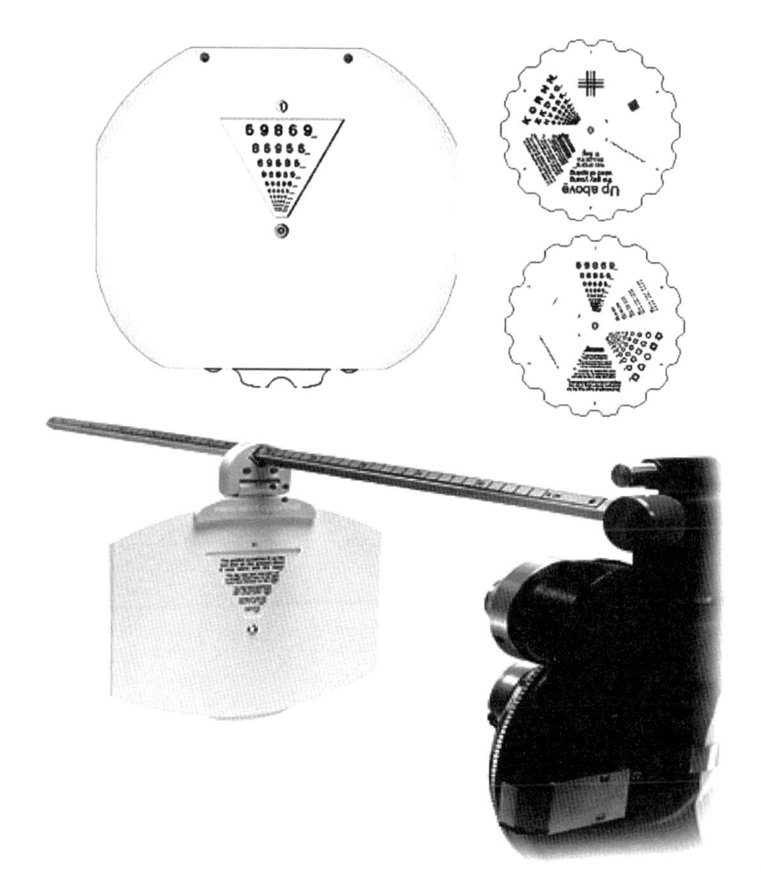

圖 1-2-9：綜合驗光儀上的近用視力表

四、近用視力的測試方法

(一)閱讀視力表和視標視力表的差異

1. 遠視力和近視力的區別通常不重要。
2. 測量近視力時,閱讀視力將更重要。
3. 閱讀單詞或文章比閱讀一定間距的字母更複雜。
4. 單詞閱讀卡要標準化或統一更困難。
5. 文章閱讀卡會更實際,更有代表性。

(二)準備工作

1. 被檢者的屈光不正已經矯正。
2. 環境要有明亮的照明。
3. 瞳孔的大小的改變對眼睛屈光系統的光學品質影響不大。
4. 注意近視力表設計的檢查距離是 40cm 還是 25cm。
5. 與遠用視力表的主要檢查條件並無差異。

(三)檢查步驟

1. 指導被檢者手持遮眼板,告訴被檢者不可瞇眼或斜著看,先測右眼,後測左眼。
2. 指示讓被檢者先看近用閱讀視力卡上最大一行標記,如能辨認,則自上而下,由大至小,逐級將較小字體指給被檢者看。
3. 鼓勵被檢者盡其所能去讀出更小的下一行字體,即使患者用猜的也允許,若是該行視標有一半猜錯則停止檢查,該行的上一行就是該被檢者的近用視力。
4. 指導被檢者遮蓋其右眼繼續 1.~3.步驟。

（四）注意事項

1. 應有充足照明。
2. 確認檢查距離。
3. 雙眼分別檢查，先右後左。
4. 以 Jaeger's 視力表為例，應從 Jr7 向 Jrl 方向進行檢查，Jrl 最好，Jr7 最差。
5. 為了瞭解受檢者的調節力和屈光狀態，常需變更其檢查距離。結合遠視力檢查對臨床診斷很有幫助。如在 40cm 處看清 Jrl，記錄為 Jrl/40cm。說明調節力不足，可能為老視或遠視。如在 20cm 處看清 Jrl，記錄為 Jrl/20cm。說明可能為近視。
6. 此外，還有標準近視力表，用小數記錄法表示，注意事項同上。

1-3 對比敏感度視力表(Contrast Sensitivity Chart)

一、用途

對比敏感度視力表是用來測定視覺系統辨認不同大小物體的空間頻率（周／度）時，所需的物體表面的黑白反差程度即對比度，對比敏感度用來評估視覺系統對不同大小物體與明暗程度的分辨能力，因此它是一種新的視覺功能定量檢查法。

二、原理

視覺系統的形覺以視力來確定，通常視力在高對比度下測量。對比度（調制度）由物體亮度對比背景亮度來確定。對比度＝（物體亮度－背景亮度）／（物體亮度＋背景亮度）。對比敏感度(CS)定義爲視覺系統能覺察的對比度臨界值的倒數。對比敏感度＝1／對比度臨界值。對比度臨界值低，則對比敏感度高，則視覺功能好。

對比敏感度視力表示利用灰度調製曲線的變化製成寬窄與明暗度不同的條柵圖作為檢查表，以此視網膜感光細胞對於空間的明暗對比二維頻率的光感與形覺功能的評估。對比敏感度測試分成近用和遠用以及雙眼對比敏感度和單眼對比敏感度等檢測。

對比敏感度測試是一種心理物理檢查，其神經解剖基礎是視網膜感光細胞所組成的光感受野。1970 年開始對比敏感度(contrast sensitivity)檢查，是透過引入調製傳遞函數(modulation transfer function, MTF)的概念，其調製曲線的寬度變化反映條柵的空間函數，調製曲線的亮度變化則反映條柵的明暗對比函數，有研究顯示對比敏感度檢查結果與視網膜電位圖(ERG)量測結果有相當好的對應關係，因此對比敏感度值可以了解視網膜的功能狀況）。

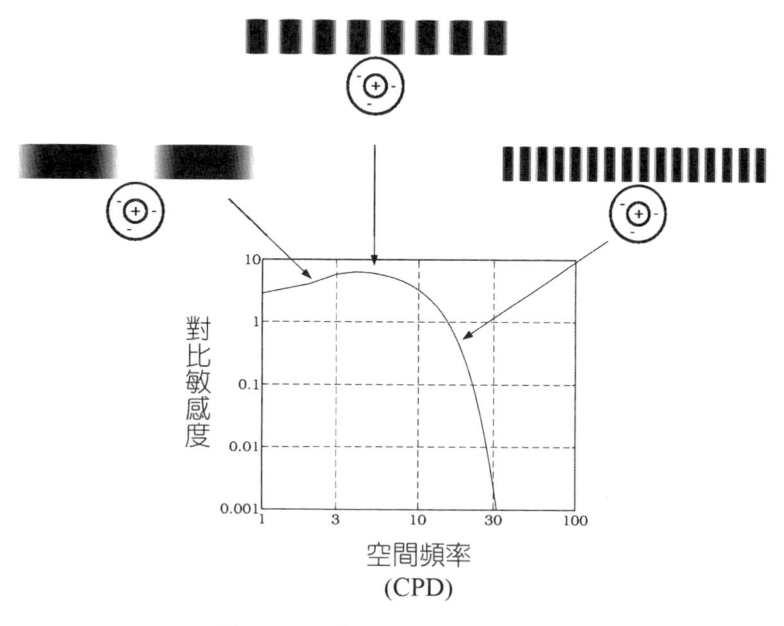

圖 1-3-1：對比敏感度與空間頻率

三、操作技術

近十多年來，由於視覺科學的技術發展，對比敏感度的研究得到了擴充和顯著進展，不斷有新的、更加簡便和準確的測試方法被開發應用於臨床。目前常用的對比敏感度測試方法有：對比敏感度測試表(FACT)和眩光對比敏感度測試儀(OPTEC 6500)兩種，如圖 1-3-2。

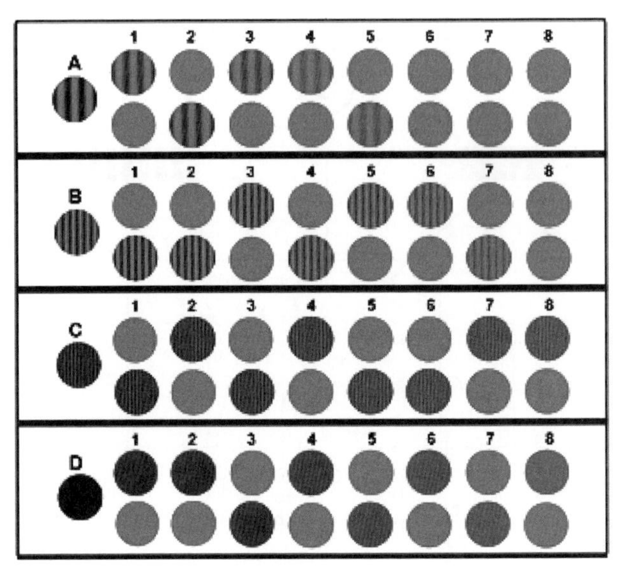

(a)

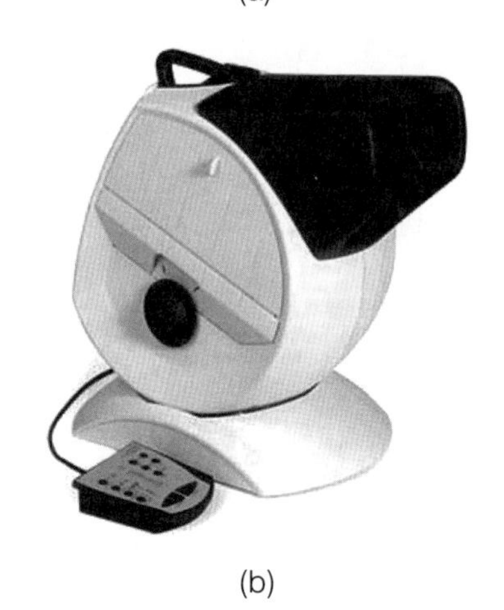

(b)

圖 1-3-2：(a)對比敏感度測試表(FACT)；(b)眩光對比敏感度測試儀(OPTEC 6500)

(一) 對比敏感度測試卡(FACT)

FACT 是由 Arthur P Ginsburg(PhD)於 1983 年在早期對比敏感度測試卡的基礎上改進而成的。在視覺功能的測試方面，FACT 比標準的 Snellen 對比敏感度測試卡具有更加準確和全面的優點。

1. 準備

(1) 被檢者配戴慣用的遠矯正眼鏡。

(2) 檢查環境照明良好。

(3) F.A.C.T.™ 對比敏感度檢測表之檢查距離為 40cm。

2. 檢查步驟

(1) 被檢者手持遮眼板先遮蓋左眼檢查右眼。

(2) 指導被檢者看對比敏感度檢測圖的條柵斑紋樣本，並能說明每一個圓圈所包含的直線，並且能說出直線的頂部是指向左側、右側或居中。

(3) 先請被檢者從 A 排圖 1 開始看，當被檢者認出條柵方向後，鼓勵被檢者繼續往右側看隨後的圖 2、圖 3…直到被檢者看清的最後一個圖為止。對於回答正確的條柵要在記錄表上相應位置作標記。

(4) 如果被檢者回答不正確，讓被檢者再看左側的條柵，直到獲得一個回答正確的光斑為止，然後再鼓勵被檢者繼續朝右看，直到被檢者看清的最後一個圖為止。

(5) 將此圖號記錄在對比敏感度函數記錄表的相應位置上作標記，如圖 1(c)。測試中的水平「A」排在記錄表格中是垂直「A」列。

(6) 再以相同的方法檢查 B、C、D、E 各排，並記錄之，最後在圖 1(c)可繪出該被檢者的對比敏感度曲線。

(7) 重複(3)~(6)步驟，遮蓋右眼檢查左眼。

3. 結果的記錄和估計

(1) 對比敏感度測試分為近用、遠用和雙眼對比敏感度以及單眼對比敏感度。

(2) 在記錄表格中相應位置記錄下每排最後回答正確的一個光斑，對每一個對比敏感度水平所標記的光斑都要用線連接起來。也就是用雙色筆區分左、右眼，連接被檢者回答正確的標記點，描繪對比敏感度曲線。

(3) 對比敏感度由黑色條柵與白色間隔的亮度來決定，以空間頻率為橫軸，它的對比敏感度函數為縱軸，可以繪製出對比敏感度函數曲線，如圖 1-3-3。此曲線又稱調製傳遞函數曲線(Modulation Transfer Function , MTF)。

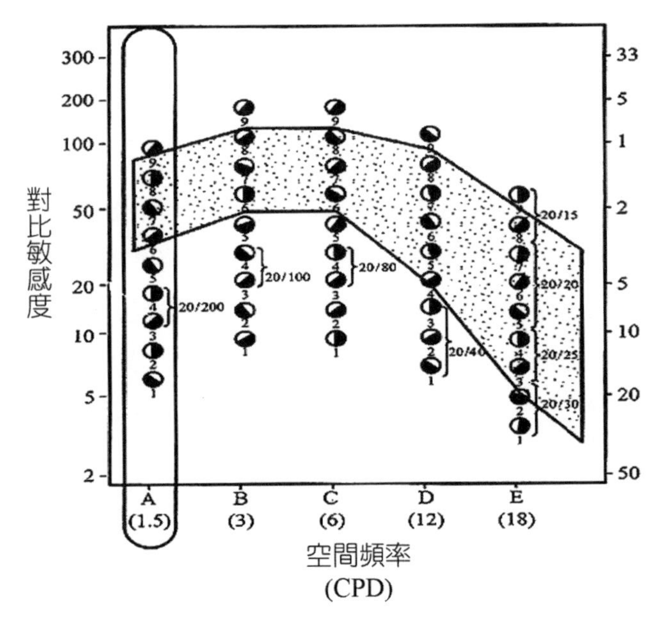

圖 1-3-3：對比敏感度函數記錄表

(4) 異常的對比敏感度曲線如下：被檢者的曲線不在記錄表格中的正常範圍（即灰色區域），或被檢者兩眼曲線的差值在任意某一頻率相差兩個以上光斑，或被檢者兩眼曲線在一個或幾個相鄰頻率的差值相差一個光斑。如圖 1-3-4 所示為高頻空間頻率對比敏感度低下的異常例子。

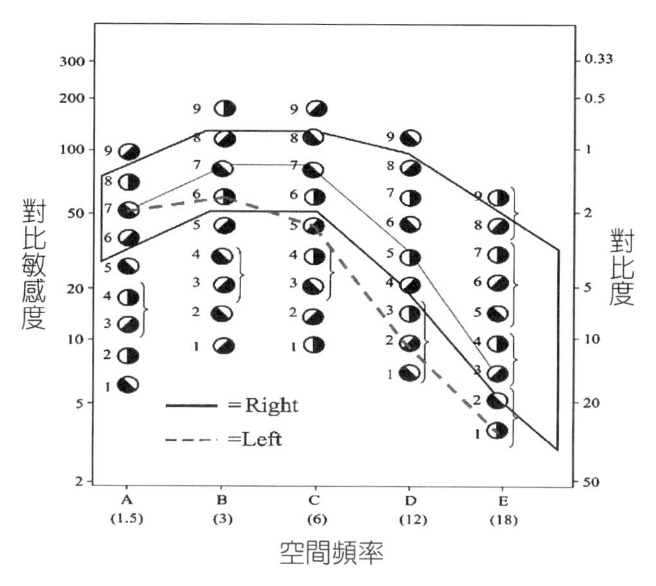

圖 1-3-4：左眼高頻空間頻率對比敏感度低下的情形

（二）眩光對比敏感度測試儀(OPTEC 6500)

眩光對比敏感度測試儀透過微處理器可持續控制目標照明和眩光亮度，對眩光對比敏感度作完整、精確、可靠的檢查，並確保測試的可重複性和結果的精確性。同時還可選配其他方面的功能測試。包括：視力、視野、立體視、融合視、低視力和失能眩光等，實現視覺質量的全面測定。其操作技術如下：

1. 打開控制面板上的電源開關，當測試者前額壓在橫桿觸發器上時啟動燈光，確保測試者在正確的距離上測試，當控制面板上的「ready」指示燈亮時測試準備就緒。
2. 上部的透視系統用於遠距離測試（類比 20ft 或 6m），請被檢者直視前方。下部的透視系統用於近距離測試（類比 18in 或 45cm），使被檢者頭部保持垂直下看。
3. 在控制面板上選擇測試眼別、遠近距離及測試幻燈片類別，測試窗將顯示不同的視標圖片及眩光視標圖片，根據被檢者回答，透過相應軟體處理，自動生成資料，即時呈現出對比敏感度曲線圖，如圖 1-3-5。

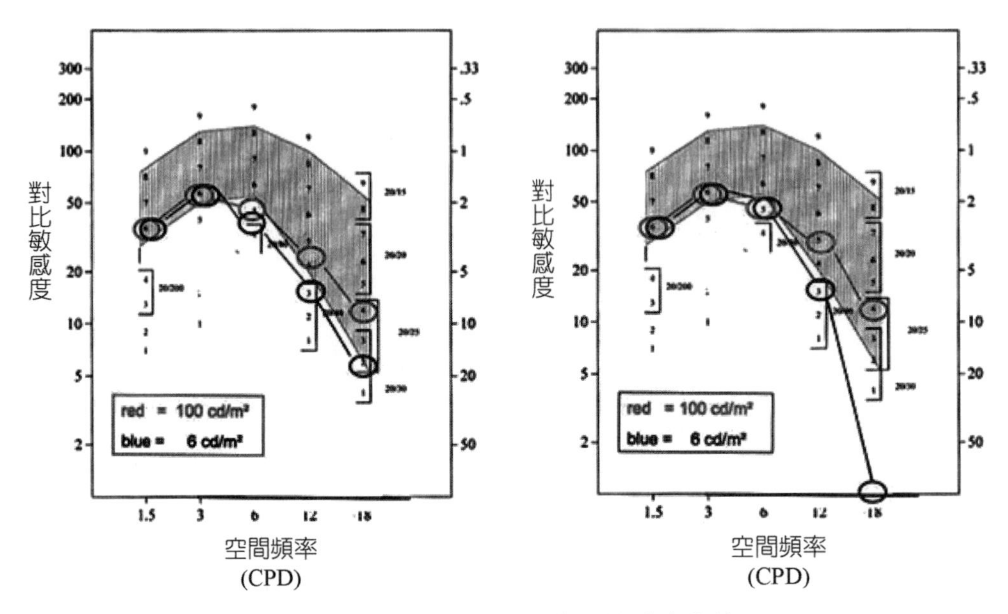

圖 1-3-5：即時呈現的對比敏感度曲線

四、臨床應用與注意事項

正常人對比敏感度函數曲線為一倒「U」形或鐘形，大約在 5cpd 處敏感性最高，較高空間頻率處敏感性快速下降，在低空間頻率處下降較慢。在性別方面，女性比男性有較低的空間對比敏感度；隨年齡增加，在較高空間頻率處對比敏感度有所降低，主要由於視網膜和神經年齡性改變引起。

Snellen 視力表所測得的 20/20 的視力，只表明在視覺對比敏感度曲線上最後一個點的情況，只能在最大或 100%的對比情況下，測定識別微小細節（高空間頻率）能力。然而對比敏感度作為視覺功能之常規檢查的一部分，可以補充目前的視力檢查。另外，可以透過重複的對比敏感度檢查觀察病情的進展或治療的效果。目前對比敏感度檢查已經廣泛用於眼科臨床，在視覺發育研究、眼病的早期診斷和病情追蹤上有重要的作用。

(一)對比敏感度的檢查對於判斷整個視覺系統的功能狀態如下

1. 在早期老年性白內障，視力正常或接近正常時就可出現對比敏感度的下降，白內障手術前後的比較顯示術後對比敏感度明顯增高，如圖 1-3-6。

2. 老年黃斑病變會出現對比敏感度的改變，尤其在中頻和高頻部分更為明顯。

3. 高眼壓症和青光眼患者在視力尚正常或視野尚未發現缺損時就可出現對比敏感度全面降低，如圖 1-3-7。

4. 弱視眼的對比敏感度會有降低的現象尤其以中、高頻更為明顯且截止頻率會向低頻移動，如圖 1-3-8。

5. 視神經炎及視路病變等將影響對比敏感度在部分或全部條柵格內降低。

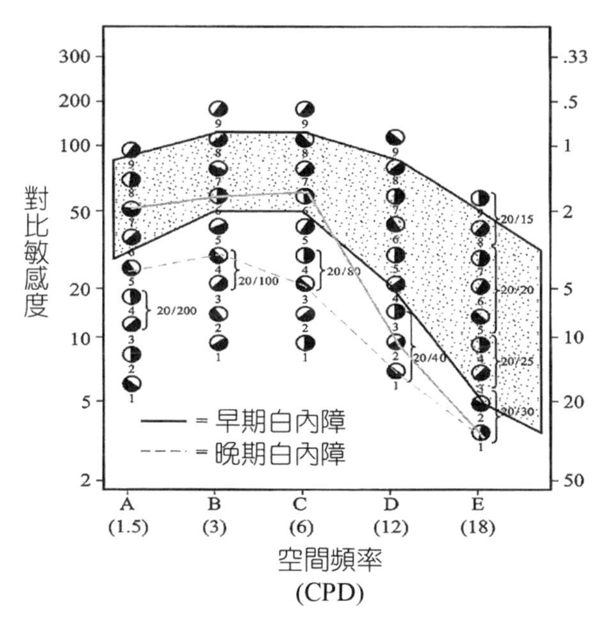

圖 1-3-6：早期老年性白內障之對比敏感度曲線

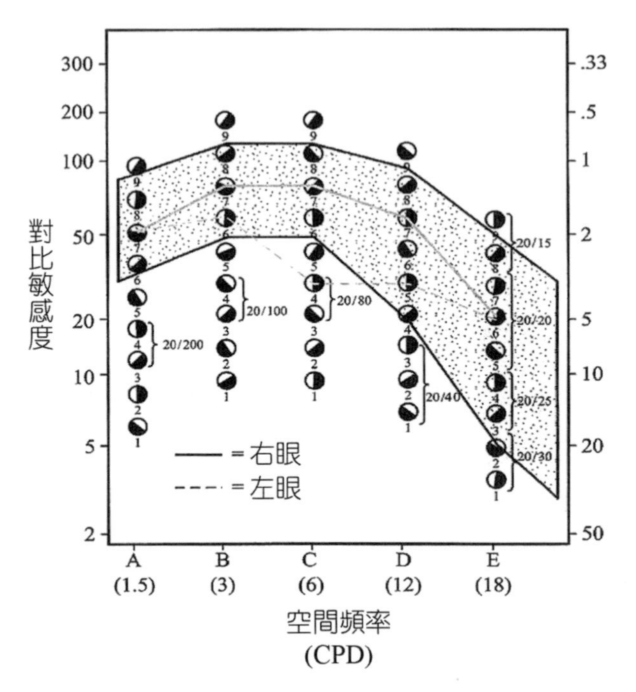

圖 1-3-7：早期青光眼之對比敏感度曲線

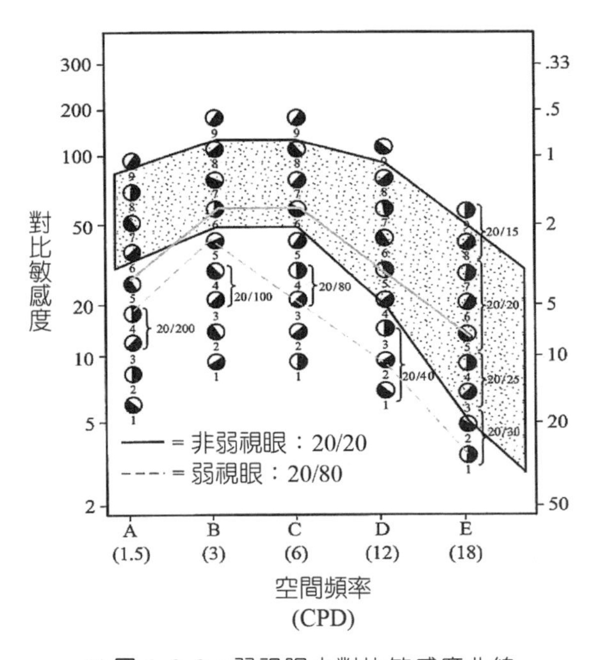

圖 1-3-8：弱視眼之對比敏感度曲線

（二）注意事項

很多種因素可以影響對比敏感度檢測的結果，為了使這種影響降低到最低，保持刺激參數恆定是很重要的。

1. 對比敏感度隨著平均亮度增加和刺激野增大而改善。隨著平均亮度降低，對比敏感度峰值也將降低並向低頻率移位，高頻截止也向低頻移位。

2. 刺激條柵的方向對對比敏感性有影響，一般認為使用斜形條柵測出的敏感性較低。

3. 刺激的時間因素可影響對比敏感度。

4. 屈光不正可使條柵成像不清而使敏感度下降，瞳孔可以影響視網膜的照度水平，較大的瞳孔會產生較大的光學像差，會影響中頻和高頻部分。

5. 視網膜不同的測試部位之間存在差異：旁中心視網膜位置的對比敏感度與中央凹處相比，其峰值和高頻截止兩者皆向低頻端移動。

1-4 石原氏(Ishihara)色盲本與 D-15 色塊檢查器

一、用途

Ishihara 色盲本可以用來篩選與鑑別後天或先天性的色覺異常與障礙，並可評估黃斑部視錐細胞與視神經功能的完整情形，如圖 1-4-1(a)。D-15 色塊檢查器則可以深入的鑑別與分析被檢者色覺缺陷的種類，如圖 1-4-1(b)。

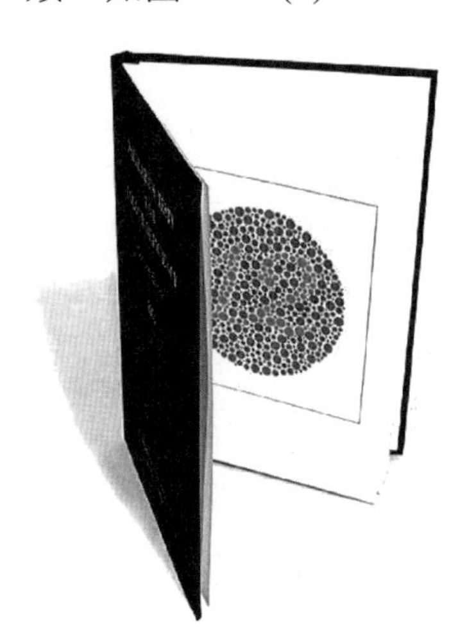

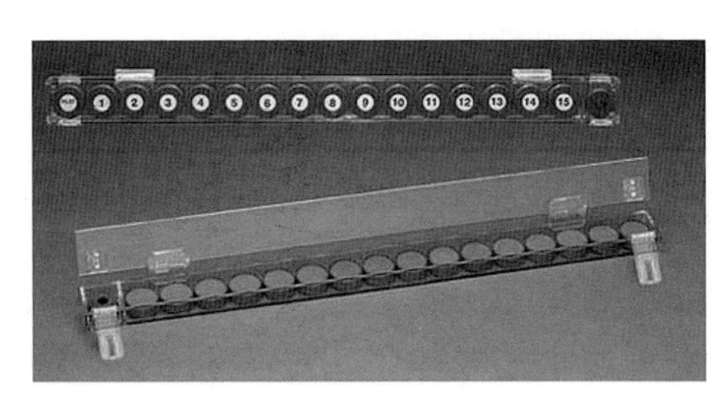

圖 1-4-1：(a)Ishihara-14 色覺檢查本；(b)D-15 色塊檢查器

二、色盲的分類

色盲是一種先天性色覺障礙疾病，色覺障礙有多種類型，最常見的是紅綠色盲。根據三原色學說，可見光譜內任何顏色都可由紅、綠、藍三色組成。如能辨認三原色為正常人，三種原色均不能辨認稱全色盲。辨認任何一種顏色的能力降低者稱色弱，主要有紅色弱和綠色弱，還有藍黃色弱。如有一種原色不能辨認稱二色視，主要為紅色盲與綠色盲。

色盲有先天性及後天性兩種，先天性者由遺傳而來，後天性者為視網膜或視神經等疾病所致。偶見於服藥之後，如內服山道年可以發生黃視，注射洋地黃可以發生藍視。色盲發生率在國內男性約為 5~8%、女性 0.5~1%，日本男性約為 4~5%、女性 0.5%，歐美男性 8%、女性 0.4%。至於先天性色盲的發生率，男性約 5.14%，女性約為 0.73%。

三、原理

(一) 石原氏色盲本

石原氏最早的檢測圖發表於 1917 年。全套的石原氏檢測圖包括 38 個色盤，通常在僅使用前幾個色盤就能夠檢測出色覺障礙，對前 24 個色盤進行全部測試後能夠對色覺缺陷的程度作出更準確的診斷。

石原色盲檢測圖之一，色覺正常的人能清楚地從圖中看出數字「74」，二色色盲者或三色視覺異常者可能會看到「21」，全色盲者則看不到任何數字，如圖 1-4-2。這種測試圖包括一系列彩色圓盤，稱為「石原盤」，每個圓盤內布滿多種顏色和大小的圓點。其中一部分圓點以色盲者不易區分的顏色組成一個或幾個數字。色覺正常者能夠很容易分辨出這些數字，而色盲患者則無法或很難分辨。

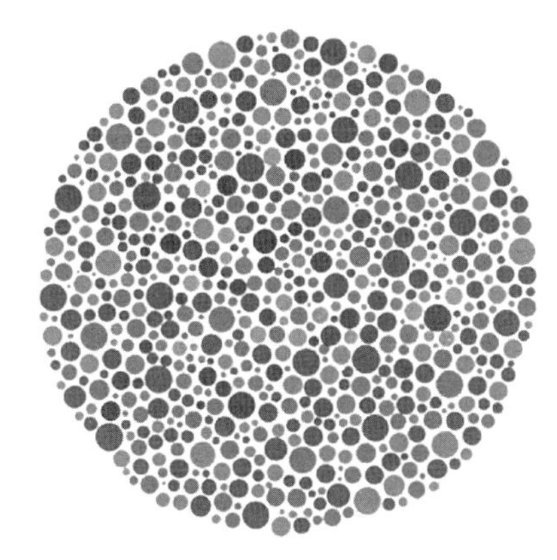

圖 1-4-2：色覺正常與二色色盲等之鑑別圖片（見書後彩圖）

（二）D-15 色塊檢查器

D-15 色塊檢查如圖 1-4-3 所示，共有 16 個色塊，其中有 1 個是起始點，其餘為由淺至深、依序排列 15 種顏色近似的色塊，透過色塊排序的編號對應色覺分析圖可以判定被檢者的色弱類別，如圖 1-4-4。例如：Protan 表示紅色覺異常，Deutan 表示綠色覺異常，Tritan 表示藍色覺異常。另外，還會顯示異常的等級，如嚴重程度(Severity)有三個級別：slightly 表示較輕，即紅／綠／藍色弱、moderate 表示中等，介於色盲和色弱之間以及 strong 表示強／嚴重，即紅／綠／藍色盲。

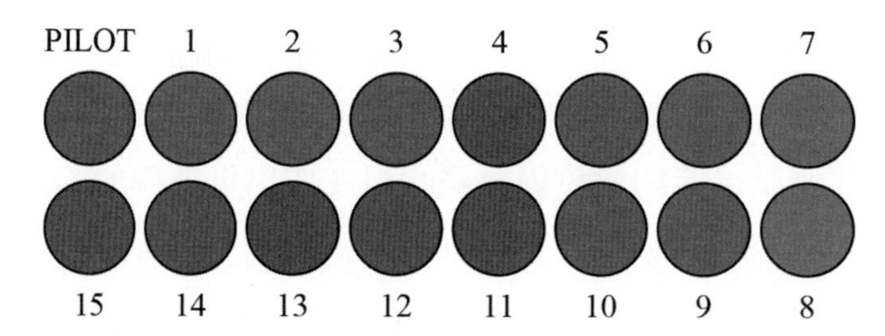

圖 1-4-3：D-15 的色塊的編號（見書後彩圖）

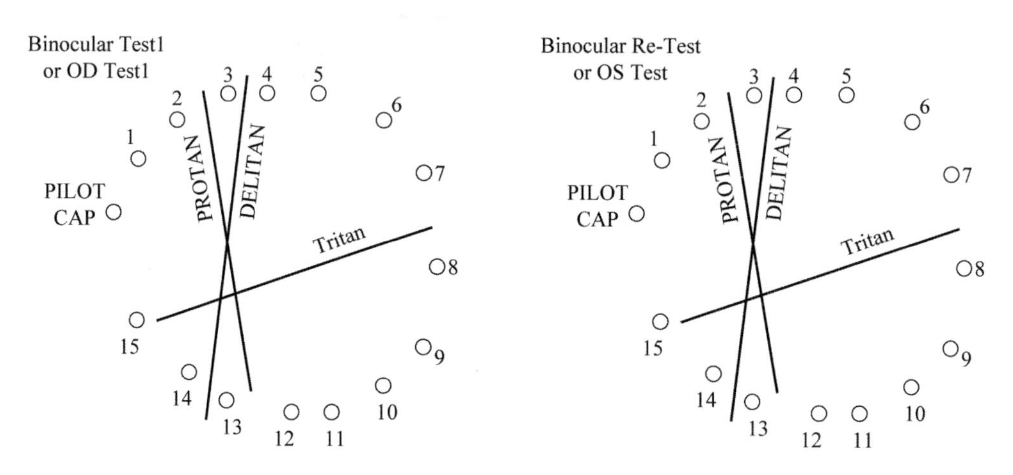

圖 1-4-4：D-15 色覺分析圖

四、檢查方法

(一) 石原氏色盲本

1. 準備

(1) 色覺檢查本置於眼前 50cm 處。

(2) 開啟照明燈，照明度不應低於 150 ℓx，以 500 ℓx 為宜。

(3) 照明在被檢者後方，正對檢查本。

2. 檢查步驟

(1) 被檢者配戴慣用的近用矯正眼鏡，手持遮眼板。

(2) 指導被檢試者遮蓋其左眼，先測右眼。

(3) 檢查者手持色盲檢查本。

(4) 確定被檢者僅一眼可觀看檢查本。

(5) 依序翻開色覺檢查本並請被檢者辨識每頁的數字或圖案。

(6) 每一頁檢查之判讀時間大都規定在 5 秒內完成。

(7) 請被檢者遮蓋其右眼，重複(2)~(6)步驟檢查左眼，如圖 1-4-5。

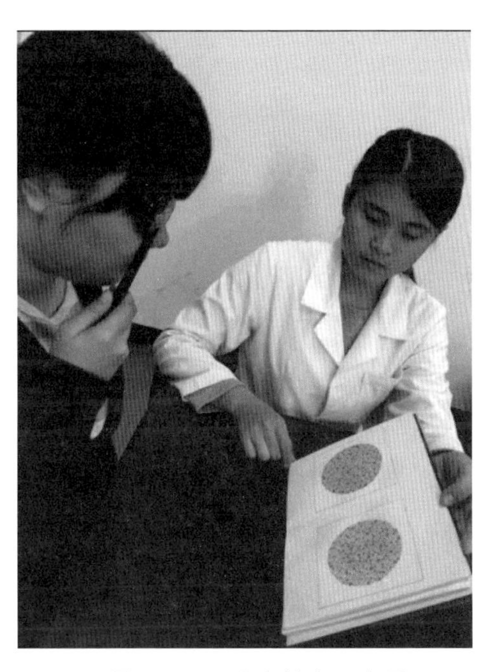

圖 1-4-5：色盲檢查示意圖

3. 記錄

(1) 記錄每一眼可正確辨識的頁數，有些色盲檢查本的第一張圖畫是作為區別偽盲所用，而不是真正用於色覺檢查，所以該頁不能計算在記錄內。

(2) 記錄可正確辨識的頁數／總頁數。

(3) 記錄色覺檢查本的版本與類型。

4. 範例

(1) Color: OD 13/13　OS 11/13; Ishihara

(2) Color: OD 13/14　OS 8/14

5. 標準值

(1) 每一本 PIP(PseudoIsochromatic Plates)測試本都附有說明書，這些說明內容應該詳細閱讀，以確定哪些測試結果是正常的。一般在 13 個 PIPs 測試圖片中，若出現 4 個以內之失誤則仍屬於具有正常的色覺功能。

(2) 在一般人群中有色覺方面的異常大約占 8%，其中大部分是男性。

(二) D-15 色塊檢查器

1. 準備

(1) 被檢者戴上近矯正眼鏡。

(2) 被檢者雙手戴上棉質手套。

2. 檢查步驟

(1) 指導被檢者使用眼罩遮蓋其左眼，先測右眼。

(2) 開啟照明燈，將 D-15 色塊置於桌面有顏色的部分朝上。

(3) 請被檢者由參考的色塊(Caps)開始根據色彩的漸層依序由左開始排列於盒子內，並告訴被測試者每一眼只有 2 分鐘的檢查時間。

(4) 當被測試者完成色塊排列後蓋上壓克力製盒蓋並翻轉使底部朝上。

(5) 每一個色塊的底部所印的數字將可看見。

(6) 將色塊排列的順序記錄於標準 D-15 測試卡上即可得到右眼的檢查結果。

(7) 請被檢者遮蓋其右眼，重複步驟(2)~(6)檢查左眼。

(8) 若首次檢查有異常，應該重新檢查一次。

3. 記錄

(1) 使用標準 D-15 測試卡記錄檢查結果。

(2) 寫下被檢者色塊自左至右號碼的排列順序。

(3) 在測試卡上依照排列號碼的順序將點連成線，如圖 1-4-6。

(4) 若被測試者排列時間緩慢則應註明。

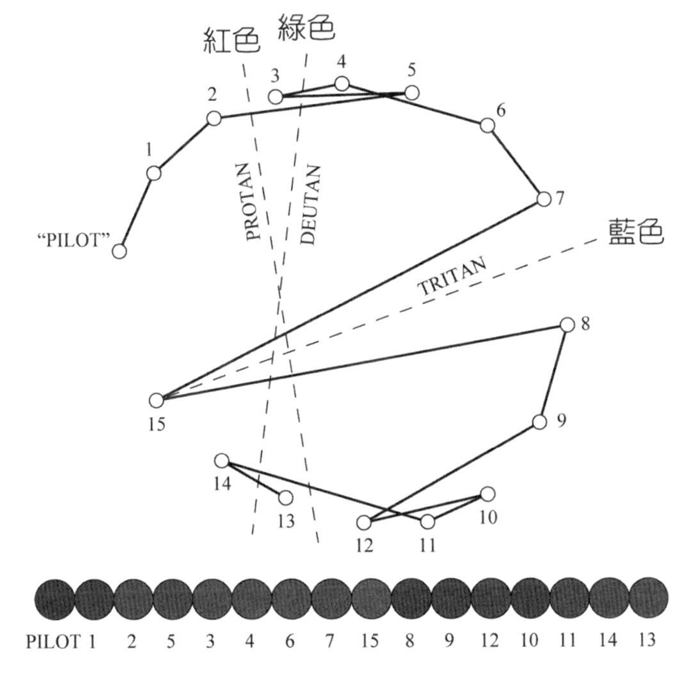

圖 1-4-6：依照排列點的順序連成線可分析色覺異常的類型，本例為藍色色盲（見書後彩圖）

4. 標準值

(1) 在正常人群中色覺異常的比例男性大約8~10%，而女性大約0.4~0.8%。

(2) 色覺(Color Vision, CV)異常可分為下列三個等級：

級別	說明		色覺檢查本	D-15 檢查
第一級(CV1)	色覺功能正常	CV Safe	透過(PASS)	無需檢查
第二級(CV2)	色覺功能稍微不正常	CV Safe	不透過(FAIL)	透過(PASS)
第三級(CV3)	色覺功能不正常	CV Unsafe	不透過(FAIL)	不透過(FAIL)

五、備註

(一)色盲的分類

常見的色覺障礙(color defect)是一種隱性遺傳的先天異常，後天性的則發生於某些視神經、視網膜疾病。色覺障礙按其嚴重程度又分為色盲(color blindness)和色弱(color weakness)，色盲患者不能分辨自然光譜中的各種顏色或某種顏色。而對顏色的辨別能力差的則稱色弱，它與色盲的界限一般不易嚴格區分，只不過輕重程度不同罷了。色盲又分為全色盲和部分色盲（紅色盲、綠色盲、藍黃色盲等），各種色盲看到 RGBW 顏色的情形，如圖 1-4-7 所示。

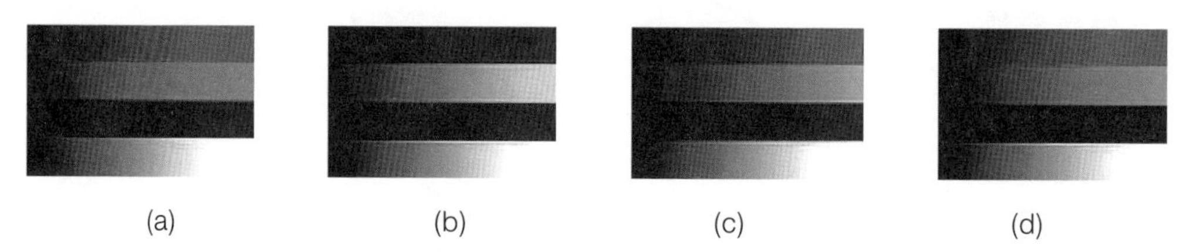

圖 1-4-7：(a)無色盲的人；(b)紅色盲的人；(c)綠色盲的人；(d)藍色盲的人…所看到的 RGBW 顏色（見書後彩圖）

1. 全色盲

屬於完全性視錐細胞功能障礙，與夜盲（視桿細胞功能障礙）恰好相反，患者尤喜暗、畏光，表現為晝盲。七彩世界在其眼中是一片灰暗，如同觀黑白電視一般，僅有明暗之分，而無顏色差別。而且所見紅色發暗、藍色光亮、此外還有視力差、弱視、中心性暗點、擺動性眼球震顫等癥狀。它是色覺障礙中最嚴重的一種，患者較少見。

2. 紅色盲

又稱第一色盲。患者主要是不能分辨紅色，對紅色與深綠色、藍色與紫紅色以及紫色不能分辨。常把綠色視為黃色，紫色看成藍色，將綠色和藍色相混為白色。曾有一老成持重的中年男子買了件灰色羊毛衫，穿上後招來嘲笑，原來他是位紅色盲患者，誤紅色為灰色。1875 年，在瑞典拉格倫曾發生過一起慘重的火車相撞事故—因為司機是位色盲患者，看錯了燈號。

3. 綠色盲

又稱第二色盲，患者不能分辨淡綠色與深紅色、紫色與青藍色、紫紅色與灰色，把綠色視為灰色或暗黑色。一美術訓練班上有位畫畫得很好的小朋友，總是把太陽繪成綠色，樹冠、草地繪成棕色，原來他是綠色盲患者。臨床上把紅色盲與綠色盲統稱為紅綠色盲，患者較常見。我們平常說的色盲一般就是指紅綠色盲。

4. 藍黃色盲

又稱第三色盲。患者藍黃色混淆不清，對紅、綠色可辨，此類型色盲較少見。

5. 全色反

又稱三原色盲，是所有色盲病中嚴重的一種視覺障礙，現實世界在其眼睛中，如同一幅純真的底片。患者會將紅色視為綠色，黑色視為白色，所有看到的顏色與現實完全相反。

（二）色盲矯正鏡

色盲矯正鏡的原理，為根據補色拮抗，在鏡片上進行特殊鍍膜，產生截止波長的作用，對長波長者可透射，對短波長者發生反射。戴色盲眼鏡，可使原來色盲圖本辨認不清的變為能正確辨認，達到矯正色覺障礙的效果。

色盲矯正鏡分隱形眼鏡式和普通框架式；亮瞳色盲矯正隱性眼鏡對紅色盲和綠色盲均有卓著的矯正效果，是目前市場上表現最常見的色盲矯正隱形眼鏡。根據色盲糾正理論，樹脂色盲鏡片可矯正色覺異常。

明魅色盲隱形眼鏡（簡稱明魅色盲片），能有效改善患者的色覺，提高色分辨力。使用時只需要將色盲片戴在患者的主視眼上，大腦透過分析對比兩眼所見物像的色差而達到分辨紅綠色彩的效果。同時，色盲片還有加光度，適合於既患色盲又有近視的人群。

（三）各種色盲遺傳概率

由於人類辨識顏色的基因是來自 X 染色體，故若母親為色盲者，則其所生的兒子必定是色盲。因為男性第 23 對染色體為 x-y 基因，而色盲母親會將唯一令下一代有可能遺傳色盲的 X 染色體傳全數遺傳予兒子。因此女性與男性各種組合對於所生下的子女之色覺狀況如下所示：

1. 女性正常與男性正常的子女全是正常。
2. 女性正常與男性色盲的子女無色盲。
3. 女性攜帶者與男性正常的子女中女孩沒有色盲，男孩中一半色盲。
4. 女性色盲與男性正常的子女中女孩沒有色盲，男孩全是色盲。
5. 女性攜帶者與男性色盲的子女中女孩一半色盲，男孩一半色盲。
6. 女性色盲與男性色盲的子女全是色盲。

1-5 立體視力檢查本(Stereo-Acuity)

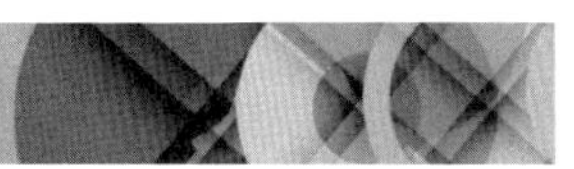

一、用途

正常的雙眼看東西的時候，我們感覺到的物體是有視覺深度的，是指透過雙眼視覺獲得可見物件的深度和距離的過程。立體視力檢查本是利用融合性立體視標來測試被檢者保持深度視覺之最小視差角度，如圖 1-5-1。

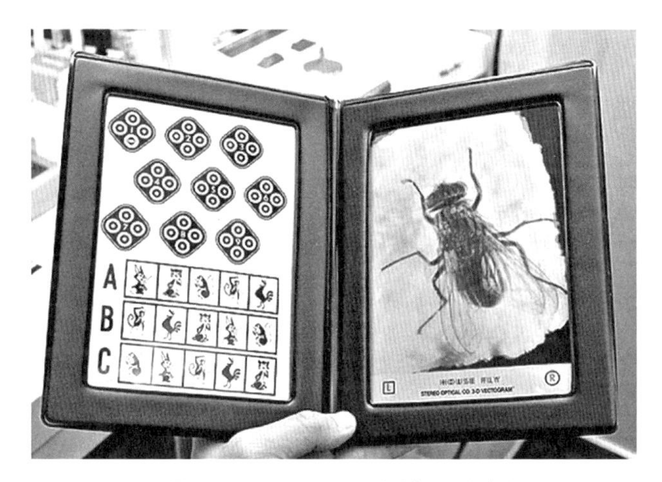

圖 1-5-1：Titmus 立體視測試本

二、檢測原理

真正的立體視覺是由兩眼視差所造成的，由於人類的左眼與右眼相距約 6.5 公分，在觀看物體時的角度略有不同，接收到的影像便有些微的差異。接收到影像後，大腦再把略有差異的兩影像結合，便成了帶有深度資訊的視覺影像。若要量化檢測立體視覺的好壞，則就要進行視差角量測。如圖 1-5-2 所示，L 與 R 分別代表左右眼位置而 a 為雙眼的瞳距，最小視差角就是能夠分辨在眼前 z 處之 A 桿與 B 桿仍保有一前一後的最小距離(dz)的深度感，因此立體視力就是在檢測最小視差角的值，一般以弧秒(arc second)為單位。

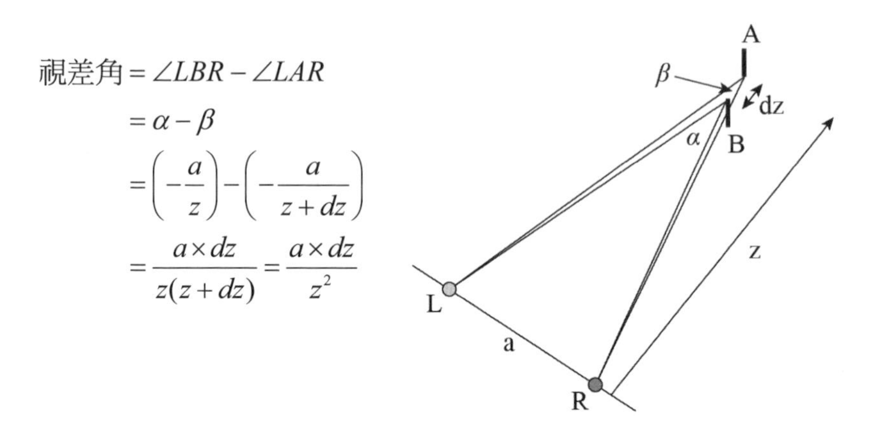

圖 1-5-2：視差角的計算

三、檢查準備

1. 請被檢者在他的近用眼鏡上戴上偏光眼鏡。
2. 請被檢者手持立體測試本（如 Titmus 與 Randot 等）。
3. 開啟照明燈。
4. 立體測試本在眼前 40cm，如圖 1-5-3 所示。
5. 照明在後方，正對檢查本。

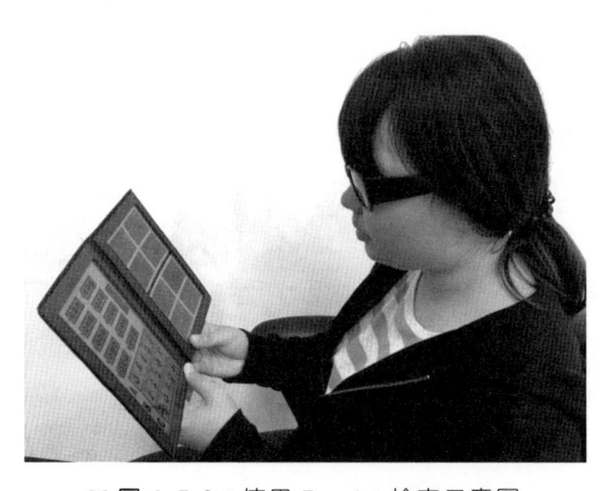

圖 1-5-3：使用 Randot 檢查示意圖

四、檢查步驟

(一) Titmus 立體視測試本

1. 3000” 立體視的「大蒼蠅」視標

一個具有正常立體視的人戴上偏光眼鏡，因為交叉視差的作用，其會感覺到大蒼蠅「飛起來」了。這時要求被檢者「抓」住大蒼蠅的翅膀，正常反應應該是「抓」在圖卡平面與受檢者雙眼之間的空間上。如果受檢者「抓」在了圖卡平面上，則可能表示被檢者完全沒有或只有很差的立體視（小於 3000″），也可能受檢者還沒有明白檢查的要求。這時應該把圖卡上下顛倒過來，再讓被檢者去「抓」大蒼蠅的翅膀，這時的大蒼蠅是「陷入」圖卡平面了，所以正常人應該「抓」在了圖卡平面圖上。

2. 400~100” 立體視的「小動物」視標

「小動物」視標共有 A、B、C 三排，每排有五隻，並且其中有一只是「立體」的。詢問受檢者是哪一個動物「凸起來了」？如果被檢者不確定，檢查者應該鼓勵其猜測，結果正確同樣有效。各行分別代表不同的立體視程度，這種視標對於小孩尤其適用。

3. 800~40” 立體視的「圓圈」視標

「圓圈」視標能夠精確地測出被檢者的立體視。總共九個菱形，每個菱形各有 4 個小圓圈，其中一個由於交叉視差的作用而「凸」了起來。同樣要求受檢者順序講出「是哪一個圓圈『凸起來』了」，直至受檢者連續兩個菱形的結果均為錯誤才終止，而以最後一個判斷正確的立體視作為結果。

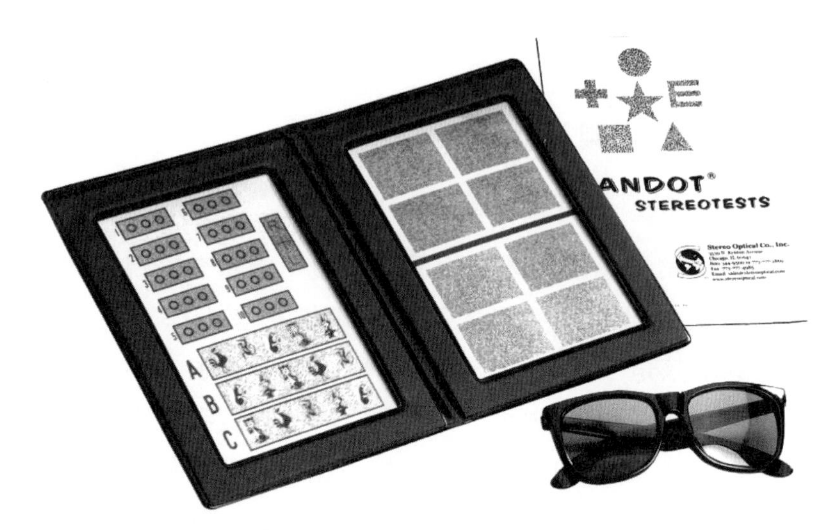

圖 1-5-4：Randot 立體視測試本

（二）Randot 立體視測試本

1. 請被檢者注視最小立體視標（每一組視標裡面的 3~4 個圓形圖案），如圖 1-5-4。請被檢者說出他所看到的情形，若被檢者沒有反應，請他分辨每一組視標中的圓環哪一個相對其他圖案是浮在上方的。
2. 若被檢者可以辨識第一組的立體視標請他再看下一組視標，若被檢者無法辨識第一組視標則移到步驟 4。
3. 繼續測試直到被檢者連續給出兩個錯誤的答案為止。
4. 假如被檢者無法辨識最小視標內上浮的圓形圖案，則改用中型視標重複步驟 1、2 詢問被檢者所見的圓形圖案哪一個上浮，假如被檢者可以正確回答，則繼續給他辨識較小的視標。
5. 若被檢者無法辨識中型視標則換大型視標給其辨識，假如被檢者可以正確回答，則繼續給他辨識中、小型的視標。

五、注意事項

(一) 記錄

1. 寫下在近方的立體視：Stereo at N。
2. SC 表示裸眼檢查，CC 表示戴矯正眼鏡檢查。
3. 用弧秒(”)的單位記錄立體視力的測量單位。
4. 若被檢者無法辨識立體視檢查本內的任何視標，則記錄「無立體視」。
5. 記錄所使用的立體視檢查本類型。

(二) 標準值

1. Stereo at N: sc≦70” , Randot.; Stereo at N: sc≦100” , Titmus.
2. 常用的 Titmus 和 Randot 立體視測試本依不同視標所對應的立體視程度如下表所示。(單位為秒)

種類	大視標	A	B	C	1	2	3	4	5	6	7	8	9	10
Titmus	3000	400	200	100	800	400	200	140	100	80	60	50	40	X
Randot	600	400	200	100	400	200	140	100	70	50	40	30	25	20

屈光測試相關設備

2 Chapter

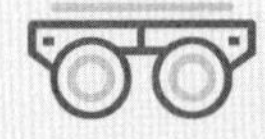

2-1 瞳距尺和瞳距儀(PD meter)

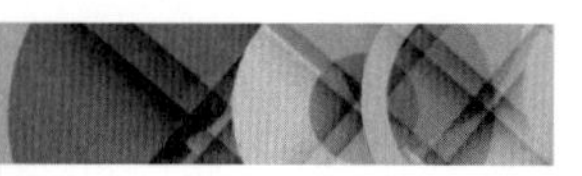

一、用途

瞳距簡言之就是瞳孔的距離，英文全稱為 Pupil Distance，在驗光配鏡處方中的縮寫為 PD，單位為 mm。配戴眼鏡時需要測量瞳距，一般瞳距分為：遠用瞳距、近用瞳距與常用瞳距，這三種瞳距可以使用瞳距尺或瞳距儀進行量測。

二、構造

(一) 瞳距尺

瞳距尺為普通的直尺，其最小刻度為1mm，測量距離為150mm。在0位處有一缺口或設置一垂直凸起類似槍口準星。其目的在於形成與被測眼瞳孔緣的縱向切線，從而增加量測時的準確度，如圖2-1-1。

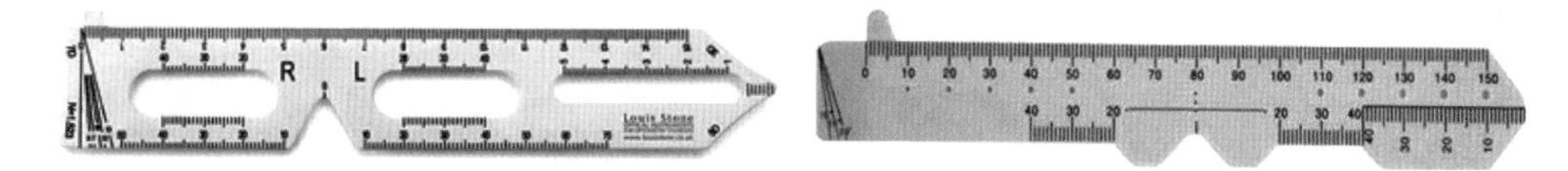

圖 2-1-1：常見的瞳距尺

(二) 瞳距儀

瞳距儀的構造如圖 2-1-2，其一側對著被檢者的雙眼，有額托、鼻托與注視視窗。上側面板有左、右瞳距調整鍵及左、右與雙眼瞳距顯示字幕，另外還有測試距離旋鈕。另一側對著檢查者設有觀測孔，至於瞳距儀的下方面板有眼別手柄，可以控制遮蓋被檢者右眼或左眼的注視試標，進行單側瞳距測量。

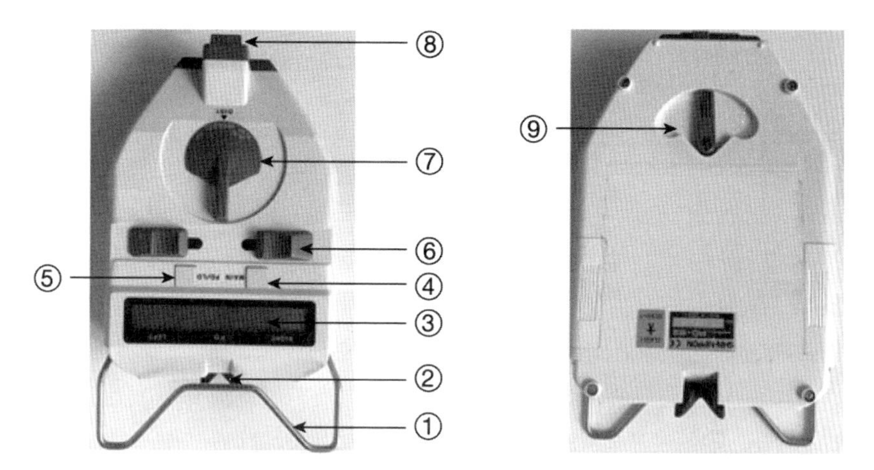

圖 2-1-2：瞳距儀的正面與背面（①額托、②鼻托、③PD 顯示字幕、④電源開關、⑤鏡眼距調整紐、⑥左、右調整鍵、⑦測試距離旋鈕、⑧觀測孔、⑨遮蓋板鍵）

三、使用方法

(一) 瞳距尺

在兩眼瞳孔處於正常生理狀態下，通常採用下述兩種方法進行測量：

其一是從右眼瞳孔中心點到左眼瞳孔中點之間的距離，或是從右眼瞳孔外緣（顳側）到左眼瞳孔內緣（鼻側）之間的距離；也可以從右眼瞳孔內緣（鼻側）到左眼瞳孔的外緣（顳側）之間距離。

1. 遠用瞳距測量步驟

(1) 檢查者與被檢者相隔 40cm 的距離正面對座，使兩人的視線保持在同一高度。

(2) 檢查者用右手大拇指和食指拿著瞳距尺或直尺，其餘手指靠在被檢者的臉頰上，然後將瞳距尺放在鼻樑最低點處，並順著鼻樑角度略為傾斜。

(3) 檢查者閉上右眼，令被檢者右眼注視檢查者左眼，檢查者在左眼注視被檢者右眼時將瞳距尺的「零位」對準被檢者右眼的瞳孔中心。

(4) 檢查者睜開右眼閉上左眼，令被檢者左眼注視檢查者右眼，檢查者在右眼注視被檢者左眼時準確讀取瞳距尺在被檢者左眼瞳孔中心的數值。

(5) 檢查者重複步驟(3)，以確認瞳距尺的「零位」是否對準被檢者的右眼瞳孔中心。如準確無誤，則步驟(4)所讀取的數值即為該被檢者的瞳距，如圖 2-1-3。

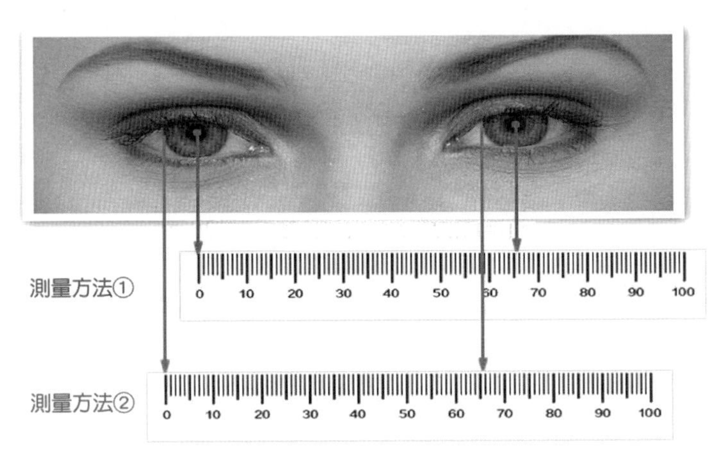

圖 2-1-3：使用瞳距尺量測 PD 示意圖

2. 近用瞳距測量步驟

(1) 檢查者與被檢者相隔 40cm 的距離正面對座，使兩人的視線保持在同一高度。

(2) 檢查者用右手大拇指和食指拿著瞳距尺或直尺，其餘手指靠在被檢者的臉頰上，然後將瞳距尺放在鼻樑最低點處，並順著鼻樑角度略為傾斜。

(3) 檢查者閉上右眼，令被檢者兩眼注視左眼，用左眼注視將瞳距尺的「零位」對準被檢者右眼的瞳孔中心。

(4) 檢查者睜開右眼，仍然令被檢者繼續注視左眼，用右眼來讀取被檢者左眼瞳孔中心上的數值。

(5) 反覆進行步驟(3)~(4)三次，取其平均值為近用瞳距。

3. 遠用與近用瞳距的轉換

雙眼注視眼前近物時兩眼的視軸均會轉向固視物產生集合作用，因此在製作近用閱讀眼鏡時的瞳距需要較視遠的瞳距更小，由圖2-1-4可知若假設近用工作距離為x(cm)，則近用瞳距($PD_{近}$)與遠用瞳距($PD_{遠}$)的關係如下：

$$PD_{近}=\frac{x(cm)}{2.7+x(cm)}\times PD_{遠} \qquad (1)式$$

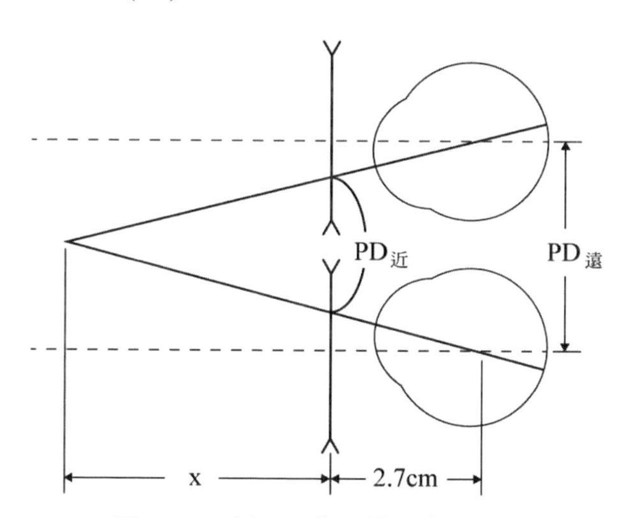

圖 2-1-4：近用工作距離與瞳距的關係

假設雙眼的瞳距為64mm，若近用閱讀距離x為40cm，此時近用眼鏡的瞳距($PD_{近}$)=(40×64)/(2.7+40)=60mm，但若是閱讀距離x為30cm，則此時近用眼鏡的瞳距($PD_{近}$)=(30×64)/(2.7+30)=58.7mm。由以上的例子可知，近用瞳距的決定需要考量近用閱讀的距離以及遠用瞳距的大小，不可以只將遠用瞳距減4mm就當成是近用瞳距，可參考表2-1-1。

表 2-1-1 近用閱讀的距離以及遠用瞳距的大小與近用瞳距的關係

閱讀距離 / 遠用 PD(mm)	50(cm)	40(cm)	30(cm)	25(cm)	
56	53.1	52.5	51.4	50.5	近用 PD (mm)
60	56.9	56.2	55.1	54.2	
64	60.7	60	58.7	57.8	
68	64.5	63.7	62.4	61.4	

（二）瞳距儀

1. 首先依測量遠用瞳距或近用瞳距的要求，將注視距離鍵⑦調整到注視距離數值∞或 40cm 標記▲的位置上。
2. 打開電源開關④。
3. 將瞳距儀的額頭部①和鼻樑部②輕輕放置在被檢者的前額和鼻樑處。
4. 請被檢者注視瞳距儀裡面白（或綠）色光亮視標。
5. 檢查者透過觀測孔⑧，可觀察到被檢眼瞳孔上的反射亮點，然後分別移動 RIGHT（右眼）PD 可調鍵和 LEFT（左眼）PD 可調鍵，使 PD 指針與反射亮點對齊，如圖 2-1-5。

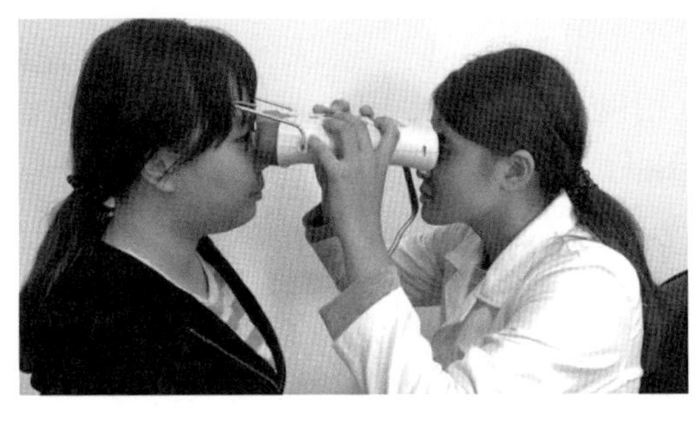

(a)

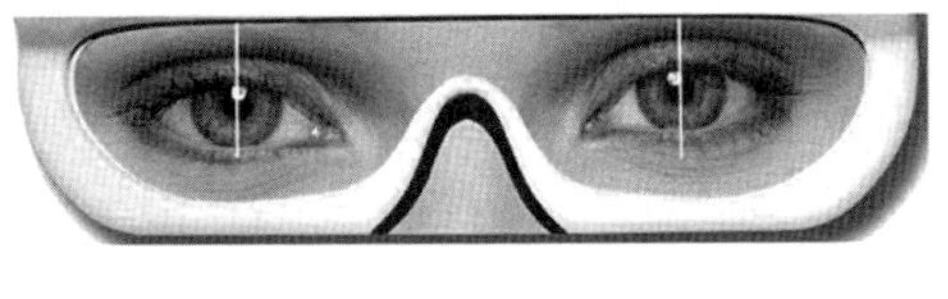

(b)

圖 2-1-5：(a)瞳距儀檢查示意圖；(b)PD 指針與反射亮點對齊

6. 讀取瞳距儀上面液晶字幕所表示的數值。即R數值表示從鼻樑中心至右眼瞳孔中心之間的距離，代表右眼瞳距。L數值表示從鼻樑中心至左眼瞳孔中心之間的距離，代表左眼瞳距。中間部所表示的數值代表兩眼瞳孔之間的距離，即兩眼瞳距，單位為mm。
7. 如需測量單眼瞳距時，如斜視眼等可調整儀器下部的遮蓋板鍵⑨，將一眼遮蓋後可測得單眼瞳距。
8. 利用本儀器，切換 PD/VD 鍵，可測得角膜的兩點距離。

四、特殊情況下的瞳距測量

（一）瞳孔異常者

1. 兩瞳孔大小不等

可分別測量從右瞳內緣及外緣至左瞳外緣及內緣的距離，然後取兩次讀數的平均值。即 PD=(AB+CD)/2。

2. 兩瞳孔位置不對稱

即一眼或兩眼的瞳孔不在虹膜中心位置，多見於外傷或老年白內障手術後，其瞳距難測量，可用眼鏡試戴以確定其值。

（二）斜視眼的瞳距測量

1. 檢查者與被檢者相隔 40cm 的距離，正面對坐使兩人的視線保持在同一高度。
2. 檢查者用右手大拇指和食指拿著瞳距尺或直尺，其餘手指靠在被檢者的臉頰上，然後將瞳距尺放在鼻樑最低點處，並順著鼻樑角度略為傾斜。
3. 檢查者閉上右眼，令被檢者右眼注視檢查者左眼，檢查者用左手將被檢者的左眼遮蓋，並將瞳距尺的「零位」對準被檢者右眼的瞳孔中心。

4. 檢查者睜開右眼閉上左眼，令被檢者左眼注視檢查者右眼，檢查者用左手將被檢者的右眼遮蓋，並讀取瞳距尺在被檢者左眼瞳孔中心的數值，即為該被檢者瞳距。

（三）單眼瞳距的測量

當被檢者鼻樑明顯偏離中線時需要進行單眼瞳距的測量。

1. 檢查者與被檢者相隔 40cm 的距離正面對坐，使兩人的視線保持在同一高度。
2. 檢查者應分別從某眼的瞳孔中心測至偏鼻樑的中線以得到單眼瞳距。
3. 精確的單眼瞳距測量需使用瞳距儀為宜。

（四）注意事項

1. 檢查者與被檢者的視線在測量時應始終保持在同一高度上。
2. 瞳距尺勿觸及被檢眼的睫毛，以免引起被檢者閉目反應。
3. 當瞳距尺確定「零位」後，一定要拿穩瞳距尺，以免移動。
4. 讓被檢眼注視指定的方向，不使其游移不定。
5. 一般應反複測量 2~3 次，取其精確的數值。

2-2 鏡片驗度儀(Lensometer)

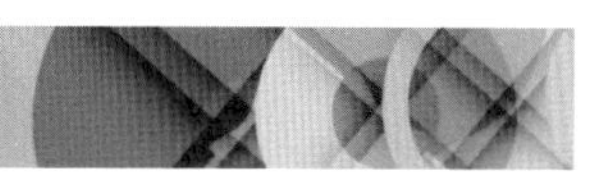

一、用途

鏡片驗度儀又稱為焦度計(Focimeter)，主要用來測量光學鏡片與隱形眼鏡片之球面度數、確定光心位置，與測定散光鏡片度數及散光軸向，以及測定稜鏡度數與基底方向等。

二、分類

鏡片驗度儀若根據顯示方式分為：連續顯示式鏡片驗度儀與數字顯示式鏡片驗度儀兩類。鏡片驗度儀若根據工作原理又分為：調焦成像原理的鏡片驗度儀與自動對焦原理的鏡片驗度儀兩類。

基於調焦成像原理的鏡片驗度儀根據觀察方式的不同又分為：目視式與投影式兩種。目視式鏡片驗度儀利用讀數望遠系統進行觀察，而投影式鏡片驗度儀利用投影物鏡和投影屏幕進行觀察，目前市場上在用的鏡片驗度儀主要有自動數字顯示類、手動直接讀取類這兩個種類，如圖 2-2-1。

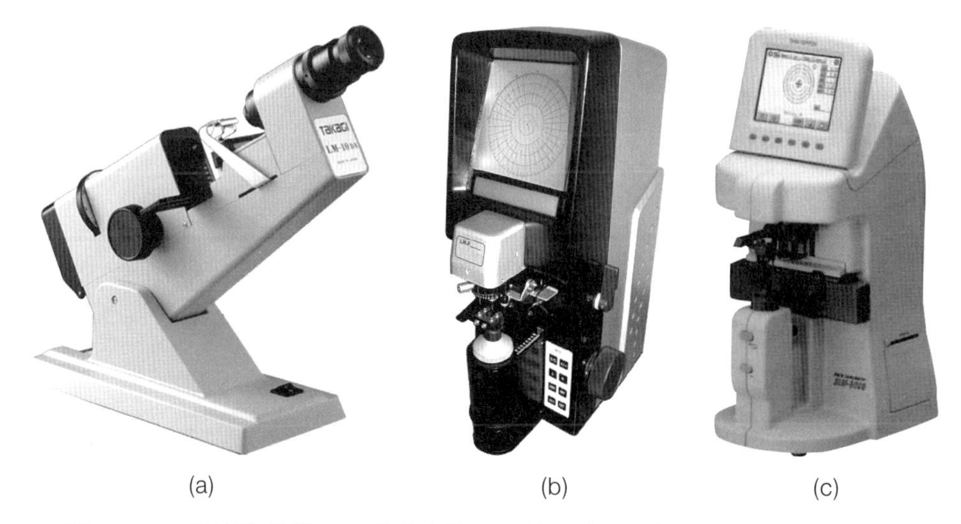

圖 2-2-1：鏡片驗度儀　(a)手動直接目視讀取式；(b)投影式；(c)自動顯示式

三、工作原理

鏡片驗度儀的光學原理主要採用聚焦系統和觀察系統。聚焦系統為一準直器即標準透鏡，將照亮的光標成像於無限遠，因此聚焦系統又稱為準直系統。觀察系統為一平行調整的望遠鏡，即可看清位於無限遠的光標，因此觀察系統又稱為望遠系統。當零位時，光標位於標準透鏡第一主焦點 O 上，測試時，鏡片置於標準透鏡第二主焦點 L 上，如圖 2-2-2 所示。

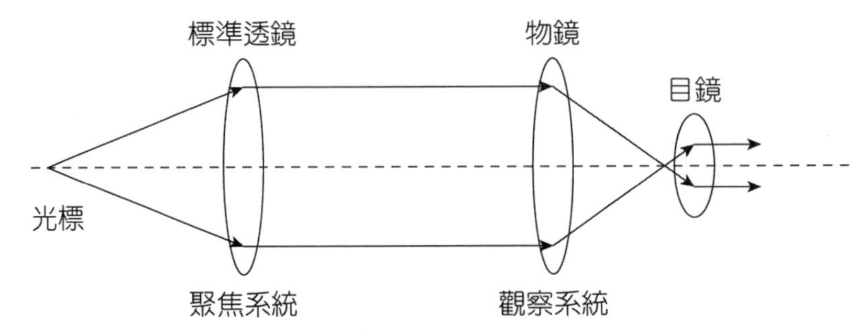

圖 2-2-2：鏡片驗度儀光學結構

測試正透鏡時，要使光標發出的光線透過被測試鏡片仍為平行光線，為使測試者透過望遠鏡能清晰看見光標，則光標須自 O 位向標準透鏡移近至 O'處，如圖 2-2-3(a)所示。反之，若測試負透鏡時，則光標須自 O 位移遠至 O'處，如圖 2-2-3(b)。

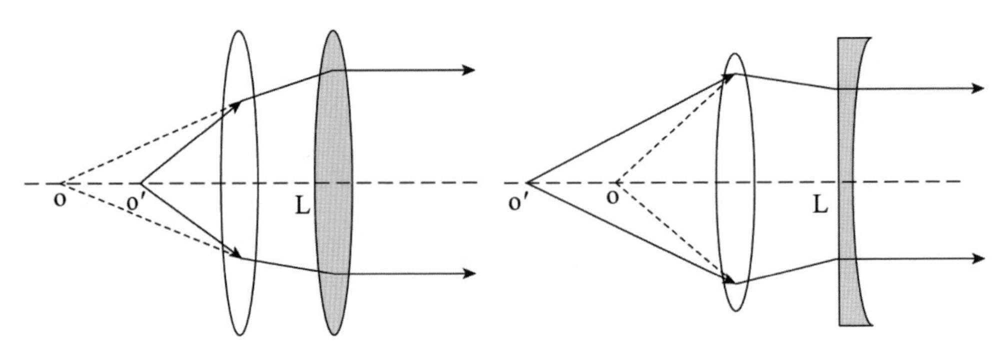

圖 2-2-3：(a)測試正透鏡的光路；(b)測試負透鏡的光路

設光標移動距離為x，標準透鏡的焦距為f，觀測鏡片與光標像位之間的距離為待測鏡片的焦距f'

則 $xf'=f^2$ (1)式

設待測鏡片屈光度為 F

則 $f'=1/F$ 代入(1)式

則 $x= Ff^2$ 或 $F=x/f^2$ (2)式

可見鏡片移動的距離 x 與待測鏡片的屈光度 F 呈線性關係，因此若將光標與刻度盤用齒輪連接，光標移動的距離則待測鏡片的屈光度即可呈現在刻度盤上。

鏡片驗度儀工作原理將以手動直接讀取式為例進行介紹，此型驗度儀分為準直系統和望遠系統兩大部分所組成。圖中光源所發出之光束透過濾色鏡再經照明準直分劃板後，在未放置待測鏡片情況下，移動分劃板位於準直系統物鏡的焦平面上，此時，透過望遠系統目鏡，可以看到移動分劃板清晰成像在固定分劃板上，此一位置即為鏡片驗度儀的零位，如圖 2-2-4。上述準直分劃板為可以前後移動之裝置，故又稱移動分劃板，至於望遠系統分劃板是固定的。

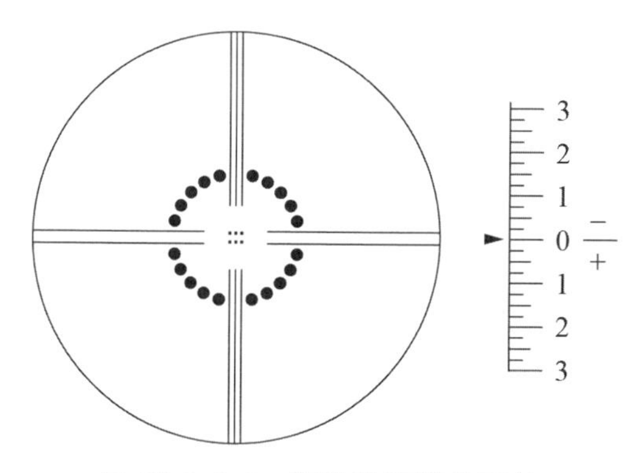

圖 2-2-4：鏡片驗度儀的零位

當在準直物鏡前放置待測眼鏡後，透過目鏡看到移動分劃板像將變得模糊，此時可以轉動驗度儀測量調整鈕，使移動分劃板前後移動，直到移動分劃板能清晰成像在固定分劃板上為止，移動分劃板的移動量，即對應待測鏡片的屈光度，圖 2-2-5 為手動直接讀取式鏡片驗度儀的結構。

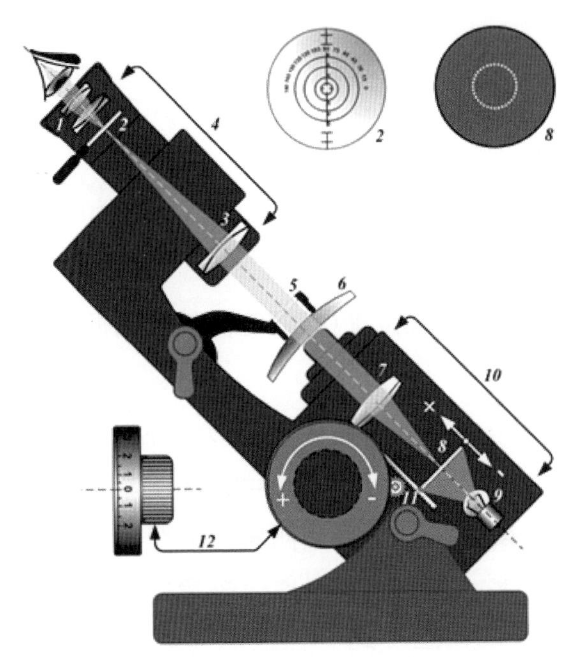

1. 目鏡
2. 固定分劃板
3. 物鏡
4. 望遠系統
5. 置片座
6. 待測鏡片
7. 準直物鏡
8. 移動分劃板
9. 光源與濾色片
10. 準直系統
11. 基座傾斜度調整鈕
12. 鏡片度數調整鈕

圖 2-2-5：手動直接讀取式鏡片驗度儀的結構

四、光標型式與測量範圍

(一) 光標型式

1. 美國使用交叉十字光標：以交叉十字光標代替小圓點的圓圈，可以旋轉 180°確定散光的軸向，如圖 2-2-6(a)。
2. 歐洲使用圓點光標：球鏡測量僅看到模糊的小圓點，調整屈光度手輪會使圓點變清晰，屈光度可以被讀出和記錄，如圖 2-2-6(b)。如果存在柱鏡成分，圓點會變成模糊的短線，在調整過程中會在不同位置出現兩次清晰的圖像。

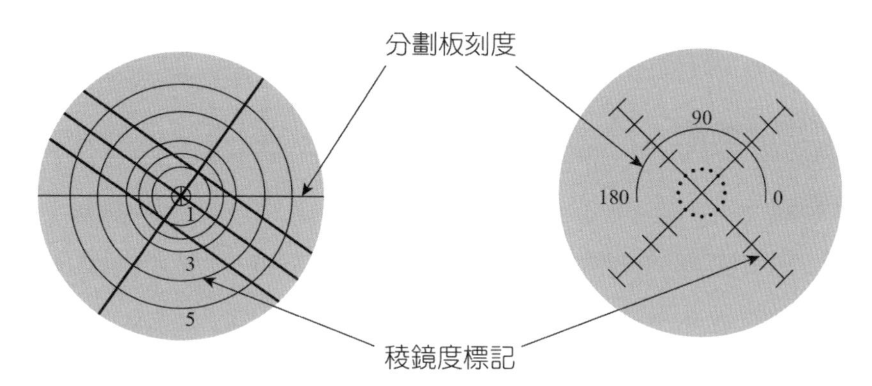

圖 2-2-6：(a)十字光標；(b)圓點光標

（二）連續顯示式驗度儀測量範圍

1. 待測鏡片之後頂點度數的測量範圍：–20D ~ +20D。
2. 稜鏡度的測量範圍：0~5$^{\triangle}$。
3. 柱鏡軸位刻度範圍：0°~180°，稜鏡片的基線方向：0°~360°之間。
4. 待測鏡片直徑最大值為 80mm，厚度為 20mm。
5. 刻度間隔
   (1) 鏡片度數間隔不應大於 0.25D。
   (2) 軸位方向的刻度間隔不應大於 5°，並可內插至最鄰近的度數。
   (3) 稜鏡度的讀數間隔不應大於 1$^{\triangle}$。

（三）數字顯示式驗度儀測量範圍

1. 測量範圍在 –10D ~ +10D 時，其屈光度數字顯示增量不應大於 0.125D。測量範圍超出 ± 10D 時，其屈光度數字顯示增量不應大於 0.25D，數字顯示的數值達小數點後兩位數。
2. 柱鏡軸位刻度範圍：0°~180°，軸位方向的數字顯示增量應為 10。
3. 稜鏡度的測量範圍：0~5$^{\triangle}$，稜鏡度的數字顯示增量不應大於 0.25$^{\triangle}$。

四、手動直接讀取式驗度儀操作方法

(一) 使用前準備

1. 調整目鏡

如果戴著眼鏡，則應在屈光異常完全被矯正的情況下操作，另外，調整目鏡只能補正球面鏡，不能補正散光度數。注意：在離開操作臺後，使用驗度儀之前必須重新調整目鏡，如圖 2-2-7(a)。

2. 中心調整

打開電源開關，旋轉測定度數軸將讀數框裡的讀數設定在 0.00，檢查光十字標中心同黑十字中心的是否完重疊對齊，如圖 2-2-7(b)，如果沒有對齊就要調整稜鏡旋鈕。

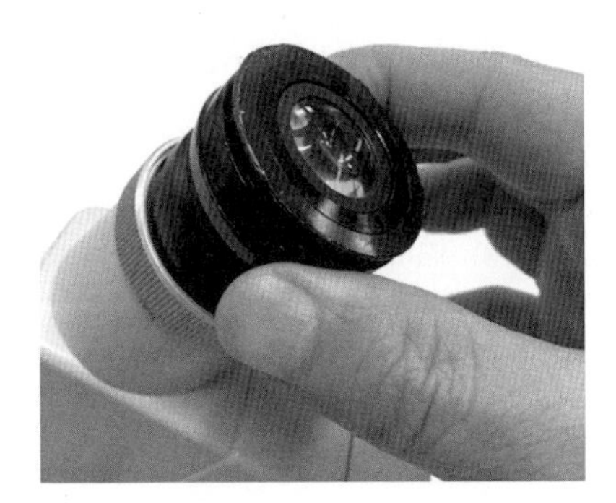

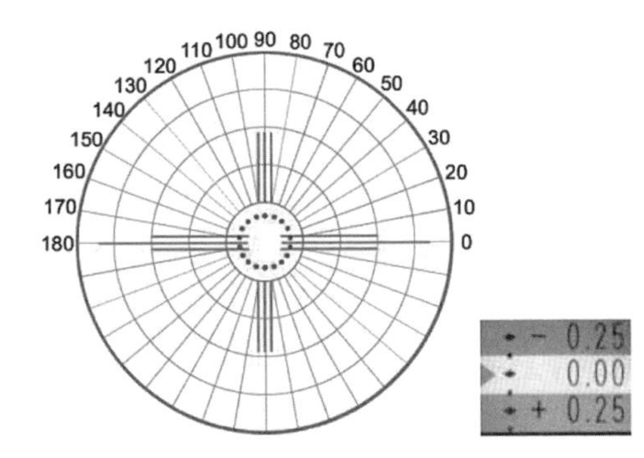

圖 2-2-7：(a)調整目鏡；(b)檢查十字標中心與讀數設定在 0.00

(二) 鏡片的檢測步驟

1. 鏡片的放置：把鏡片的凸面面對操作者，並用夾具固定，如圖 2-2-8(a)。
2. 旋轉鏡片度數調整鈕過程中，在視野內能看到最鮮明的綠色的光圈，若綠色光圈沒有在視野中心時，移動透鏡使光圈在中心位置後再測定，這時視野下部可以顯示出度數。

3. 若為散光鏡片則光圈不是圓形，而且呈長圓形（分別在兩個互相垂直的方向測出兩個 D 值，把大值作為球鏡的度數，再用小值減去大值的數作為柱鏡的度數，小值所對的軸向為散光軸向），如圖 2-2-8(b)。
4. 打印鏡片光學中心點與柱軸方向。

範例 2-1

有一鏡片測量結果為：–2.75，–2.25

實際散光度數：(–2.75) – (–2.25) = –0.50D

球面屈光度為：–2.25D

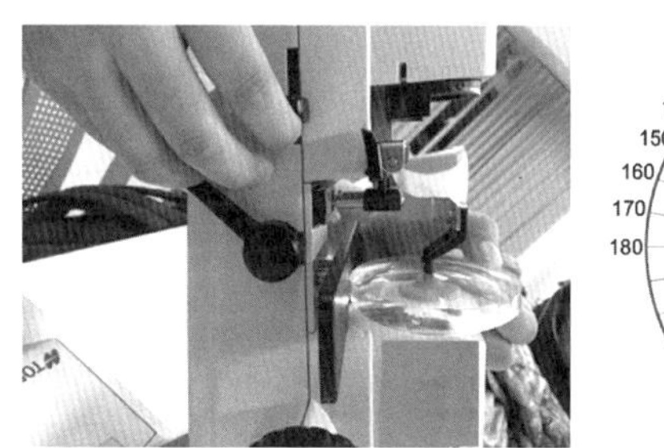

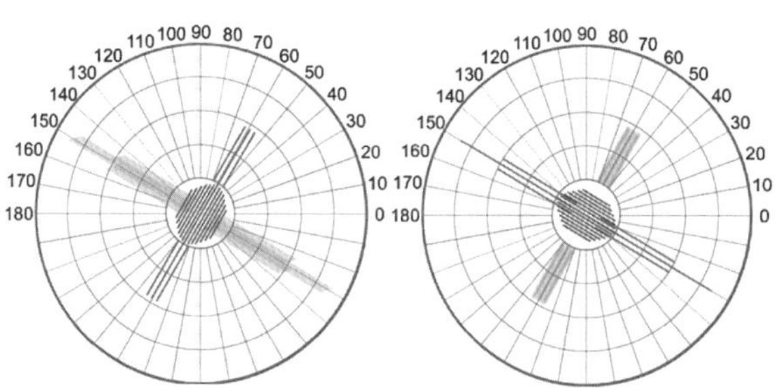

圖 2-2-8：(a)鏡片的放置；(b)散光鏡片呈現的光圈與十字線

（三）框架眼鏡的檢測步驟

1. 把眼鏡放在驗度儀鏡片支架上，眼睛正好平視驗度儀的鏡片支架，放下鏡片固定器，將眼鏡固定好。
2. 右手轉動鏡片台移動柄，讓鏡片台緩緩靠住待測的眼鏡，這時鏡架鼻托與驗度儀的模擬鼻樑吻合，檢測人員左手同時扶住眼鏡，使眼鏡保持水平狀態。
3. 右手轉動鏡片台移動柄，移動鏡片台，使眼鏡在垂直方向移動，鏡片台移動時應保持均勻速度。

4. 用左手在水平方向移動眼鏡，使眼鏡鏡片的光學中心移到與驗度儀分劃板上的十字線重合。
5. 按下記憶按鈕，鎖住顯示幕顯示的數字，即為該眼鏡鏡片的後頂點度數。
6. 測量眼鏡時，為防止左右鏡片混淆，應先檢測眼鏡的右鏡片，然後再測左鏡片。
7. 用打點器在眼鏡右鏡片的光學中心打點，再移到左鏡片，進行同樣的過程。
8. 光學中心水平距離，即瞳孔距離。光學中心水平互差，散光鏡片的軸位方向，在測量鏡片度數時已同時給出。
9. 光學中心垂直互差表現為兩鏡片光學中心的高度不一致，一個眼高，一個眼低。左右鏡片光學中心在兩條平行的直線 L_1 和 L 上，因此不能直接測量光學中心垂直互差，但我們假設：將右鏡片的光學中心垂直線 L 向左鏡片光學中心垂直線 L_1 平行移動，至重合，這樣就變成測量一條直線上的兩點間的距離。
10. 找到眼鏡右鏡鏡片光學中心，打點器打點，標記 A；然後將眼鏡沿水平方向移動到左鏡片，此時不要轉動鏡片台移動柄，只是將左鏡片水平方向進行微量調整至左鏡片光學中心垂直線 L_1 上，打點器打點，標記 A_1，A_1 假想為右鏡片的光學中心 A 水平移動，到達左鏡片垂直線 L1 後的位置；轉動鏡片台移動柄，鏡片台推動眼鏡垂直移動到左鏡片的光學中心，打點器打點，標記 B，B 點也是左鏡片的光學中心在垂直方向上的位置，A_1B 之間的距離即為該眼鏡的光學中心垂直互差。

範例 2-2

有一眼鏡鏡片使用手動直接讀取式驗度儀量測結果如下圖 2-2-9 所示，請問該鏡片的度數如何呈現？

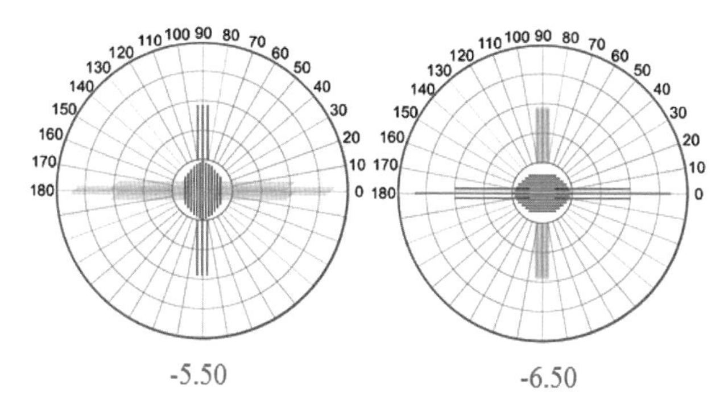

圖 2-2-9：驗度儀量測球柱透鏡

解答：

實際散光度數：$(-6.50)-(-5.50)=-1.00D$

球面屈光度為：$-5.50D$

鏡片度數為：$-5.50DS/-1.00\ DC\times 180$

（四）隱形眼鏡測量

首先要將鏡片驗度儀置於立式工作狀態，將刻度置零，此時透過目鏡看到的十字分劃板像應十分清晰，若不清晰則須校準儀器。充分洗淨待測鏡片，並用吸水面紙吸去鏡片表面多餘的水分。將鏡片內曲面向上放置於圈形托架上，這樣測得鏡片屈光力為外曲面的屈光力。檢測時鏡片必須保持一定的含水量，通常測試應在 30 秒內完成，否則鏡片因過於乾燥而發生參數變化，超過 3 分鐘則測試結果就會有誤差。

另一種方法是將充分洗淨後的鏡片置於一個注滿生理食鹽水的透明槽裡，外曲面向上，進行測試。由於鏡片在水中測試較之在空氣中測試的結果有一定差別，故必須進行修正換算。設鏡片材料折射率(n)為 1.43，則鏡片材料折射率與空氣折射率差為：

$$1.43-1=0.43$$

在水中測試光度時，鏡片材料折射率與水的折射率差為：

$$1.43 - 1.33 = 0.1$$

兩者間的比率為 $0.43 / 0.10 = 4.3$

通常將在水中的實測值乘上 4.3 即為鏡片的實際屈光力。

1. 球面透鏡測試：輕輕移動鏡片，使鏡片中心與驗度儀光軸同軸，此時十字分劃板與目鏡的十字刻線重合（即位於視場中心）。旋動屈光度手輪使游標清晰，即可從刻度上讀出鏡片屈光度。

2. 柱面透鏡測試：如鏡片面 3、9 點鐘有片軸標記，使之與視場水平基線重合；鏡片面 6 點鐘有片軸標記，則使之與視場垂直基線相重合。旋動軸位手輪，使十字線的水平標線分別轉到 160、170、180、10、20 五個位置上，轉動屈光力手輪使水平線清晰，然後再使垂直線清晰。兩個方向中，絕對值較低的為球鏡屈光度，兩者的屈光度差為柱鏡屈光度，絕對值較低的標線方向為光軸取向。

3. 稜鏡度測試：當鏡片位於托架正中，透過目鏡在視場中看到分劃板十字線偏離目鏡十字線，如圖 2-2-10，偏離的程度越大則鏡片中心的稜鏡度越大，為隱形眼鏡中心偏位的表現。

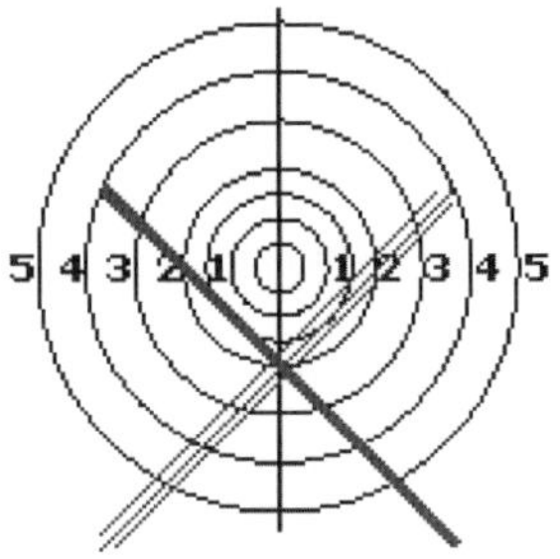

2.0 PD, B.D.

圖 2-2-10：稜鏡度數測量

（五）注意事項

1. 驗度儀各活動部分的配合應鬆緊適度；讀數手輪應轉動靈活，定位準確，可調擋板運動時應平衡，印表機要轉動輕便，列印標記要清楚，點跡直徑不得大於 0.5mm，壓鏡片機構要平穩可靠。

2. 驗度儀光學系統成像應清晰，視場內或投影螢幕和讀數窗上亮度應均勻，無油漬、水漬、黴點以及明顯影響讀數的其他因素。

3. 連續顯示式驗度儀刻線要平直、均勻、字跡明顯、無斷線，刻度尺與指標線之間應平行並應以不同顏色標記正負頂焦度。數字顯示式驗度儀正負號及數碼顯示應完整無斷橫，顯示值穩定無明顯漂移和閃爍。
4. 未放鏡片時，驗度儀所固有的稜鏡度殘餘量不得大於 $0.1^{\triangle}$。
5. 目視式和投影式驗度儀的視差誤差不得大於 $0.1^{\triangle}$。
6. 鏡片度數誤差要求：各種顯示方式的驗度儀，零位誤差不得大於 ±0.03D。其測量各式鏡片度數與容許誤差值，如表 2-2-1。

表 2-2-1 鏡片驗度儀測量範圍與容許誤差值

測量範圍		誤差值
< 0, ≧ -5	> 0, ≦ +5	±0.06
< -5, ≧-10	> +5, ≦ +10	±0.09
< -10, ≧-15	> +10, ≦ +15	±0.12
< -15, ≧-20	> +10, ≦ +20	±0.18
<-20	> +20	±0.25

7. 稜鏡度誤差的要求：對稜鏡度的測量值與標準鏡片的標準值之間的誤差值，如表 2-2-2。

表 2-2-2 稜鏡度的測量值與容許誤差值

測量範圍	誤差值
> 0，≦ 5	±0.1
> 5，≦ 10	±0.2
> 10，≦ 15	±0.3
> 15，≦ 20	±0.4
> 20	±0.5

8. 鏡片光學中心的標記與驗度儀光軸間的偏差不得大於 0.4mm。

9. 軸位度盤 0°~180° 方向與軸位標記間的偏差不得大於 10°。

10. 可調擋板與軸位度盤 0°~180° 方向平行度偏差不得大於 10°。

六、自動驗度儀的操作

(一) 自動驗度儀特色

直視式和投影式驗度儀兩者原理相近，它們都要求測量人員視力正常或需配戴眼鏡矯正至正常。對直視式驗度儀，在未放置測量鏡片前應先使用目鏡視度環進行調焦，直至目鏡分劃板上圖像清晰，並上下左右移動眼睛，使分劃板圖形的相對移動量不大於 1$^{\triangle}$，再旋轉讀數手輪，使標記分劃板的影像清晰成像於視場中心。投影式驗度儀無需進行視力調節，測試時沒有目鏡造成的調節誤差，可以在投影屏上同時顯示十字標記和讀數系統所成的影像，其對中心及調焦過程與目視式焦度計相同。使用直視式和投影式驗度儀進行量測之讀數時，應注意對讀數手輪進行單向旋轉以避免回程誤差。

自動驗度儀採用自動調焦，將光學信號轉換成電信號，經 A/D 轉換，IC 晶片適時運算處理，最後由液晶顯示標記圖像和測試結果，再由內建式印表機自動列印資料。使用自動對焦式驗度儀應注意先開機預熱，並提前預設儀器參數，在未放置被測鏡片前，其球面、散光、軸位元及稜鏡度讀數均應為零，自動式驗度儀對溫度及濕度的變化較敏感，應注意在恆溫條件下使用。

自動驗度儀原理先進、客觀、分辨力高、重複性好、操作簡單、可自動讀取量測數值，測試精密度高、功能齊全，除了可測量眼鏡片的基本參數外，還可測量眼鏡片的瞳距和各種鏡片的面形等。

（二）量測步驟

1. 打開電源開關。

2. 將鏡片放置在鏡片支座上，且凸面向上。

3. 用固定鏡片支架壓住鏡片，如圖 2-2-11。

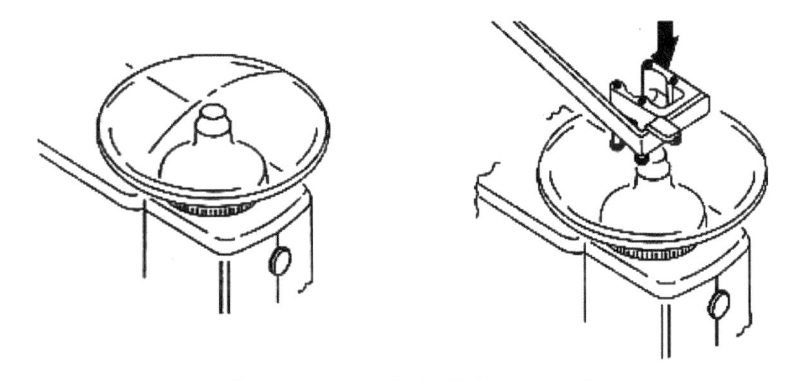

圖 2-2-11：鏡片置放與固定方式

4. 移動鏡片使靶標(O)向中心移動，當靶標移至距中心小於 0.5△的範圍時，靶標的形狀變成交叉十字線（＋），如圖 2-2-12。對準中心時靶標的形狀變成粗交叉十字線（＋）測量資料被確定有兩種方式：

   (1) 按下記憶鍵(MEM)，資料被記憶儲存，當資料被確定時，散光＋／－指示類型可以轉換，按清除鍵，重新開始測量。

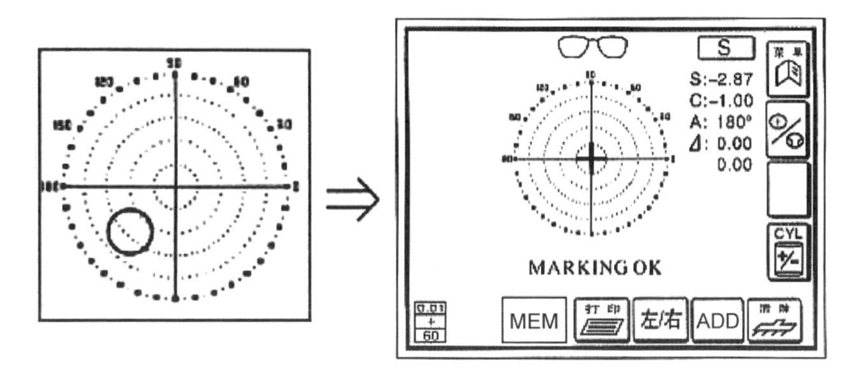

圖 2-2-12：鏡片置中後開始量測

(2) 設置自動記憶，資料會根據設定情況自動記憶儲存資料，不需要按記憶鍵。當資料被確定時，散光＋／－指示類型可以轉換。按清除鍵，重新開始測量。

5. 若測量框架眼鏡鏡片時：

(1) 則先按下左／右鍵，將靶標對準中心移動鏡片使靶標(O)向中心移動。當靶標移至距中心小於（0.5$^{\triangle}$的範圍時，靶標的形狀變成交叉十字線（＋）；對準中心時靶標的形狀變成粗交叉十字線（＋），按下記憶鍵（或自動記憶），測量資料被記憶儲存。）

(2) 按下左／右鍵，測量另一鏡片，重複步驟(1)。

6. PD 值可透過鏡片左右的轉換與滑動鼻托架的移動來測量：

(1) 旋轉鏡片台旋鈕移動鏡片台直至接觸鏡框底部，移動滑動鼻托架到眼鏡架的中心。移動鏡片使靶標(O)向中心移動，當靶標移至距中心小於 0.5$^{\triangle}$的範圍時，靶標的形狀變成交叉十字線（＋）；對準中心時靶標的形狀變成粗交叉十字線（＋），按下記憶鍵（或自動記憶），測量資料被記憶儲存。

(2) 測量另一鏡片，滑動鼻托架隨著眼鏡架移動。步驟同(1)。如圖 2-2-13。

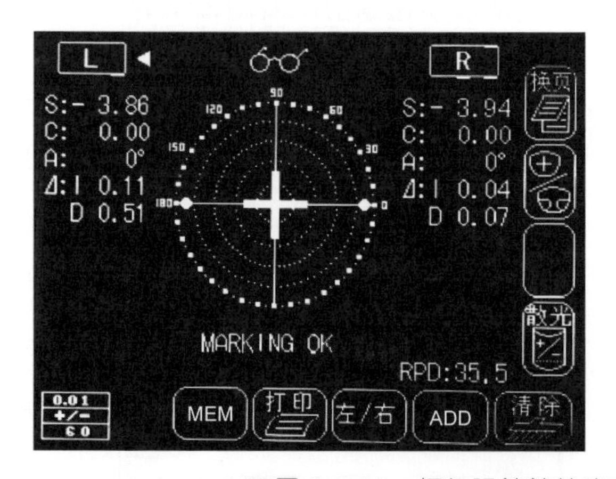

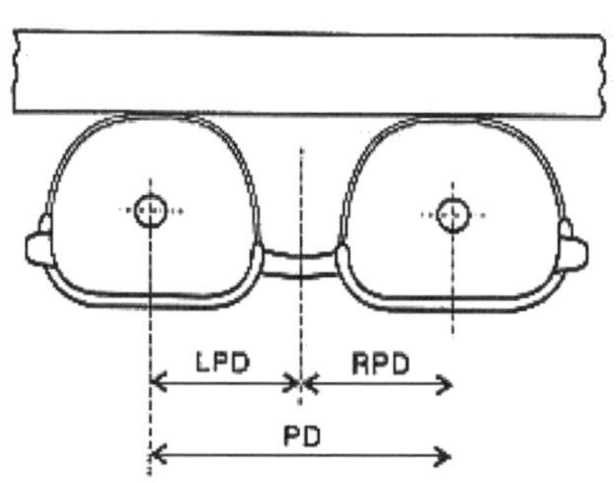

圖 2-2-13：框架眼鏡鏡片度數與 PD 值的測量

7. 按下列印鍵，列印輸出資料，如圖 2-2-14。

(a)
LM-280
NAME:
DATE: 2004/12/26 17: 52
〈SINGLE〉
SPH: + 2.50
CYL: 0.00 AXS: 0
PSM: I 0.36 D 0.35
AD1: 1.00 AD2: 2.00

(b)
LM-280
NAME:
DATE: 2004/12/26 17: 54

	〈R〉	〈L〉
SPH:	− 2.50	+ 2.50
CYL:	0.00	0.00
AXS:	0	0
PSM: I	0.40	O 0.36
PSM: D	0.38	U 0.36
AD1:	2.00	2.00
AD2:	1.00	1.00
RPD:	32.0	LPD: 32.0

PD:64.0

圖 2-2-14：(a)單一鏡片；(b)框架眼鏡鏡片

8. 測量雙光鏡片時要使用兩個鍵：a.記憶鍵，b.ADD 鍵
   (1) 將視遠部分（鏡片遠用區）放置鏡片支座上，如圖 2-2-15(a)。
   (2) 測量視遠度數：當靶標的形狀由圓圈變成（＋）字或（＋）字時，按下記憶鍵(MEM)，視遠部分的度數測量值被確定。
   （註：若視遠度數為零度，圓圈就不會變成（＋）字或（＋），只需把圓圈移到中間就行了）
   (3) 把雙光鏡片向靠近自己的方向移動使近視部分（鏡片近用區）移動到鏡片支座上。按下 ADD 鍵，螢幕顯示 AD1，當靶標的形狀由圓圈變成（+）字時候，按下記憶鍵（提示：不必要完全對準中心），值被確定，雙光鏡片測量完畢，如圖 2-2-15(b)。
   （註：若視近度數為零度，圓圈就不會變成（＋）字或（＋），只需把圓圈移到中間就可以了）

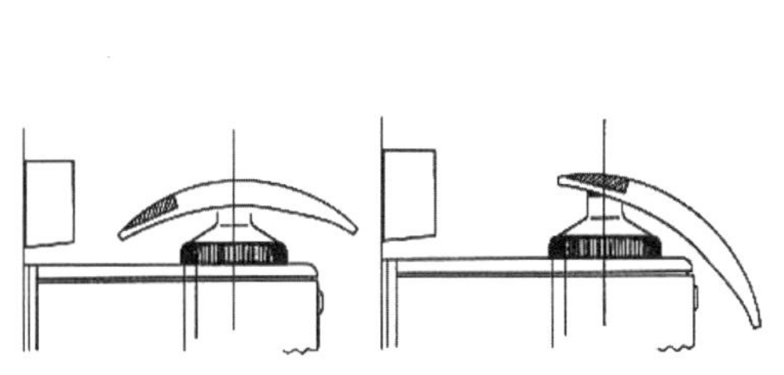

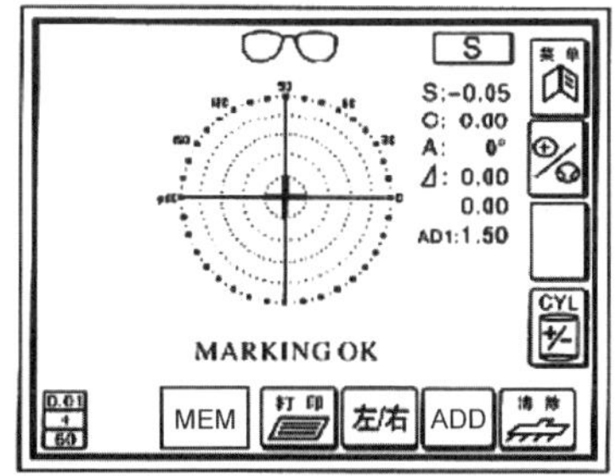

圖 2-2-15：(a)視遠與視近部分的測量；(b)雙光鏡片測量後的顯示畫面

2-3 視網膜鏡(Retinoscopy)

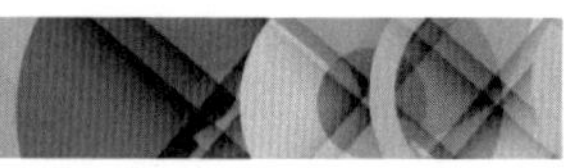

一、用途

視網膜鏡又稱檢影鏡(Skiascopy)，可用於客觀檢測眼睛的屈光狀態是正視、近視、遠視及散光的設備，若配合板鏡或試鏡片則可用他覺式方法快速測出屈光異常的度數。

二、工作原理

檢影鏡的原理是利用對眼球內部進行照明，光線從視網膜反射回來，這些反射光線經過眼球的屈光介質後會發生改變，透過檢查反射光線的聚散度可以判斷眼睛的屈光度。

三、視網膜鏡的架構

視網膜鏡的主體架構分為：光線投影系統、調試系統以及觀察反射光帶型態與移動的窺孔。

1. 光線投影系統：包括光源、聚光鏡、光欄與投射鏡等部分，如圖 2-3-1。

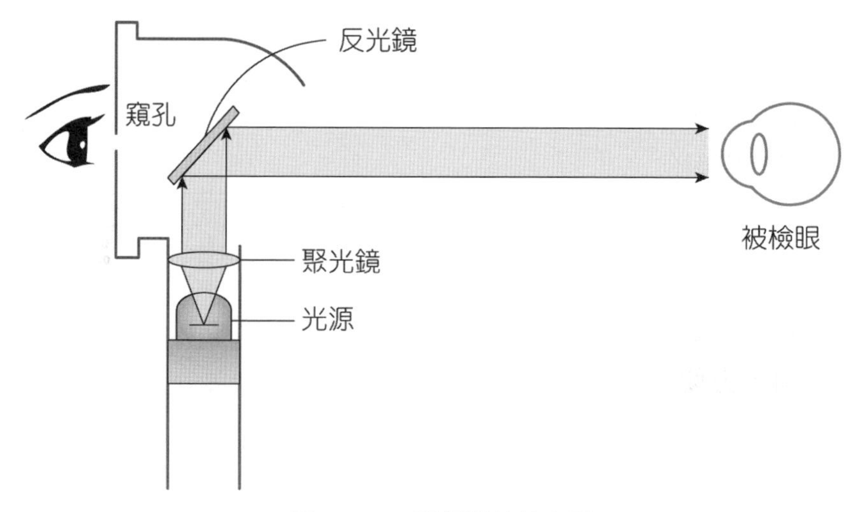

圖 2-3-1：視網膜鏡的光路

(1) 光源：鹵素燈泡發出點狀或帶狀光。

(2) 聚光鏡：為凸透鏡其沿光路將燈泡發出的光線經聚合後投射到反光鏡上。

(3) 反射鏡：使光線發生反射，改變90°方向射入眼內，照亮被檢者眼底。

2. 調試系統：為附設於光源射出路徑上的控制元件，包括聚散手柄與光帶軸向轉動輪，如圖 2-3-2。上下調整手柄即可改變光束聚散度，另外若旋轉軸向轉動輪則可改變光帶的子午線方向。

3. 觀察系統：為投射鏡上供檢查者觀察被檢眼之視網膜反射光的窺孔。

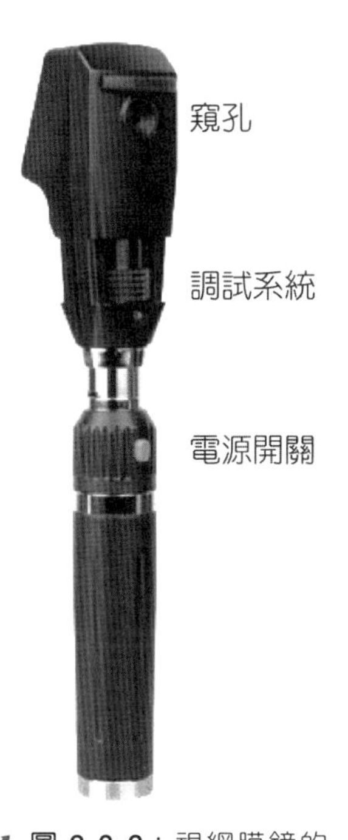

圖 2-3-2：視網膜鏡的調試系統與觀察系統

四、光學原理

檢影鏡透過調節聚散手柄的上下位置改變光源和凸透鏡的距離，以形成平面鏡或者凹面鏡的作用。例如光源在凸透鏡焦點以內時，如圖 2-3-3(a)，檢影鏡出射光線呈散開之發散光狀態。如光源在凸透鏡焦點上時，如圖 2-3-3(b)，檢影鏡出射光線呈平行狀態。如光源在凸透鏡焦點以外時，如圖 2-3-3(c)，檢影鏡出射的光線是會聚之收斂光狀態。

上下移動視網膜鏡把手上的套筒可以改變光束的聚散情形，平行與散開光束可作一般屈光檢查，至於會聚光束則作高度屈光不正檢查，平行光束亦可精調散光的軸向。另外，帶狀光可以透過套筒的旋轉改變 360 度方向，方便檢查各子午線的屈光狀況。

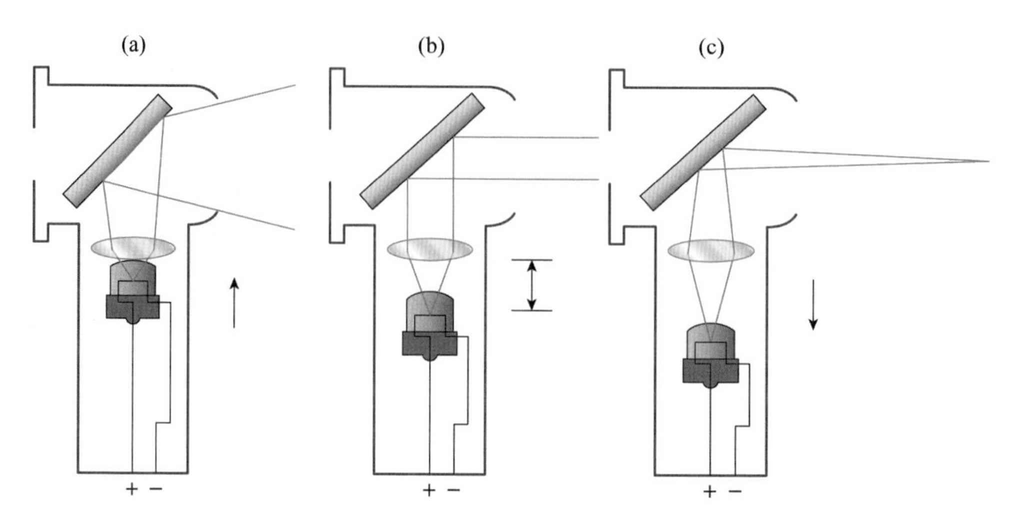

圖 2-3-3：檢影鏡之光線聚散度：(a)散開光束；(b)平行光束；(c)收斂光束

以檢影法測試眼球的屈光狀態，就是透過檢影鏡的帶狀光，找到被檢眼的遠點(Far Point)位置，進而確定被檢眼的屈光狀態。所謂共軛點是兩個對應點和可逆點，物和像就是共軛點，檢影驗光的過程就是當凝視遠處時眼球之調節放鬆狀態下，透過檢影鏡在空間中尋找視網膜的對應點的過程，該共軛點就是被檢眼的遠點。以下為各類屈光類型的遠點位置：

1. 正視眼：在不用調節時來自無窮遠的平行光線可聚焦於黃斑位置，故正視眼的遠點在眼前無窮遠。
2. 近視眼：在不用調節時平行入眼光線會聚焦於視網膜前的一種屈光狀態。近視眼之遠點在眼前某一點，故須用凹透鏡矯正。
3. 遠視眼：在不用調節時平行光入眼線會聚焦於視網膜後的一種屈光狀態。遠視眼的遠點在無窮遠以外到視網膜之後的位置，故需用凸透鏡矯正。

因此，如果光源在無窮遠處使用平行光束進行檢影時，根據眼睛的屈光類型，反射回來的光線若為平行光束則為正視眼；若反射回來的光線為發散光線則為遠視眼；但如反射回來的光線為會聚光線則為近視眼。

(一)注意事項

1. 檢查右眼,使用右手持檢影鏡。
2. 檢查左眼,使用左手持檢影鏡。
3. 檢查者與被檢查者分開約 50~67cm。
4. 室內照明保持昏暗,請被檢者注視 6m 處的視標。
5. 檢影鏡靠在檢查者眉弓或眼鏡架上。
6. 雙眼同時睜開。
7. 四個手指緊握檢影鏡的手柄,拇指放在套管上,以便旋轉和上下移動套管。
8. 將檢影鏡的光束投射進入被檢者的眼睛,如圖 2-3-4。此時眼底光帶移動的方向垂直於光帶的軸。

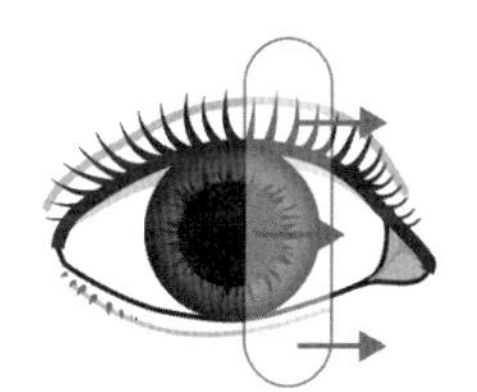
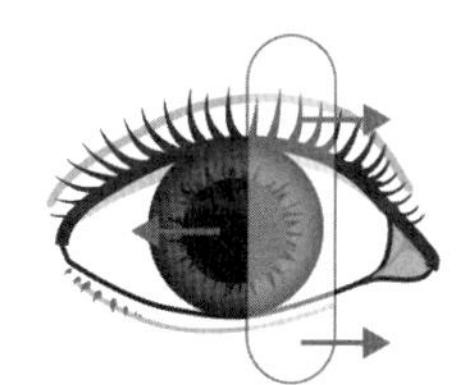
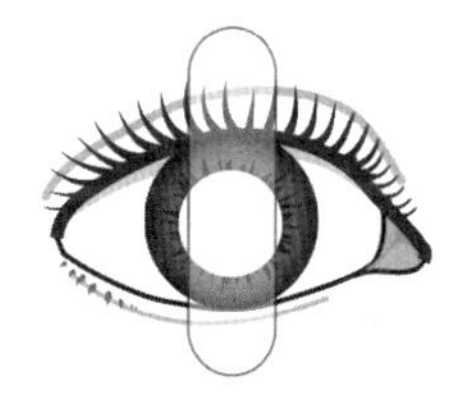

圖 2-3-4:將檢影鏡的光束投射進入被檢者的眼睛

(二)工作距離

理論上,光源若在無窮遠處檢影時,我們即可依視網膜反射的影動情形分辨被檢眼的屈光類型。假如順動就是遠視狀態,若中和就是正視狀態,如果逆動就是近視狀態。但實際上我們無法將光源置於無窮處進行檢影,但我們可以在被檢眼前加入球面透鏡以模擬光源在無窮遠處。增加的鏡片稱為工作鏡,其屈光度等於檢查點(檢影的位置)與被檢眼之間距離的倒數,即工作距離的倒數。

例如：檢影鏡若距離被檢眼 1m，則工作距離即為 1m，檢影時要在被檢眼前加＋1.00D 的工作鏡，即可模擬光源在無窮遠處檢影。常用的工作距離可分別為 25cm、50cm、66cm、100cm。

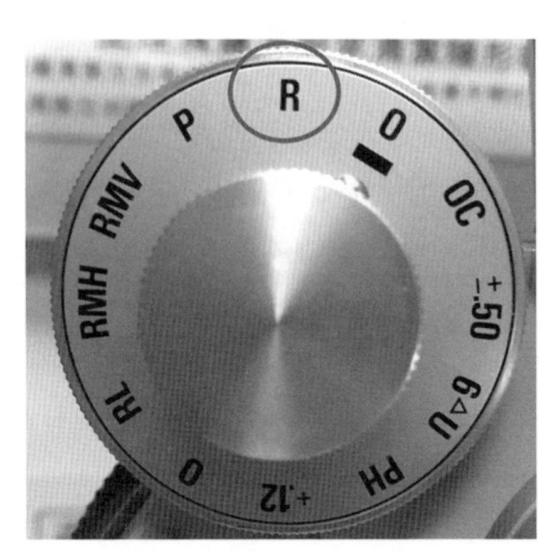

圖 2-3-5：綜合驗光儀的工作鏡(R)

假如工作距離分別選擇 25cm 或 100cm，若在檢影過程中工作距離偏差 8cm，則 25cm 的工作距離檢影可使測量結果偏差 1.00D，而在 100cm 處檢影距離若一樣偏差 8cm，則所造成的誤差對結果幾乎毫無影響(<1.00D)。雖然在 25cm 處檢影眼底的反射光較明顯，但聚散度的誤差較大。若在 100cm 處檢影雖然聚散度的誤差較小，但眼底的反射光較暗，且更換鏡片時較不方便。因此需要採用折中的方法，即以大約為手臂長之 66cm 為標準工作距離，此時眼底反射光之亮度較為適中，其倒數接近＋1.50D 之整數。故在綜合驗光儀上都有＋1.50D 的工作鏡(R)供檢影用，如圖 2-3-5。

五、網膜鏡檢影的方法

檢影驗光從檢影時被檢眼水晶體的調節狀態可分為：靜態檢影和動態檢影。靜態檢影是指驗光時被檢查者的調節、集合與檢查者的工作距離處於相對或絕對靜止狀態的檢影方式。動態檢影是指驗光時，被檢者的調節與集合隨著檢影的工作距離改變而改變，即調節、集合與工作距離始終處於活動狀態的一

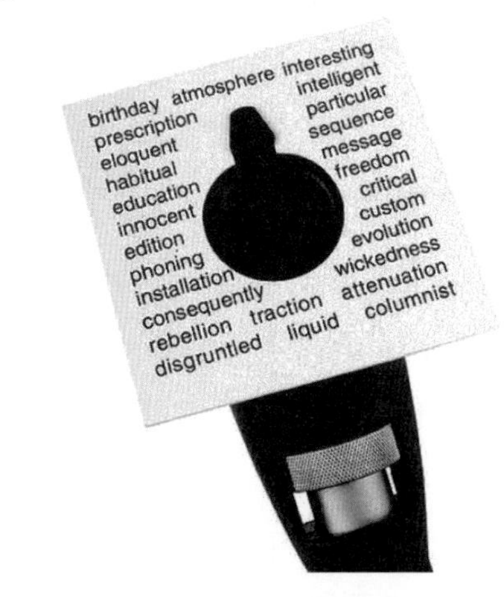

圖 2-3-6：動態檢影所需的近用閱讀卡

種檢影方式，圖 2-3-6 為利用近用閱讀卡附加在網膜鏡上可以進行動態檢影。以下我們僅以靜態檢影法做介紹。

（一）中和點的測定

帶狀光檢影判斷中和點時，可利用帶狀光檢影鏡的調焦功能進行快速有效的判斷中和點的狀態。帶狀光檢影鏡的這個功能可以將平行光線調節為會聚光線，而透過光線調焦，可以改變原有的影動狀態。例如：調焦前的影動為逆動的狀態，而調焦後的影動狀態則改變為順動。或是調焦前的影動為順動的運動狀態，而調焦後的影動狀態則改變為逆動。

（二）散光及軸向的判斷

散光的判斷可以利用光帶的旋轉功能，而軸向的判斷則可以利用調焦及光帶的旋轉的功能。在測定散光時旋轉光帶主要是觀察各個方向上光帶的寬度、亮度及影動狀態。操作時應先初步達到中和狀態，然後在 360°方向上旋轉光帶，並且仔細觀察光帶的寬度及影動狀態。當無散光時各個方向上的光帶寬度、亮度及影動狀態全都一致。而當有散光時，各個方向上光帶的寬度、亮度及影動是完全不一致的，如圖 2-3-7 顯示最粗與最細眼底反射光的方向分別代表兩主經線的角度。

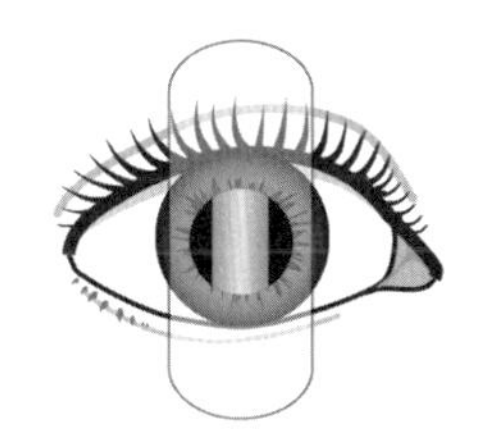
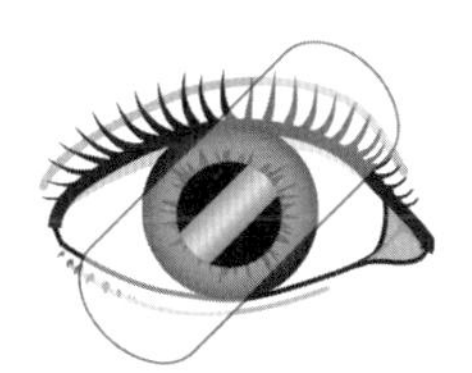
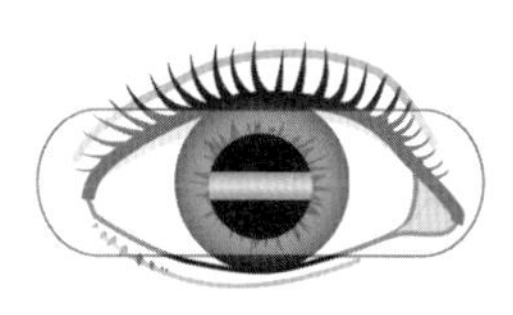
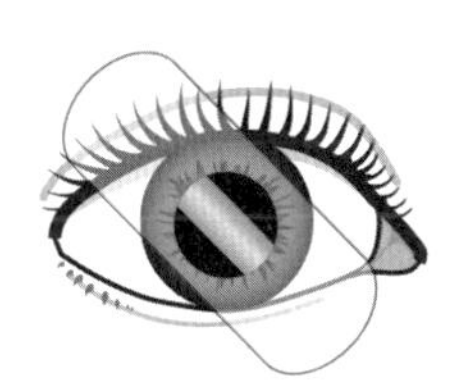

圖 2-3-7：光帶旋轉 360°出現粗細的現象

從前面檢影原理可以看出，當光線聚焦時，光線會聚在一個較小的範圍內，光能量也較高，而影動處於不動狀態。因此，紅光反射越接近中和點時其光帶越窄、亮度越高、影動越慢，反之則光帶越寬、亮度越低、影動越快。在判斷有無散光時，可以先快速轉動檢影鏡的光帶，觀察光帶的寬度及亮度，當有散光時光帶最亮、最寬的方向與光帶最暗、最窄的方向相互垂直，這兩個方向一個是軸向方向，一個是最大屈光力的方向。在確定了這兩個方向後，可以沿這兩個方向進行搖動檢影鏡以確定各個方向上的影動狀態，從而最終確定散光的軸向，如圖 2-3-8。在確定散光軸向時，除混合性散光外，最好以同符號為標準確定軸向。確定了散光的軸向後，再分別中和兩個方向上的屈光度，最終確定屈光狀態。

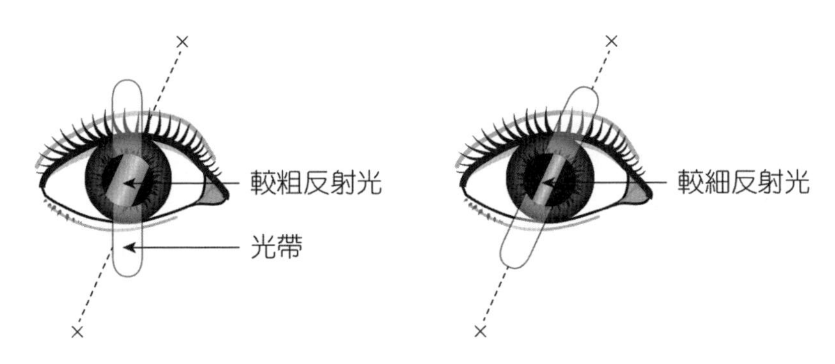

圖 2-3-8：散光軸的確認

（三）準備

1. 請被檢者拿下眼鏡。
2. 調整被檢者坐姿高度與檢查者一致。
3. 請被檢者戴上試鏡架使用試鏡組或板鏡進行檢影，也可以在綜合驗光儀上直接檢影，如圖 2-3-9。
4. 要求被檢者看遠方視標，且兩眼始終睜開。
5. 檢查時，室內保持昏暗。
6. 確認 66cm 之工作距離。

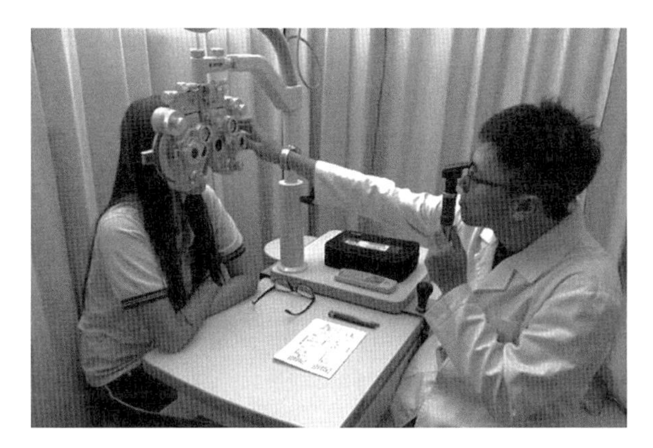

圖 2-3-9：在綜合驗光儀上使用視網膜鏡進行檢影

（四）檢影步驟

1. 請被檢者看遠方視標，先檢查右眼。
2. 將光帶旋轉 360°觀察眼底影動變化是否有下列情形：
   (1) 破裂現象。
   (2) 厚度現象。
   (3) 剪動現象。
   (4) 影動方向不同。
   (5) 影動速度不同。
   (6) 眼底反光不同。
3. 如是球面屈光不正：
   (1) 若反射光為順動(with motion)情形，如圖 2-3-10。則加正球鏡直至中和為止。

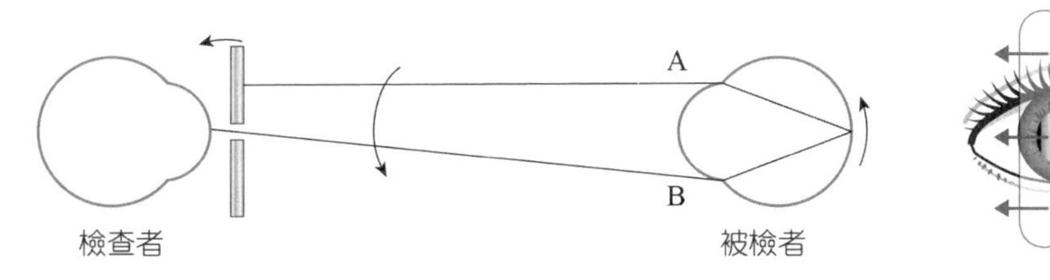

圖 2-3-10：反射光出現順動情形

(2) 若反射光為逆動(against motion)情形，如圖 2-3-11。則加過度的負鏡使影動變為順動情形，再逐漸減少負球鏡至中和為止。

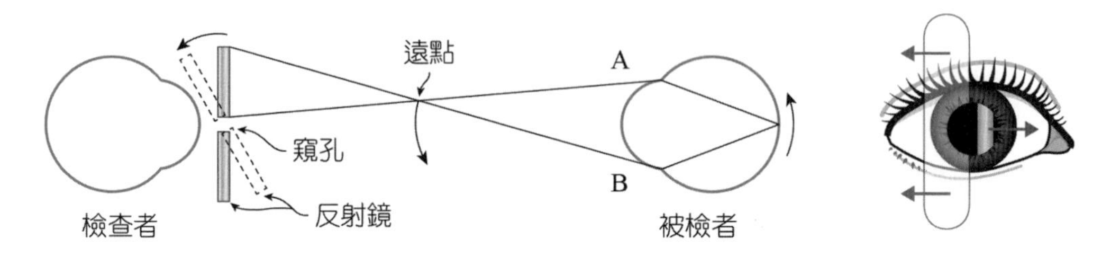

圖 2-3-11：反射光出現逆動情形

(3) 若反射光為中和(neutral)情形，如圖 2-3-12。則說明此時遠點位置正好位於檢查者之眼睛平面上。

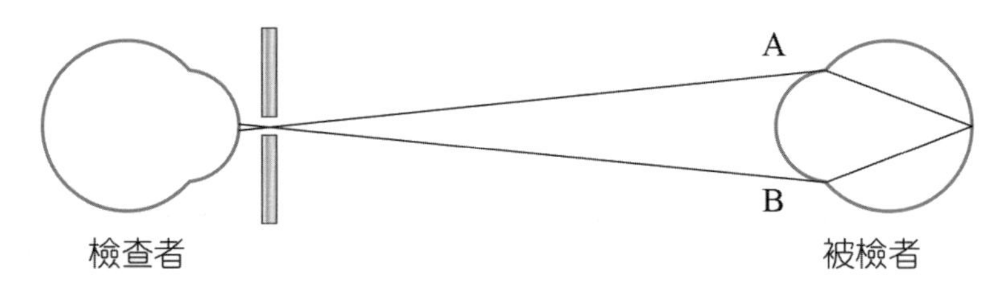

圖 2-3-12：反射光出現中和情形

將最後的結果減去+1.50D 之工作鏡度數，即為被檢者之球面屈光不正度數。例如：工作距離為 67cm 若網膜鏡檢查反射光出現逆動情形，若加入−2.00DS 則出現中和，則網膜鏡檢查此眼的屈光狀態結果應為−3.50DS。

4. 如有散光情形：
   (1) 首先找主子午線，分析影動方向。
   (2) 如兩條子午線均為順動，先用正球鏡中和度數低的子午線，再用正球鏡中和另外一條。
   (3) 如兩條子午線均為逆動，先用負球鏡中和一條子午線，留另一條為順動，再用正球鏡中和另一條子午線。

(4) 如兩條子午線的影動方向相反：一條順動，一條逆動，先負球鏡中和逆動的一條，再用正球鏡中和另一條順動的子午線。
(5) 當兩條子午線均被中和後，重新檢查球鏡的中和的子午線，必要時做調整。
(6) 右眼檢影完畢，再檢查左眼。
(7) 減去工作鏡度數。
(8) 測試矯正後視力。

（四）記錄

分別記錄檢影後最終右眼與左眼的屈光不正度數，例如：

- OD：+4.75DS　　0.3
- OS：+1.50DS/−0.50DC×175　　1.0

六、使用模擬眼進行檢影練習

模擬眼是一個簡化眼，用一個凸透鏡來替代眼球的整個屈光組，如圖 2-3-13。當檢影鏡的光源照射到模擬眼的底板後，從底板反射的光波可視為視覺波。從凸透鏡成像原理得知，要使眼底視網膜清晰成像，必須具備像距、物距和焦距三大要素，它們之間產生的是共軛關係。當我們把類比眼調整到 1.00D 近視狀態，在 1m 處即可得到近似理想的 R 曲面狀態，大於或小於 R 面曲率，都可以被視為屈光不正。從波前像差的角度，此點的 R 曲面的曲率為零，即為平面波。

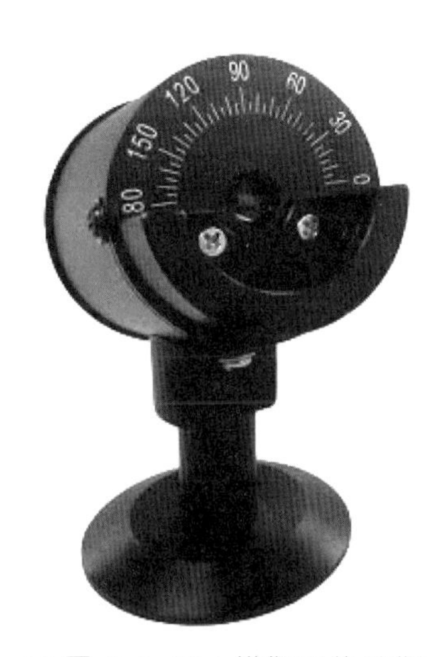

圖 2-3-13：模擬眼的外觀

模擬眼的結構非常簡單，用一個 20D 凸透鏡（焦距）代表整個屈光組，利用桶體縱向移動，使眼軸（像距）長短變化，進而代表屈光度

（物距）的變化，這種改變，從波動光學的角度來講，同時也改變了出瞳視覺波的波陣面。我們知道，屈光不正主要有兩種，一是軸性，也就是上述所舉的由於眼軸長短因素所造成的。另一種是屈光性，即在正常眼軸的情況下，由於屈光度數的不同，像焦面在視網膜上或前或後，或在眼外空間形成不同的物像焦面。

在離焦的狀態下，出瞳視覺波都包含有屈光像差訊息，可以透過在光束的路徑中添加透鏡來調整視覺波的波陣面，使得不同的波面曲率在檢影鏡窺孔逐漸歸零，這樣就能夠達到物像共軛的目的。共軛像，是一個光能量最集中、聚焦度最精細的框架結構圖，離焦後即為破壞狀。從光的可逆性分析，眼底視網膜的離焦度可等同於空間物像的離焦度，這時，可設定視網膜為光的發射源，向空間投射。這樣，眼睛視覺波的共軛波面曲率度也就等同於眼的屈光焦度，如圖 2-3-14。所以，檢影驗光如果只用光的線條來描述，顯然是比較抽象，用波動光學的共軛曲面來描述可以更容易明白。

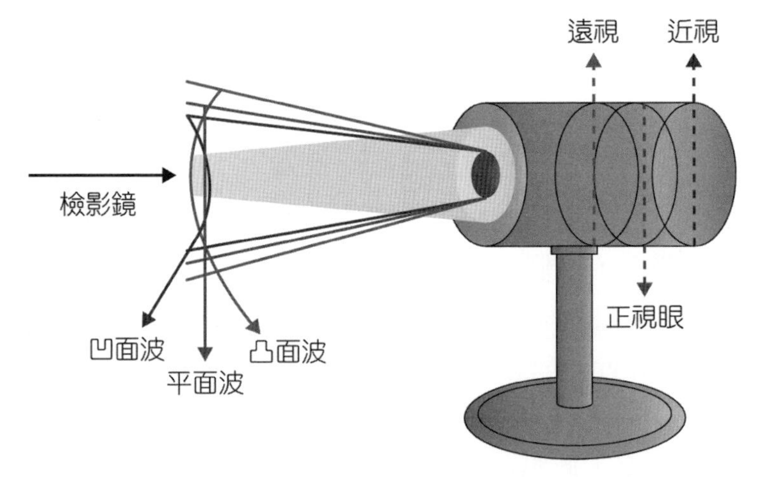

圖 2-3-14：在檢影鏡前的散開波前、聚合波前和共軛波前

2-4 驗光試片組(Trial Lens Set)

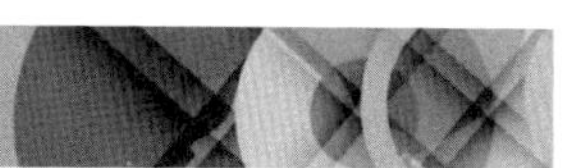

一、用途

驗光試片組的組成包含：試鏡架與各式鏡片，本設備通常是在所有的驗光程序結束後，一種用來確認被檢者是否可以適應新眼鏡處方的程序，試鏡架本身必須要可以做多方位的調整，它的功能是讓試片可以保持在最合適眼睛的距離、角度以及傾斜度。

二、組成內容

(一) 試片箱

內部包含正負球面透鏡試片、正負柱面透鏡試片、眼用稜鏡試片、輔助鏡片，如圖 2-4-1 所示。

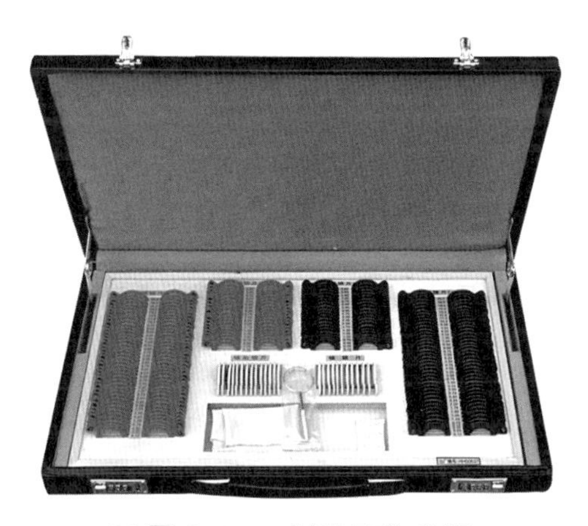

圖 2-4-1：試片箱的外觀

1. 正負球面透鏡試片

(1) 屈光度範圍：±0.12DS~±20.00DS

(2) 鏡片數量：每一種相同度數之鏡片有兩片，共 70 對，合計 140 片。

(3) 度數間距：±0.12D～±0.25D 為 ±0.12D
±0.25D～±4.00D 為 ±0.25D
±4.00D～±8.00D 為 ±0.50D
±8.00D～±16.00D 為 ±1.00D
±16.00D～±20.00D 為 ±2.00D

2. 正負柱面透鏡試片

(1) 屈光度範圍：±0.12DC～±6.00DC

(2) 鏡片數量：每一種相同度數之鏡片有兩片，共 34 對，合計 68 片。

(3) 度數間距：±0.12D～±0.25D 為±0.12D
±0.25D～±2.50D 為±0.25D
±2.50D～±5.00D 為±0.50D
±5.00D～±6.00D 為±1.00D

3. 眼用稜鏡試片

(1) 稜鏡度範圍：$0.5^{\triangle}$ ～ $10^{\triangle}$

(2) 鏡片數量：計 12 片。

(3) 度數間距：$0.5^{\triangle}$ ～ $1.0^{\triangle}$ 為 $0.5^{\triangle}$
$1.0^{\triangle}$ ～ $6.0^{\triangle}$ 為 $1.0^{\triangle}$
$6.0^{\triangle}$ ～ $10.0^{\triangle}$ 為 $2.0^{\triangle}$

4. 輔助鏡片

(1) 紅色濾光片：可透過光之波長為：700 ± 20 nm。

(2) 綠色濾光片：可透過光之波長為：510 ± 20 nm。

(3) 馬篤氏鏡片：分為紅色或白色。

(4) 交叉圓柱鏡：為±0.25D 鏡柄在兩軸中間，即與兩軸分別成 45° 夾角。

(5) 磨砂片：表面霧化處理的鏡片。

(6) 平光片：無色及無度數之鏡片。

(7) 十字片：為平光片的幾何中心上加刻十字線。

(8) 遮蓋片：為圓形黑色片。

(9) 針孔片：為圓形黑色片之幾何中心上開一個 1.00mm 小孔。

(10) 裂隙片：為圓形黑色片過幾何中心處開一條寬度 1.00mm，長度 25.0mm 之裂隙，可以用來確定散光的軸向。

有關試片箱內部所有正負球面透鏡試片、正負柱面透鏡試片、眼用稜鏡試片與輔助鏡片的度數與數量如下表 2-4-1。

表 2-4-1 試片箱內部所有試片的度數與數量

球鏡片（140 片）								柱鏡片（68 片）				稜鏡片（12 片）		輔助鏡片（12 片）	
(+)（70 片）				(-)（70 片）				(+)（34 片）		(-)（34 片）					
光度	片	光度	片	光度	片	光度	片	光度	片	光度	片	稜鏡	片	名稱	片
0.12	2	5.00	2	0.12	2	5.00	2	0.12	2	0.12	2	0.5	2	紅片	1
0.25	2	5.50	2	0.25	2	5.50	2	0.25	2	0.25	2	1.0	2	綠片	1
0.50	2	6.00	2	0.50	2	6.00	2	0.50	2	0.50	2	2.0	2	馬篤氏鏡片	1
0.75	2	6.50	2	0.75	2	6.50	2	0.75	2	0.75	2	3.0	1	交叉圓柱鏡	2
1.00	2	7.00	2	1.00	2	7.00	2	1.00	2	1.00	2	4.0	1	磨砂片	1
1.25	2	7.50	2	1.25	2	7.50	2	1.25	2	1.25	2	5.0	1	無色平片	1

表 2-4-1　試片箱內部所有試片的度數與數量（續）

球鏡片（140 片）								柱鏡片（68 片）				稜鏡片（12 片）		輔助鏡片（12 片）	
(+)（70 片）				(-)（70 片）				(+)（34 片）		(-)（34 片）					
光度	片	光度	片	光度	片	光度	片	光度	片	光度	片	稜鏡	片	名稱	片
1.50	2	8.00	2	1.50	2	8.00	2	1.50	2	1.50	2	6.0	1	十字片	2
1.75	2	9.00	2	1.75	2	9.00	2	1.75	2	1.75	2	8.0	1	針孔片	1
2.00	2	10.00	2	2.00	2	10.00	2	2.00	2	2.00	2	10.00	1	裂隙片	1
2.25	2	11.00	2	2.25	2	11.00	2	2.25	2	2.25	2			黑片	1
2.50	2	12.00	2	2.50	2	12.00	2	2.50	2	2.50	2				
2.75	2	13.00	2	2.75	2	13.00	2	3.00	2	3.00	2				
3.00	2	14.00	2	3.00	2	14.00	2	3.50	2	3.50	2				
3.25	2	15.00	2	3.25	2	15.00	2	4.00	2	4.00	2				
3.50	2	16.00	2	3.50	2	16.00	2	4.50	2	4.50	2				
3.75	2	18.00	2	3.75	2	18.00	2	5.00	2	5.00	2				
4.00	2	20.00	2	4.00	2	20.00	2	6.00	2	6.00	2				
4.50	2			4.50	2										

（二）試鏡架

試鏡架的選擇包括種類、材質、框距及鏡眼距的選擇。

1. 種類：試鏡架主要分為可調節型如圖 2-4-2(a)及固定型如圖 2-4-2(b)兩種，前者雖然可以自由調節框距、鏡眼距等參數，但因其結構複雜、重量大，容易變形及在鼻樑上易下滑等，導致可調節參數出現誤差的機率加大。而這些缺點可以透過多副固定型的試鏡架來彌補，只要選擇恰當，後者更為合適。

2. 材質：試鏡架宜選擇鈦合金，具有品質輕、不易變形等優點，雖然價格相對高些，但使用週期長，性價比較高。

3. 框距：插片驗光之前需先測量患者的瞳距，根據瞳距的大小選擇合適的試鏡架，使試鏡架幾何中心距與瞳距相近，這在高屈光度數的檢查中更為重要。

4. 鏡眼距：一般為 12mm 左右，我們可根據被檢者鼻樑背的寬窄高低，選擇合適的試鏡架，使鏡眼距盡量接近 12mm，如果試鏡架不能滿足該要求，應該在後續的處方中考慮不同鏡眼距所致的有效屈光度數改變，必要時對處方作適當修正。

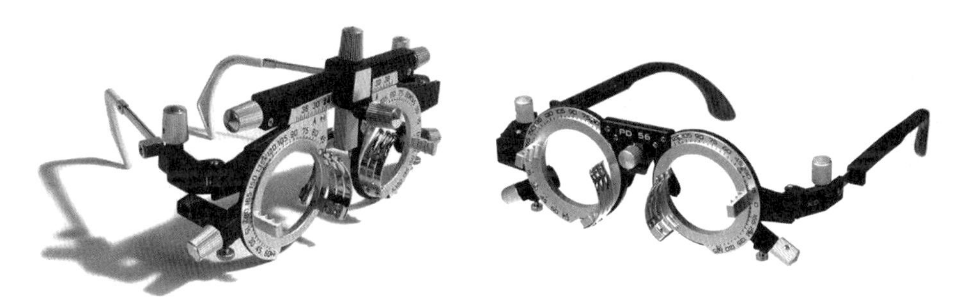

圖 2-4-2：(a)可調整 PD 型試鏡架；(b)固定型試鏡架

三、使用方法

(一) 使用試鏡片驗光

1. 請被檢者坐在距遠視力表 6m 處，將試鏡架戴好。
2. 將檢影驗光或電腦驗光的檢查結果之相關球、柱試鏡片置入試鏡架中。
3. 調整試鏡架，使測試者視線點透過試鏡片的光學中心。
4. 雙眼霧視 3~5 分鐘。
5. 使用散光盤或裂隙片，如圖 2-4-3，初步測試右眼柱鏡軸向與度數。
6. 進行紅綠視標初步測試右眼的球面度數。
7. 使用交叉柱鏡精確右眼之散光軸向與度數，如圖 2-4-4。

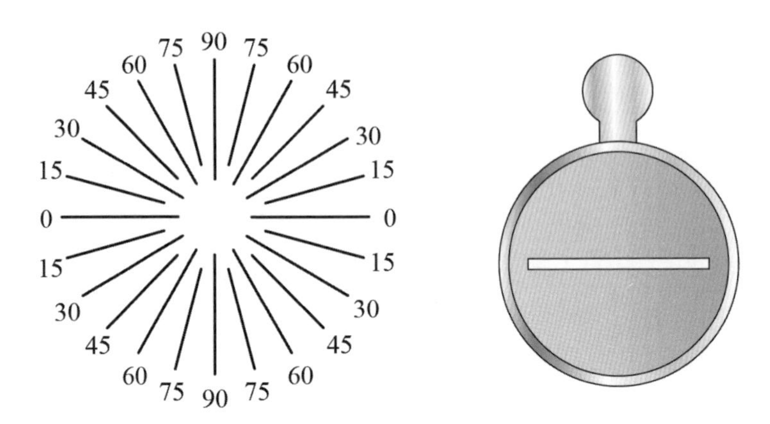

圖 2-4-3：(a)散光盤；(b)裂隙片

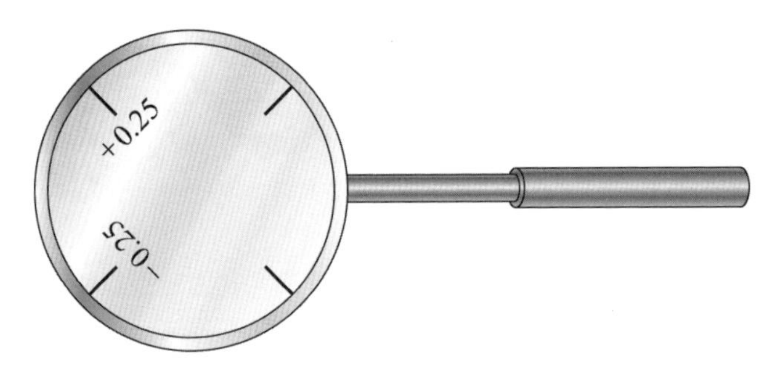

圖 2-4-4：交叉柱鏡

8. 再測試左眼，重複 4~7。

9. 進行雙眼視力平衡。

10. 測試右眼、左眼以及雙眼視力。

11. 進行試戴。

（二）自覺驗光後的試戴評估

1. 置入球鏡：將主球鏡置入試鏡架之鏡槽後層，其餘則置入鏡槽內層。例如：–4.25D 應將 –4.00D 置入後鏡槽，–0.25D 置入前鏡槽內層。

2. 置入柱鏡：將柱鏡置入試鏡架之鏡槽中層。

3. 輸入瞳距參數。

4. 檢查右眼、左眼以及雙眼視力。
5. 請被檢者注視 0.8 視標，在試鏡架之前側鏡槽增減 0.25D，進行驗光。
6. 請被檢者戴鏡進行遠、近視力評估，如圖 2-4-5。
7. 若被檢者主訴有眼脹、頭暈、疲勞或影像變形等，可再進行以下調整：
   (1) 朝中心軸位（180° 或 90°）調整 5°~10° 的柱鏡軸向。
   (2) 減去 0.50D 柱鏡度數，增加 0.25D 等效球面度數。
   (3) 將非主眼減去 –0.25D 或加上 +0.25D。
   (4) 進用閱讀疲勞者，可以適量降低遠用負球鏡度數。

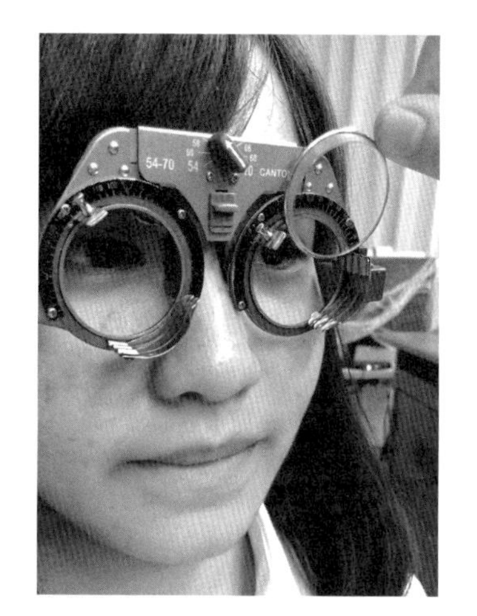

圖 2-4-5：戴鏡進行視力評估

（三）注意事項

1. 試鏡片組合原則：鏡片箱配備的試鏡片數量有限，千變萬化的屈光度數需要透過不同的組合來實現，一個屈光度數可以有很多種組合方式，不同組合方式的實際屈光力有一定的差別。主要是因為：
   (1) 試鏡片一般採用玻璃材質且無減反射膜（耐用，不容易被刮花），單片的透光率一般是 90%左右，多片組合後透光率下降更為明顯。
   (2) 試鏡片的片徑較小（品質輕，便於操作），由此導致鏡片的球差等增大，多片組合更為明顯。
2. 所以試鏡片組合應遵循原則：盡量減少組合鏡片的數量，即能用單片的不用組合片，能用兩片的不用三片組合，以此類推。另外散光一般不採用組合鏡片。

四、使用試片驗光的優缺點

(一) 優點

1. 設備簡單：包括一個標準的鏡片箱、視力表及試鏡架等，此類設備結構簡單、耐用且價格便宜。
2. 操作方法簡便：檢查者根據被檢者的主觀反應，適時更換試鏡片（包括轉換散光的軸向等）即可，無需冗長複雜的操作流程。
3. 檢查結果精確可靠：有經驗的驗光師遵循操作規範及應用一定的操作技巧，可以得到非常精確的檢查結果。
4. 試戴效果接近真實眼鏡：被檢者可以直接戴插片驗光的試鏡架，進行模擬試戴，感受新處方眼鏡的矯正效果。

(二) 缺點

1. 部分人群不適合：插片驗光是主覺驗光的一種，需要被檢者對不同的試鏡片及時作出正確的反應，因低齡兒童等特殊人群無法正確執行上述要求，插片驗光自然無法在該類人群中實施。
2. 操作時間可能較長：對於初學者，因無法恰當估算試鏡片更換的幅度，導致鏡片更換次數增多，操作時間延長。
3. 驗光師學習曲線長：插片驗光步驟雖然簡單，但如何以最少的鏡片更換次數獲得精確的檢查結果，驗光師往往需要較長一段時間的實踐與經驗總結。

2-5 電腦驗光機(Auto-Refractor)

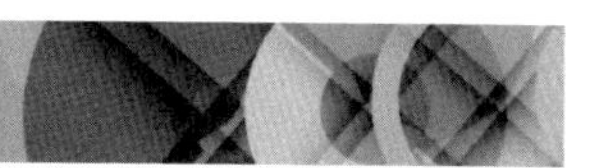

一、用途

電腦驗光機採用紅外光為光源，並以電子自動化系統進行調試視標，可以他覺式方法自動檢測眼球系統的球面與散光等屈光異常度數，新型的電腦驗光機還具有測量角膜弧度（K 值）與曲率半徑的功能。

二、常見電腦驗光機類型

電腦驗光機的主要特點是操作程序簡單、快速，且具準確特點，尤適合於大規模屈光檢測及眼科門診驗光。常見的電腦驗光機類型有一般式的電腦驗光機、開放視野的電腦驗光機及手持式電腦驗光機 如圖 2-5-1(a)(b)(c)所示。

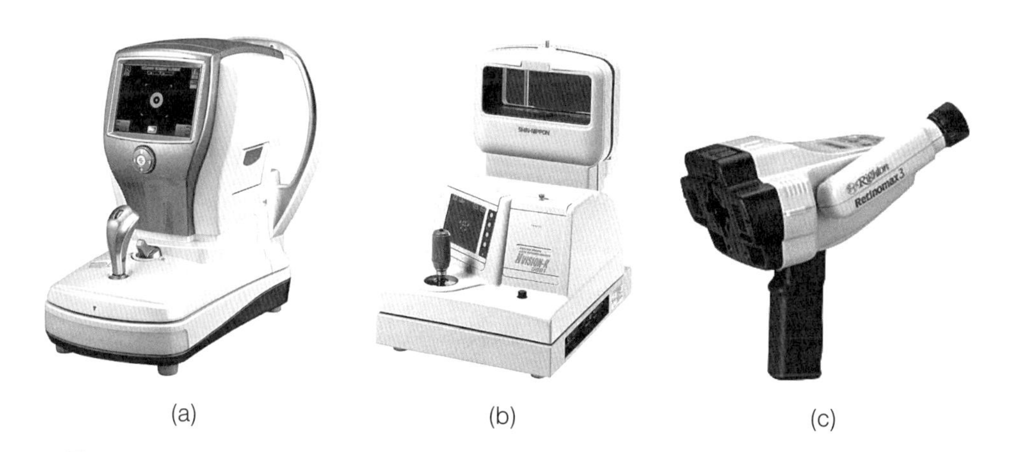

圖 2-5-1：(a)一般型的電腦驗光機；(b)開放視野的電腦驗光機；(c)手持式電腦驗光機

三、原理

1969 年以後，電腦（自動）驗光儀採用紅外光為光源，並以電子自動化系統調試視標，精確度可達 0.12~0.25D，並且機械裝置靈巧精緻，功能多，裝有各種視力表及調節裝置，有測定隱斜和立體視功能。

電腦驗光儀存在有一定的誤差，包括機器本身誤差及人的個體差異，還包括檢查時由於習慣性注視近距離的動作而引起的調節性反射及暗室效應引發的調節性反應。電腦驗光儀雖多附有去調節裝置，但因近刺激反應所引發的調節不能完全消除，特別是兒童及青少年這些檢查對象。故驗光結果常使近視驗光值稍偏高，遠視驗光值稍偏低，並可影響散光的度數及軸向。

近幾年，新型驗光儀功能日趨完善，不僅有主觀檢查功能，還可檢查調節功能，結果準確，是一種新型主觀雙眼屈光分析儀。出現了各種類型的自動驗光儀，有主觀型的及客觀型的兩種，比較先進的是應用紅外線光源及配合電子電腦裝置的自動驗光儀(auto-refractor)，即所謂電腦驗光，操作方法簡便，數秒鐘即可獲得列印於記錄紙上的驗光結果。但是設備費用較昂貴，如被檢者未依指示，容易出現誤差。

四、機器各部位名稱

(一) 機器正面說明，如圖 2-5-2

① 眼軸高度校正標記：調整受測者眼軸的高度。

② 操作按鈕：功能選擇。

③ 操作光源：指示電源是否有開啟。

④ 顯示螢幕：測量螢幕。

⑤ 測量按鈕：確認焦距準確後按下按鍵。

⑥ 操作搖桿：藉由搖桿的移動和旋轉來調整前後上下焦距。

⑦ 平台固定鎖：固定平台的移動。

⑧ 螢幕亮度調整旋鈕：調整螢幕亮度。

⑨ 列印紙出口：列印測量結果。

⑩ 列印按鈕：按下此鈕列印出測量數據。

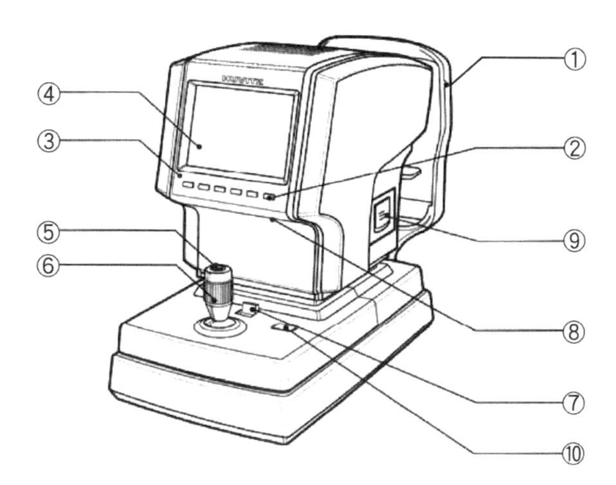

圖 2-5-2：電腦驗光機的正面

（二）機器背面說明，如圖 2-5-3

① 額頭前靠架：測量時請受測者的額頭貼緊此處。

② 測量光圈：測量反射於受測者視網膜上的影像。

③ 下巴靠架：測量時受測者下巴擺靠的位置。

④ 電源開關：切換電源開啟／關閉。

⑤ 下巴架高度調整旋鈕：調整受測者下巴位置的高低和舒適度。

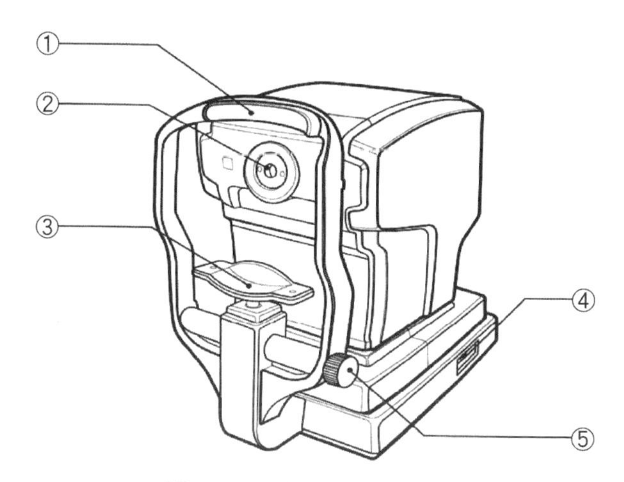

圖 2-5-3：電腦驗光機的背面

（三）LCD 螢幕功能切換簡介，如圖 2-5-4：

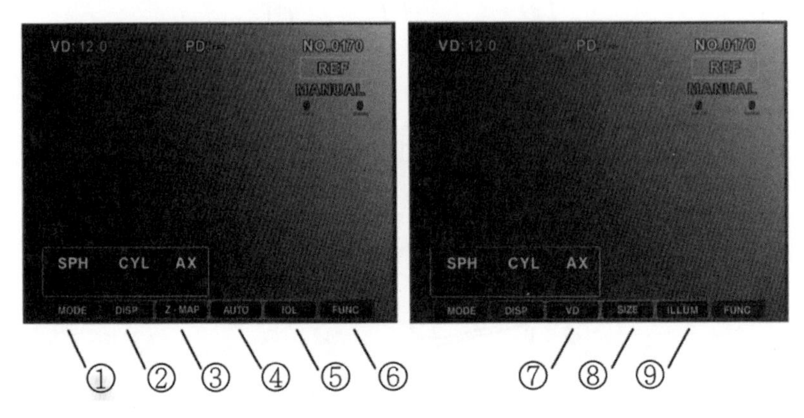

圖 2-5-4：LCD 螢幕功能切換

① Mode Button：測量模式切換按鈕。

② Disp Button：顯示測量結果於螢幕上作切換。

③ Z-MAP Button：Zemike map 指示切換。

④ Auto Button：手動或自動測量功能操作切換。

⑤ IOL Button：測量有配戴人工水晶體的病患的功能切換。

⑥ FUNC Button：切換③、④、⑤按鍵功能。

⑦ VD Button：改變 VD(Vertex distance)數值。

⑧ Size Button：測量瞳孔大小。

⑨ ILLUM Button：顯示角膜、水晶體和隱形眼鏡的影像並確認狀態。

五、測量範圍與準備

(一)屈光測量範圍

1. 球面度：–25~+25D(精確度 0.12/0.25D)。
2. 柱面度：0~±10D(精確度 0.12/0.25D)。
3. 軸向：1~180°。

(二)曲率測量範圍

1. 角膜曲率半徑：5~10mm(精確度 0.01mm)。
2. 角膜屈光度：33.75~67.5D。
3. 軸向：1~180°。

(三)其他

1. 頂點距離：0、10、12、13.5、15mm。
2. 最小瞳孔直徑：2.3mm。
3. 瞳距測量範圍：85mm。

(四)檢查前準備

1. 驗光時讓被檢者前額頂牢額承托，調整使其鏡頭離被檢眼距離 12mm 左右，如圖 2-5-5。
2. 被檢者的頭必須放正，少眨眼，眼調節應盡量放鬆。電腦驗光機在檢測過程中，自己會進行霧視功能。
3. 被檢眼注視機內視力表或圖案，當注視標完全清晰時，電腦機會自動調焦測量，如圖 2-5-6。

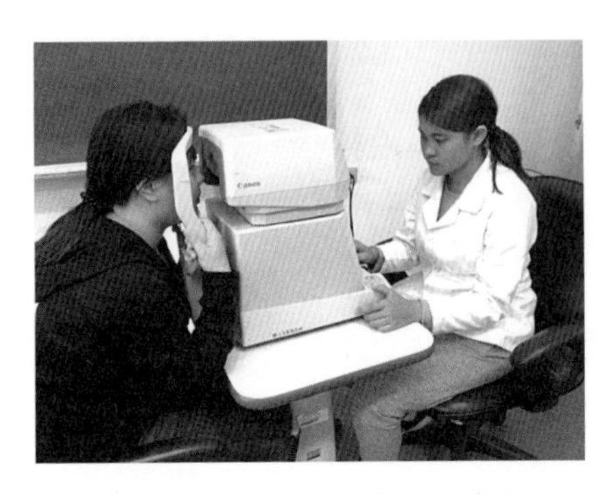

圖 2-5-5：電腦驗光示意圖

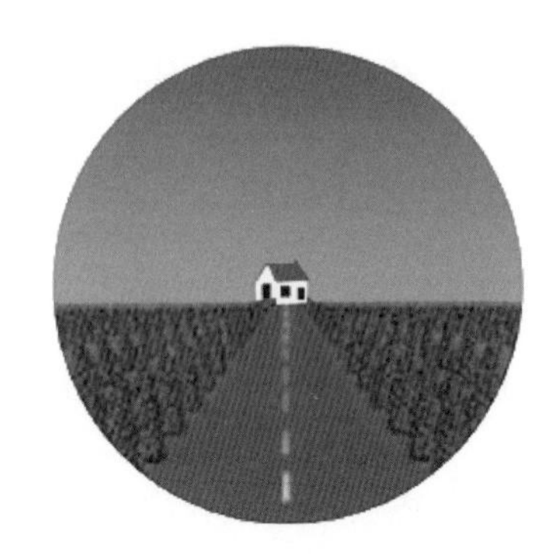

圖 2-5-6：電腦驗光機內的圖案

4. 由檢查者由螢幕中可以看見被測眼，應調整控制搖桿使螢幕中的眼睛圖像盡量保持置中與清晰，如圖 2-5-7。

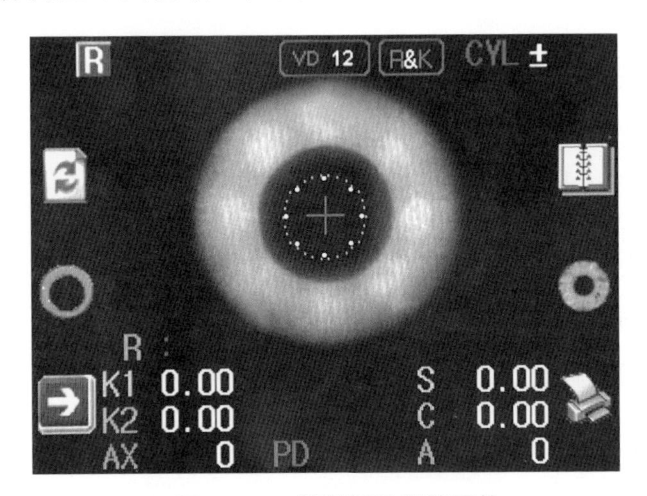

圖 2-5-7：螢幕所見眼睛圖像

5. 每眼測量一般不低於 3 次。
6. 驗光結束時，顯示幕會顯出驗光結果，並會列印輸出球鏡度、柱鏡度、軸向等驗光結果（處方）。
7. 在測量過程中，顯示幕出現「E」或「RR」的字樣，說明測量資料的可信度小於 70%（一般由被檢眼的不規則散光、白內障或眨眼引起）。

8. 當顯示「AAA」字樣，則因被檢眼位移動或瞳孔過小而無法測定；顯示「OOO」或「OUT」則說明被檢眼屈光度超過了測量範圍。
9. 電腦驗光機給出的結果不宜直接配鏡，必須進行覆核後，才能配鏡。

六、檢查步驟

（一）Refractometry(REF MODE)

此模式是用來測量角膜的屈光度。將電源開啟，確認測量圖像出現於螢幕上並確認使用者設定模式。

1. 手動測量模式

當按下 Auto 按鍵在自動模式下，儀器將會改變成手動操作模式：

(1) 調整眼睛高度。
(2) 調整眼睛的位置和焦距。
(3) 開始測量。
(4) 重複測量。
(5) 換另一隻眼睛作測量。
(6) 列印測量結果。

2. 自動測量模式

在手動模式下按下 Auto 按鍵後，機器會自動切換到自動測量模式。此時只要在測量時當焦距準確後機器會自行量測，不需要按下按鍵。

(1) 調整眼睛高度。
(2) 調整眼睛的位置和焦距。
(3) 開始測量。當調整到適當的焦距時，機器會自動測量。
(4) 重複測量。測量的次數可經由設定最多可以測量十次。
(5) 換另一隻眼睛作測量。
(6) 列印測量結果。

(二) Keratometry(KER MODE)

此模式主要是用來測量角膜弧度。

確認螢幕上的模式是否為 KER 模式，KER 模式選擇按下 MODE 鍵直到 KER 的圖樣出現在螢幕的右上方，其測量方法遵照 REF 模式。

1. 手動測量模式

(1) 其調整與對焦方法如同 REF 模式的操作方式。

(2) 開始測量。

(3) 列印測量結果。

2. 自動測量模式

在手動模式下按下 Auto 按鍵後，機器會自動切換到自動測量模式。此時只要在測量時當焦距準確後機器會自行量測，不需要按下按鍵。

(1) 調整眼睛高度。

(2) 開始測量。當調整到適當的焦距時，機器會自動測量。

(3) 列印測量結果。

(三) Corneal Curvature/Refractive Power Measurement Mode (K&R Mode)

此測量模式可同時測量角膜屈光度和角膜弧度。

確認螢幕上的模式是否為 K&R 模式，K&R 模式選擇按下 MODE 鍵直到 K&R 的圖樣出現在螢幕的右上方，其測量方法遵照 K&R 模式。

1. 手動測量模式

(1) 調整眼睛高度。

(2) 開始測量。

(3) 列印測量結果。

2. 自動測量模式

在手動模式下按下 Auto 按鍵後，機器會自動切換到自動測量模式。此時只要在測量時當焦距準確後機器會自行量測，不需要按下按鍵。

(1) 調整眼睛高度。
(2) 開始測量。
(3) 列印測量結果。

（四）Keratomeyry Peripheral Measurement (KER-P Mode)

此模式是用來測量角膜周邊的弧度，主要是以角膜的中心弧度為參考依據，向上下左右四個方向去作周邊的角膜弧度計算量測：

1. 確認螢幕上的模式是否為 KER-P 模式。
2. KER-P 模式選擇按下 MODE 鍵直到 KER-P 的圖樣出現在螢幕的右上方。
3. 角膜中心的測量。R1：最大曲率弧度半徑；R2：最小曲率弧度半徑；AX：最大曲率弧度半徑軸線；H-EC：整個眼球的水平方位；V-EC：整個眼球的垂直方位；A-EC：整個眼球的平均弧度。
4. 角膜周邊的測量。
5. 連續對角膜周邊進行量測。

七、注意事項

（一）驗光過程

1. 驗光時，讓被檢者前額頂牢額承托，調整使其鏡頭離被檢眼距離 12mm 左右。
2. 囑被檢眼應要注視觀測孔內視力表或圖案，當注視標完全清晰時，電腦機會自動調焦測量。

3. 電腦驗光機在檢測過程中，自己會進行霧視，調節平衡功能。
4. 驗光結束時，顯示幕會顯出驗光結果，並會列印輸出球鏡度、柱鏡度、軸向等驗光結果，也就是得到驗光處方。
5. 根據列印出的處方，進一步的試片適應，微調直到矯正滿意為止，此時開出配鏡處方。

（二）機器的維護

1. 切勿將機器從高處掉落或撞擊。儀器會因為強烈的撞擊而損壞，儀器的功能也會因為衝擊而受損或故障，操作測量時請注意。
2. 儀器測量的精確度會因為機器直接暴露於陽光下或室內光線太明亮的場所而受到影響。建議將機器放置於光線沒那麼強烈的室內環境。
3. 若要將機器連接到其他的裝置時，請務必遵循正確的操作步驟和指示進行。
4. 請隨時確保鏡頭的清潔，若鏡頭上灰塵或髒汙時，將會影響儀器在測量時的精確度。
5. 在測量時，若機器出現煙霧、燒焦味、雜音等問題時，請先將機器電源關閉，電源插頭拔除，並立即聯絡廠商前往處理。
6. 若鏡頭上出現髒汙時，禁止使用含有有機成分的溶劑，如甲醇、稀釋過的苯進行擦拭，這樣做很可能會造成機器的損壞。
7. 長時間不使用機器時，請將機器的電源開關及插頭拔除，並用防塵罩將機器覆蓋。

2-6 手動綜合驗光儀(Phoropter)

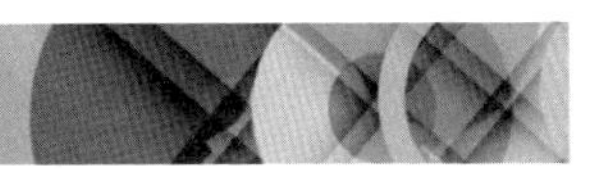

一、用途

綜合驗光儀的驗光盤中幾乎將各式球面、柱面、稜鏡及輔助鏡片涵蓋在裡面。因此，綜合驗光儀不僅可以用於自覺式屈光不正檢查，還可以進行雙眼視覺相關功能的測試，如圖 2-6-1。

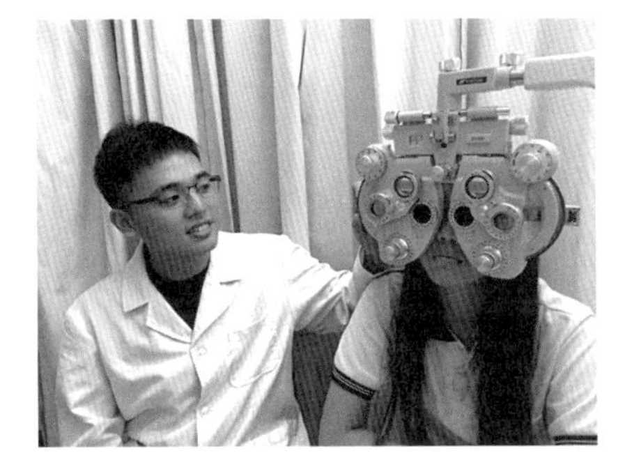

圖 2-6-1：綜合驗光儀作屈光檢查

二、原理簡介

綜合驗光儀最早是作為一個檢查眼外肌功能的儀器型式出現的，中文名為「眼肌檢查儀」英文名為 Phorometer。在 20 世紀初期，該儀器的功能中增加了可以機械化的轉換鏡片，即多了屈光檢查的功能，所以英文名稱也改稱為「Phoropter」。在 70 年代，自動驗光機(Auto Refractor)的名稱開始大量使用，所以本儀器之中文譯為「綜合驗光儀」。

綜合驗光儀主要將各式球面、柱面、稜鏡及輔助鏡片等涵蓋在一個驗光盤中，如同將試片組中各式各樣的鏡片組合起來，結合控制系統可以精確地與快速地進行自覺式驗光檢查，本設備可作為眼科技術人員與驗光師的基本檢查工具，如圖 2-6-2。

三、綜合驗光儀的基本構造

(一) 調整控制系統

主要在調整設備的高低、傾斜角度、頂點距離與遠近瞳距等功能。

（二）鏡片控制系統

1. 球面控制系統：度數微調每次變換 0.25D、粗調每次變換 3.00D。度數上限–19.00D ~ +16.75D 的球面度數
2. 散光控制系統：度數調整每次變換 0.25D 從 0.00~–6.00D 的散光度數，散光軸度變換 0~180。

（三）輔助鏡片系統

包括：±0.50D 交叉柱鏡、偏振濾鏡、交叉圓柱透鏡、紅色鏡片、綠色鏡片、紅色垂直馬篤氏鏡、白色水平馬篤氏鏡等輔助鏡片。

（四）附加組件系統

1. JCC 交叉圓柱鏡(Jackson Cross Cylinder)：可以測量精確散光的度數及軸度， 交叉圓柱鏡以紅點表示「+」度數「–」軸，白點則表示「–」度數「+」軸。
2. 旋轉稜鏡(Risley)：旋轉稜鏡有個箭頭指標和稜鏡量刻度盤，可以顯示出稜鏡基底的方向及實際稜鏡量。

（五）近方檢查系統

結合近點視力桿、近方視力表與照明燈等裝置，可以測量近方視力、老花加入度(ADD)與近方隱斜視檢測等功能。

（六）視力顯示系統

一般採用幻燈投影視力表，也可以採用液晶顯示視力表，藉由遙控器可以呈各式現標圖樣，以利進行進行相關檢查。

（七）升降桌椅系統

可調式電動桌或具有升降功能的座椅，讓不同身高與體型之被檢者有舒適的檢查姿勢，同時被檢者的雙眼與驗光盤之間有適當的距離及高度。

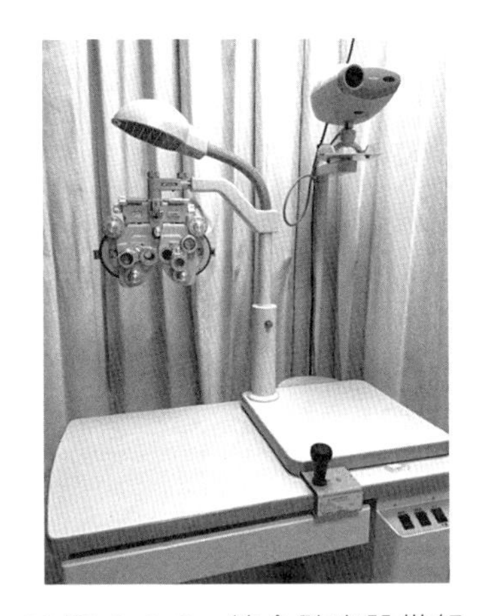

圖 2-6-2：綜合驗光設備組

四、驗光盤的組成

(一) 驗光盤正面，如圖 2-6-3 所示。各部位結構名稱與功能分述如下：

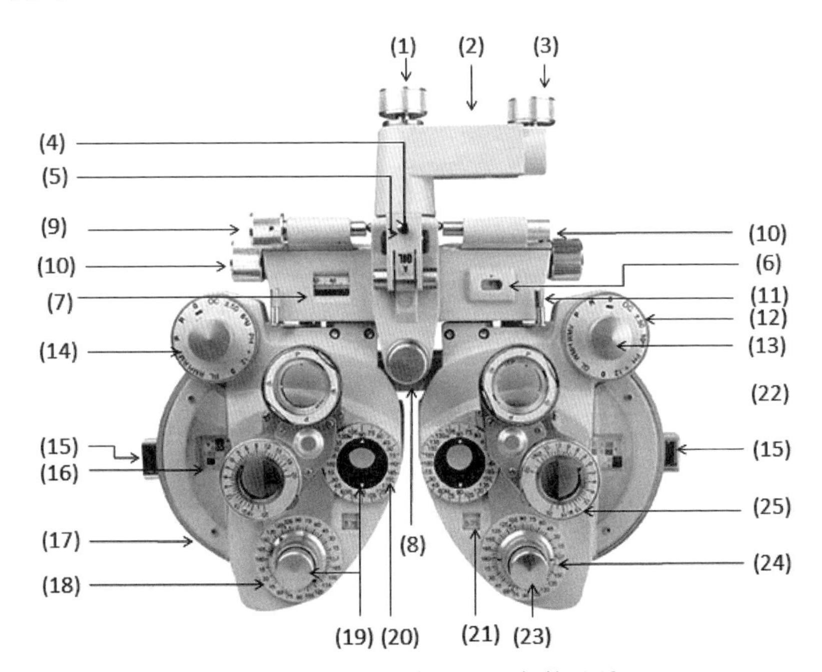

圖 2-6-3：驗光盤正面各部位名稱

(1) 旋轉調節手輪(Rotation Adjustment Knob)：用於調整驗光盤平面與被檢者面部的相對位置。
(2) 頂架(Mounting Bracket)：用於懸吊驗光盤。
(3) 固定手輪(Tilt Clamp Knob)：用於調節並固定驗光盤位置。
(4) 近觀標刻度桿旋鈕(Reading Rod Clamp Screw)：用於固定近觀標刻度桿。
(5) 近觀標刻度桿槽口(Reading Rod Holder)：用於夾持近觀標刻度桿頭端。
(6) 水平標記(Spirit Level)：顯示驗光盤水平傾斜狀態。
(7) 瞳距刻度(P.D. Scale)：測定瞳孔間距，以 mm 為單位。
(8) 額托手輪(Forehead Rest Knob)：用於調節驗光盤與被測眼的相對位置。
(9) 水平手輪(Leveling Knob)：用於調節視孔與被測雙眼水平相位置。
(10) 瞳距手輪(P.D. Knob)：用於調節視孔與被測雙眼瞳孔的相對位置。
(11) 聚散手擊(Vergence Lever)：用於調節兩驗光盤面的內聚或開散程度。
(12) 粗焦度手輪(Auxiliary Lens Scale)：用於增減 3.00D 球面焦度。
(13) 輔助鏡片手輪(Auxiliary Lens Knob)：用於轉換不同的輔助檢查鏡片，完成多種視功能檢查。
(14) 粗球鏡度輪盤(Strong Sphere Control)：於增減 3.00D 球面鏡度。
(15) 角膜位置讀窗(Corneal Aligning Device)：用於測定被測眼角膜頂點距矯正試片後頂點的距離。
(16) 球鏡焦度讀窗(Sphere Power Scale)：顯示球面鏡片頂點鏡度。
(17) 細焦度輪盤(Weak Sphere Dial)：用於增減 0.25D 球面鏡度。

(18) 柱鏡軸位刻度(Cylinder Axis Scale)：顯示圓柱透鏡的軸方位角度。

(19) 柱鏡軸位指示(Cylinder Axis Indicators)：顯示圓柱透鏡的軸向。

(20) 柱鏡軸位對照刻度(Cylinder Axis Reference Scale)：用於與交叉柱鏡的軸位進行對照。

(21) 柱鏡度數刻度(Cylinder Power Scale)：顯示圓柱透鏡鏡度。

(22) 交叉圓柱透鏡(Cross Cylinder Unit)：用於變換交叉圓柱透鏡的軸方位，可精調散光的軸位和鏡度。

(23) 柱鏡手輪(Cylinder Power Knob)：用於增減−0.25D 圓柱透鏡度數。

(24) 柱鏡軸位手輪(Cylinder Axis Knob)：用於調整圓柱透鏡軸位。

(25) 旋轉稜鏡(Rotary Prism Unit)：用於調節旋轉稜鏡的底向和稜鏡度，可測定被檢眼隱斜視及雙眼視覺平衡。

（二）驗光盤背面，如圖 2-6-4 所示。各部位結構名稱與功能分述如下：

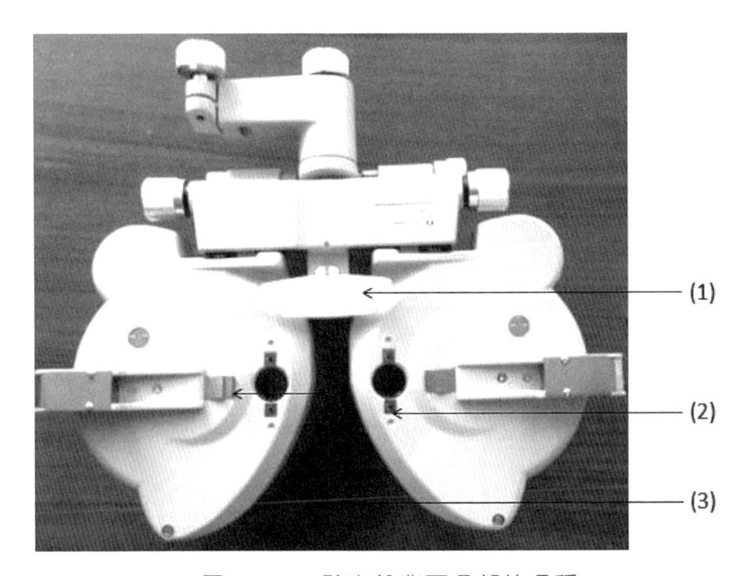

圖 2-6-4：驗光盤背面各部位名稱

(1) 額托(Forehead Rest)：利於被檢者額部緊靠並固定。

(2) 護頰片夾(Face Shield)：防護臉頰用。

(3) 彈簧夾片(Spring Clip)：用於夾持護頰片。

(三) 輔助鏡片系統：本裝置內涵 15 種不同功能的鏡片，如圖 2-6-5 所示

1. 「O」: 表示打開狀態，其鏡度為 0。
2. 「R」: 即網膜鏡，表示在 67CM 前檢影所用之+1.50 鏡片。
3. 「P」: 偏光鏡，用於驗證驗光試片的雙眼矯正程度是否平衡。
4. 「RMV」: 紅色垂直式馬篤氏鏡，用於檢測水平隱斜視。
5. 「RMH」: 紅色水平式馬篤氏鏡，用於檢測垂直隱斜視。
6. 「WMV」: 白色垂直式馬篤氏鏡，用來檢測眼位。
7. 「WMH」: 白色水平式馬篤氏鏡，用來檢測眼位。
8. 「RL」: 紅色濾光鏡，用於檢測雙眼同時視功能及融合功能。
9. 「GL」: 綠色濾光鏡，用於檢測雙眼同時視功能及融合功能。
10. 「+.12」: 0.12D 的鏡片，可測量精確到 0.12D。
11. 「PH」: 1mm 小孔的針孔鏡，可確定最高矯正視力，在視力較低的情況下，亦可判斷屬於屈光性問題還是其他原因。
12. 「6BU」: 與旋轉稜鏡配合檢測水平隱斜視。
13. 「10△ BI」: 旋轉稜鏡配合檢測垂直隱斜視。
14. 「±0.50」: +/−0.50 交叉柱鏡，其軸向位於水平和垂直眼位，可用來測老視的加光度(ADD)的檢測。
15. 「OC」: 關閉視窗。

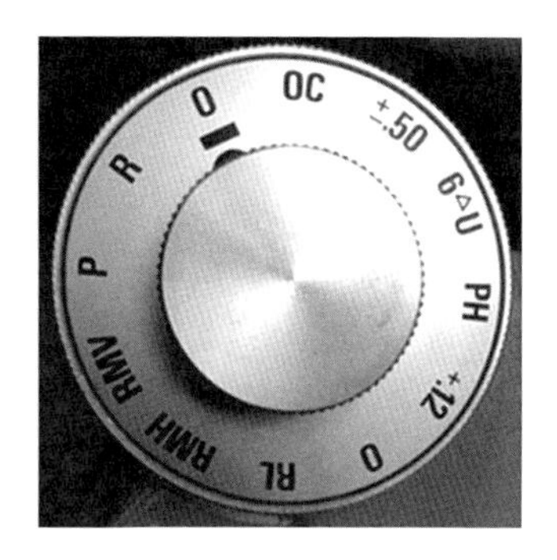

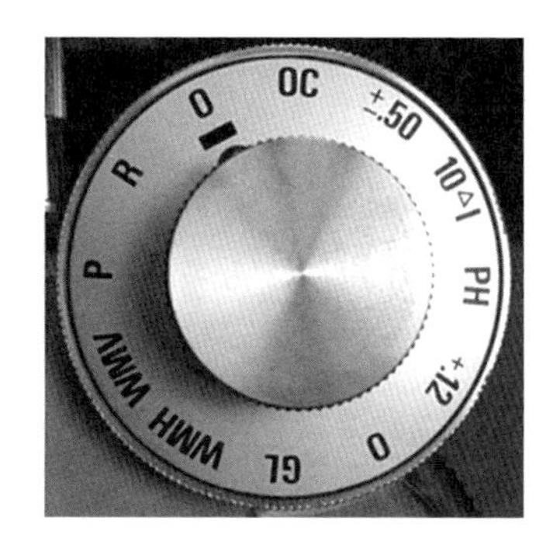

圖 2-6-5：輔助鏡片手輪：(a)左側手輪；(b)右側手輪

五、綜合驗光儀的使用

(一) 操作前準備，如圖 2-6-6

1. 在測試被檢者前，應首先瞭解他的病史，常規眼部檢查，檢影或電腦驗光度數，鏡片驗度儀的測量結果等資料。

2. 被檢者安坐在驗光椅上，使儀器定位在被檢者前面，裸眼面對驗光盤，調整座椅或工作台高度，使被檢者眼位高度與驗光師眼高相匹配。

3. 用酒精消毒額托後，讓被檢者額頭靠在上面。

4. 轉動球面、柱面鏡片旋鈕撥盤及軸位旋鈕，把度數歸零。轉動輔助鏡片旋鈕到 O 或 O，稜鏡和交叉柱鏡放在初始位置，不能加到測試窗前。

5. 轉動水平鈕使水泡在中心位置，保證儀器處於水平位置。

6. 轉動瞳距旋鈕，使 PD 值與被檢者瞳距一致，看遠時瞳距桿放在外側。

7. 調整驗光盤高度，使被檢者雙眼位於視孔中心。

8. 轉動前額托鈕，觀察並調整角膜和鏡片間的距離。觀測窗中長線代表 13.75mm，三根短線間隔 2mm。若角膜頂點不在長線上，顯示度數加上修正值，才為實際度數。當顯示的度數為（+）時，修正值用 a 表，顯示度數為（–）時，修正值用 b 表。

9. 把室內照明調得暗一點，看遠時，不要打開照明燈。
10. 看近時，瞳距桿扳至內側，打開照明燈。放下測試桿，把近視卡移到所要位置。
11. 用交叉柱鏡檢查時，注意把交叉柱鏡的軸向要調到與儀器柱鏡軸向一致的方向。

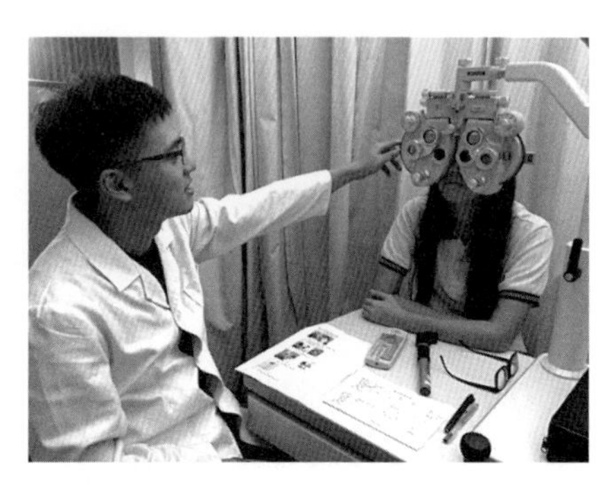

圖 2-6-6：自覺式驗光檢查示意圖

（二）檢查步驟

1. 球面屈光度的檢查

(1) 首先將電腦或檢影驗光所得的雙眼的客觀驗光結果置入綜合驗光儀中。因多數電腦驗光的結果可能略有偏高，故若使用電腦驗光進行客觀檢查，可將所得驗光結果的數值減低–0.50D 球鏡再置入。

(2) 因被檢者在客觀驗光過程中可能有調節存在，故為了讓其充分放鬆調節，減少調節因素對驗光結果的影響，在客觀驗光結果的基礎上要首先進行霧視檢查。

(3) 遮蓋被檢者左眼，對右眼進行霧視，囑被檢者注視 0.2 行的視標。

(4) 在綜合驗光儀上將右眼的球鏡細調輪盤下撥，直至被檢者能模糊分辨出 0.2 行視標。若用試鏡架進行霧視時，可直接在被檢眼前加+1.00DS 的球鏡進行霧視，檢查此時的視力，若視力比 0.2 更好或更差，則適當增加或減少霧視片的度數，直至剛好可以模糊分辨 0.2 行視標即可。

(5) 遮蓋右眼，使左眼處於打開狀態，進行左眼霧視，方法同右眼。

(6) 打開雙眼，讓被檢者雙眼同時注視 0.3 行左右的視標，模糊可以分辨即可。若 0.3 行視標很清晰，可雙眼同時增加+0.25DS 的霧視鏡。

(7) 遮蓋左眼，將右眼的球鏡細調輪盤逐漸上撥 0.25DS，即逐漸增加–0.25DS 的近視球鏡或逐漸減少+0.25DS 的遠視球鏡，直至其視力達到 1.0 左右。

(8) 投放紅綠視標，囑被檢者比較紅綠視標清晰度，如被檢者說紅綠背景裡視標同樣清晰，說明此時球鏡度剛好，不需調整。如被檢者說紅色背景裡的視標更清楚，則說明被檢者處於近視欠矯或遠視過矯狀態，則需「增加–0.25DS 或減少+0.25DS」即向上撥球鏡細調輪盤，直至透過球鏡調整使紅綠視標清晰度相同。

(9) 如被檢者說綠色背景裡視標更清楚，則說明被檢者處於近視過矯或遠視欠矯狀態，則需「減少–0.25DS 或增加+0.25DS」即向下撥球鏡細調輪盤，直至透過球鏡調整使紅綠視標清晰度相同。

2. 精確散光的軸向與度數

(1) 先利用交叉圓柱鏡精確調整散光的軸向。當紅綠測試達到平衡後，將交叉圓柱鏡移到視孔前，並使翻轉手輪與散光試片的軸向重合。

(2) 讓被檢者注視遠處斑點狀視標（也可讓其注視此時最佳視力的上一行視標）。

(3) 翻轉交叉圓柱鏡並將兩面分別命名為 1 和 2，囑被檢者比較兩面的清晰度，如兩面清晰度相同，說明軸向正確，可進行下一步的散光度數調整；如兩面清晰度不同，則說明原散光試片軸向有誤，則在較清楚的一面將散光試片的軸向朝著紅點方向調整，即「追紅點」原則。調整量時按「進 10 度退 5 度」步驟進行。

(4) 再者精確調整散光的度數時應將交叉圓柱鏡的 P 點（P 點所在位置可能為紅點或白點）與調整後的散光軸向重合。

(5) 翻轉交叉圓柱鏡並將兩面分別命名為 1 和 2，囑被檢者比較兩面的清晰度，如兩面清晰度相同，說明散光度數準確，檢查結束。如兩面清晰度不同，說明原散光度數有誤，則需要進行調整。

(6) 若紅點與散光試片軸向重合時更清晰，說明原散光度數欠矯，先加+0.12DS 再增加−0.25DC，然後繼續翻轉比較，直至調整到兩面清晰度相同，柱鏡增加−0.50DC 時，球鏡應先減少−0.25DS。

(7) 若白點與散光試片軸向重合時更清晰，說明原散光度數過矯，則減小−0.25DC，然後繼續翻轉比較，直至調整到兩面清晰度相同，柱鏡減小−0.50DC 時，球鏡應增加−0.25DS。

3. 再次 MPMVA 與紅綠測試

(1) 交叉圓柱鏡檢查結束後，可將球鏡降低−0.50DS，即下撥球鏡細調輪盤兩檔後進行二次紅綠測試，並透過球鏡的調整達到紅綠平衡。調整方法與一次紅綠相同。

(2) 二次紅綠平衡後，投放視力表視標，檢查被檢者此時所能看到的視力即為其最佳視力，並在此基礎上下撥 0.25DS 球鏡，即近視降低−0.25DS 或遠視增加+0.25DS，看其視力有無變化，若視力變降低一行，則上撥回至之前的球鏡度，若視力保持不變，則再下撥 0.25DS 球鏡，如視力下降則上撥 0.25DS 球鏡。

(3) 右眼的單眼驗光結束。左眼此時仍處於霧視狀態。將右眼遮蓋，左眼打開，對左眼進行檢查，步驟同右眼，直至找到左眼的最佳視力最大正鏡化。

4. 雙眼平衡檢查

(1) 雙眼同時加入+0.75D，使被檢者視力在 0.6~0.7 之間，使用視標是雲霧視力後的上一行視標。

(2) 置入旋轉稜鏡，右眼 3ΔBase Up 左眼 3Δ Base Down，被檢者會看到上下兩排模糊的視標。

(3) 問被檢者上跟下哪一行視標比較模糊或哪一個比較清楚，清楚哪眼加入+0.25D 或模糊哪眼加入−0.25D，調整至上下兩行視標都差不多模糊。

(4) 雙眼平衡後，打開旋轉稜鏡，此時已是霧視狀態，視標切換至紅綠視標，被檢者會覺得紅色視標較為清楚，告知被檢者將要調到紅色和綠色視標的字一樣清楚，此時雙眼的鏡片度數即最終主覺驗光的處方。

（三）注意事項

1. 在測試前一定要檢查各旋鈕、撥盤、調整桿的位置是否正確，操作是否靈活。
2. 注意被檢者雙眼是否位於視孔中心，角膜頂點與刻度線的位置，儀器水平及瞳距等是否正確。
3. 沒有歸零的刻度，一定要先歸零。避免給以下工作帶來不必要的麻煩。
4. 注意被檢者的頭位、坐姿是否正確，儀器高度是否匹配。即使驗光期間被檢者的頭位也不要偏斜，以免柱鏡軸位發生偏離。
5. 室內燈光一定要暗一點。
6. 看遠時，不要打開照明燈。
7. 看近時，不要忘記調整瞳距內移桿。
8. 驗光盤高度調好後，鎖緊旋鈕一定要鎖緊，以免發生碰傷意外。

2-7 自動綜合驗光儀(Auto-Phoropter)

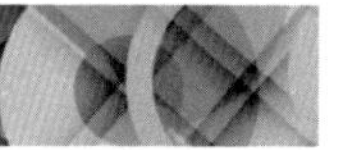

一、用途

自動綜合驗光儀的驗光盤與手動綜合驗光儀一樣，幾乎將各式球面、柱面、稜鏡及輔助鏡片涵蓋在裡面，而且它結合機電控制裝置，以觸控面板進行儀器的操作，如圖2-7-1。因此進行自覺式驗光時將更為迅速與便捷，另外自動綜合驗光儀也可以跟電腦驗光機、液晶視力表以及鏡片驗度儀等設備連線。

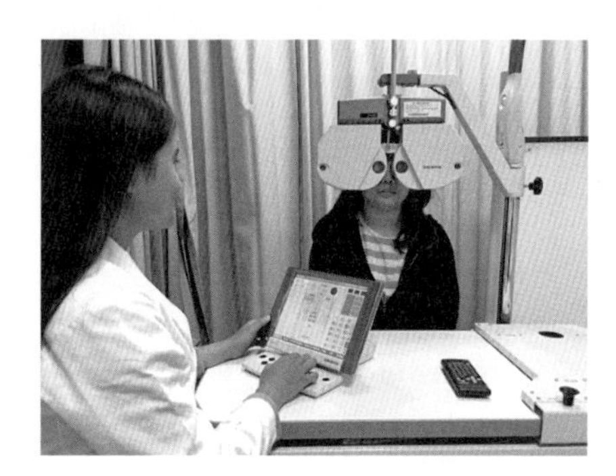

圖 2-7-1：自動綜合驗光儀檢查示意圖

二、自動綜合驗光儀的基本構造

(一) 驗光盤的組成

圖 2-7-2 所示驗光盤的正面與背面各部位的名稱與功能說明如下：

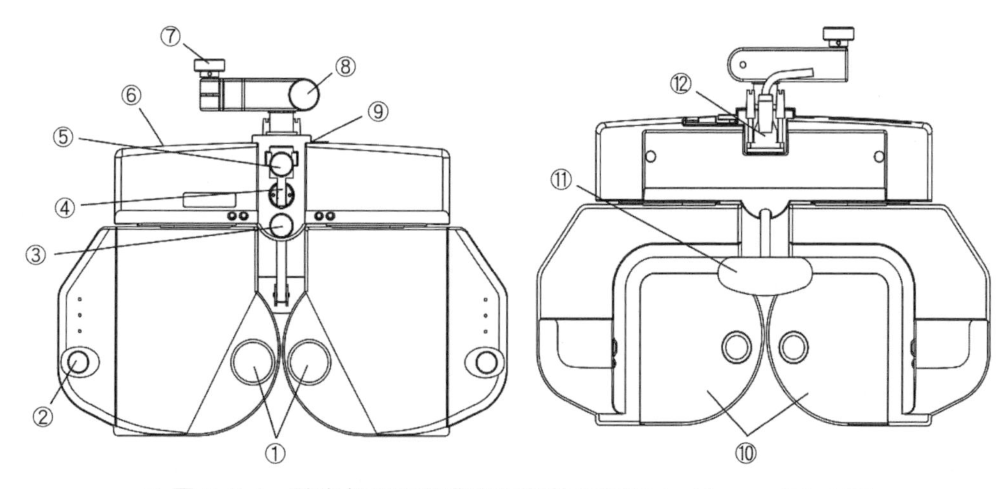

圖 2-7-2：驗光盤正面與背面各部位名稱(Shin-Nippon DR-900)

① 檢眼窗：被檢者看視標的窗口。

② VD 確認窗：可以確認被檢者的頂點距離。

③ 額托調整把手：調整 VD 的把手。旋轉這個把手時，額托前後移動。

④ 近點視標座：使用近點視標時，安裝近點視標棒。

⑤ 近點視標固定把手：將近點視標用棒插入近點視標用座後，進行固定的把手。

⑥ 水平器：確認頭部的水平時使用。

⑦ 固定把手：將頭部固定在檢眼台等的臂上時使用。

⑧ 旋轉停止把手：頭部的旋轉停止用的把手。

⑨ 水平調整頭部的把手：邊用水平器確認邊調整。

⑩ 頰托：檢查時，被檢者的面頰貼靠的地方，因為是直接接觸的地方，請保持清潔。

⑪ 額托：檢查時，被檢者的額頭貼靠的地方，因為是直接接觸的地方，請保持清潔。

⑫ 通信連接器：與繼電器盒通信用的連接器，在這裡插入通信電纜。

（二）控制器，如圖 2-7-3 所示。各部位的名稱與功能說明如下：

① 觸控式螢幕的液晶顯示器：顯示檢眼資料及視標的狀態，透過觸摸液晶顯示器，可以操作驗光盤。

② 電源指示器：電源接通時點亮，沒有接通時熄滅。

③ 電源節省鍵：轉換準備模式的 ON/OFF。

④ 選擇鍵：用於視標及設定的轉換等。

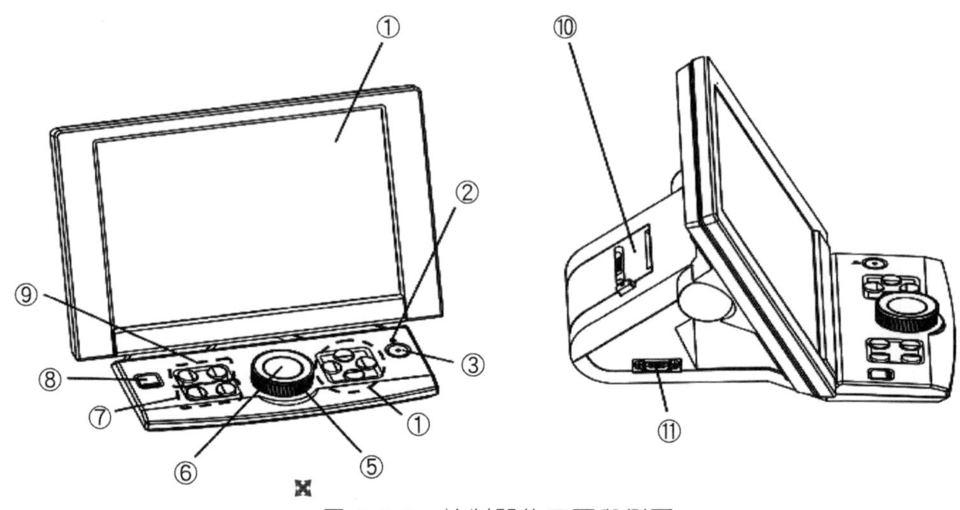

圖 2-7-3：控制器的正面與側面

⑤ 撥輪開關：用於測定值的變更。左轉：向＋側變更；右轉：向－側變更。XC 模式時，可以轉換十字圓筒鏡片。

⑥ 撥輪按壓鍵：通常模式時可以進行 PD/S/C/A/ADD/稜鏡的轉換。XC 模式時，在被檢者容易看的狀態按鍵時，鏡片適當地轉換。

⑦ +/–鍵：用於鏡片的度數及角度的變更。可以每次轉換 1 步級。

⑧ 消除鍵：使測定值及記憶的資料返回初始值。

⑨ XC 鍵：用於十字圓筒鏡片的轉換。

⑩ 印表機：列印檢查結果。

⑪ 通信連接器：與繼電器盒通信用的連接器，可以在這裡插入信號電纜。

（三）觸控式操作面板，如圖 2-7-4 所示。各區的名稱與功能說明如下：

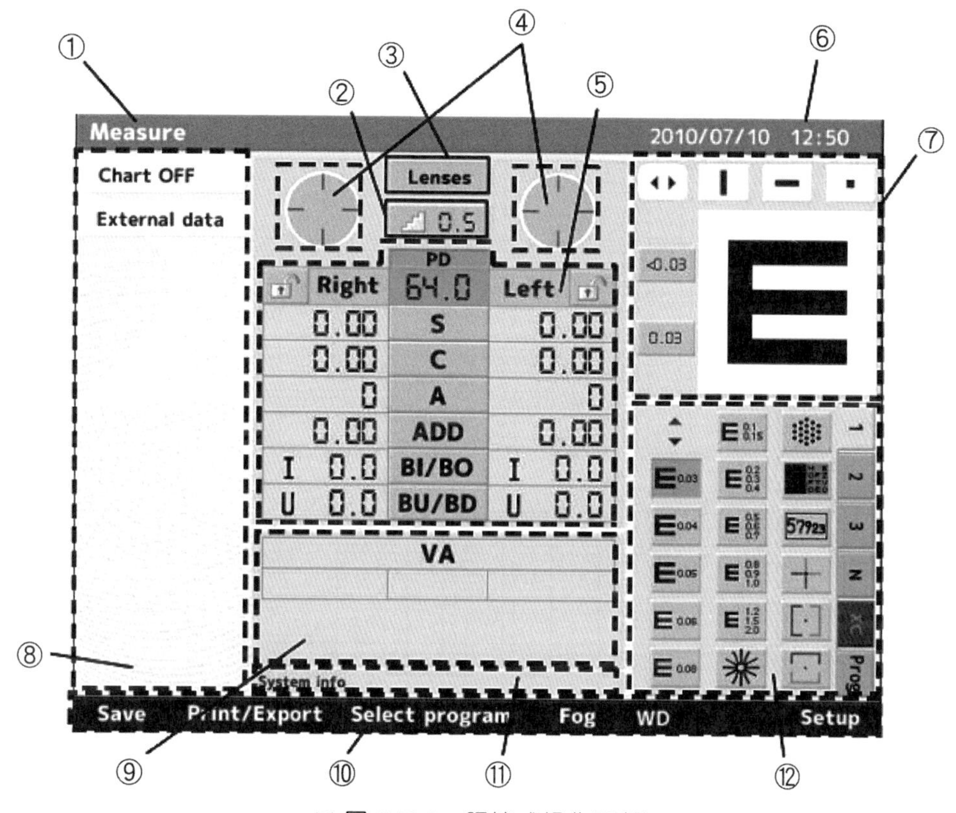

圖 2-7-4：觸控式操作面板

① 撥輪表示區域：表示現在的狀態。

② 步級按鈕：轉換各檢查值的步級。

③ 鏡片選擇按鈕：可以選擇任意的鏡片。

④ 鏡片表示區域：表示檢眼窗中設置的輔助鏡片。

⑤ 測定結果表示區域：表示現在的鏡片的狀態。

⑥ 日時表示區域：表示現在的日時。

⑦ 視標狀態表示區域：表示出示的視標的狀態。

⑧ 資料表示區域：表示從外部輸入的資料及記憶的資料。

⑨ 特別區域：表示散光鏡片的角度轉換等輔助機能。

⑩ 功能表區域：表示功能清單。

⑪ 資訊區域：表示出錯資訊。

⑫ 視標選擇區域：可以從這個區域的表示中選擇出示的視標。

（四）主機與連接器

如圖 2-7-5 所示。各部位的名稱與功能說明如下：

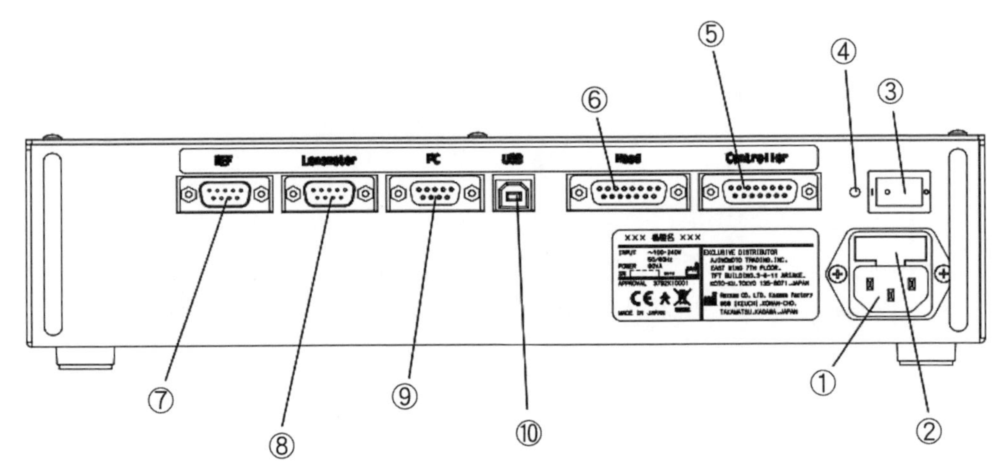

圖 2-7-5：主機與連接器外觀

① 電源插頭連接器：電源線的插入口。

② 保險絲座：裝有保險絲(EWM AC250V 2A)。

③ 電源開關：進行電源的 ON/OFF。

④ 電源指示器：電源接通時點亮，沒有接通時熄滅。

⑤ 控制器用連接器：與控制器通信用的連接器，在這裡插入信號電纜。

⑥ 頭部用連接器：與頭部通信用的連接器，在這裡插入信號電纜。

⑦ 自動驗光儀用連接器：與自動驗光儀通信用的連接器。

⑧ 鏡片驗度儀用連接器：與鏡片驗度儀通信用的連接器。

⑨ PC 用連接器：與 PC 通信用的連接器。

⑩ PC 用 USB 連接器：與 PC 通信用的連接器。

三、自動綜合驗光儀的功能

（一）操作前準備

1. 打開液晶視力表(LCD-700)的電源，如圖 2-7-6。
2. 液晶視力表(LCD-700)的畫面下部出現視標類型的表示後，請觸摸控制器的畫面的「圖表 ON/OFF 按鈕」。

   如果控制器的「圖表 ON/OFF 按鈕」的顯示首先是「圖表 ON」時，請一旦轉換為「圖表 OFF」，然後再次轉換為「圖表 ON」。

   LCD-700 的畫面上視標顯示後，可以從控制器選擇視標。
3. 打開電源開關為 ON，控制器的液晶顯示幕上顯示以下畫面，如圖 2-7-4。

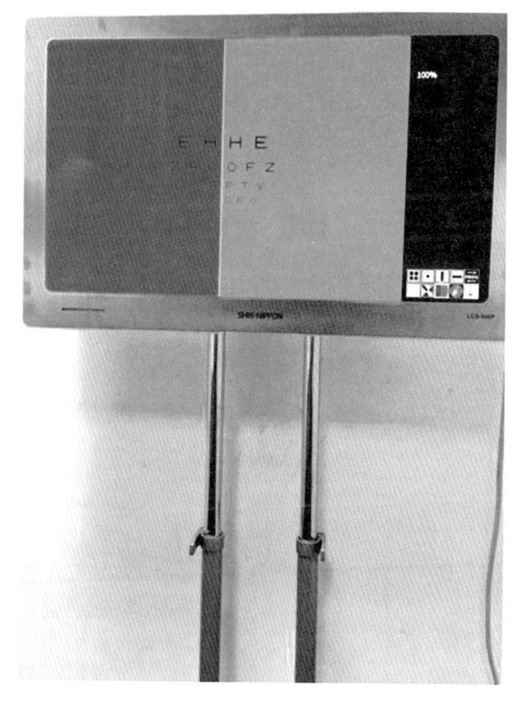

圖 2-7-6：液晶視力表(LCD-700)

4. 確認驗光盤有沒有傾斜，傾斜時，應用水平調整把手調整。

5. 觸摸檢查結果表示區域的「PD 模式按鈕」。進入 PD 輸入模式，旋轉「撥輪開關」或按「＋/－鍵」，可以使 PD 值每次增減 1 步級，如圖 2-7-7(a)。
6. 進行 VD 調整使被檢者的角膜頂點對準任意的位置，可以用額托調整把手調整，如圖 2-7-7(b)。

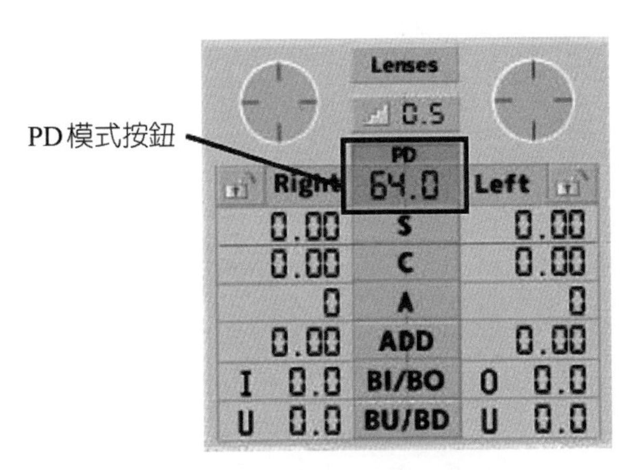

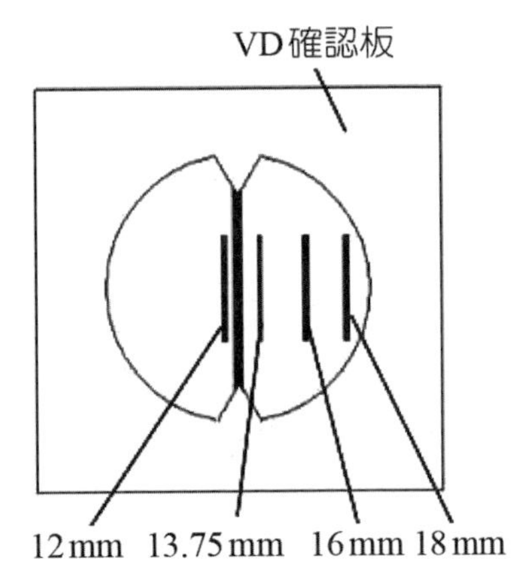

圖 2-7-7：(a)PD 模式按鈕；(b)VD 調整示意圖

7. 輸入模式：可分為按「S」值模式按鈕與旋轉「撥輪開關」或按「＋/－鍵」，如圖 2-7-8。

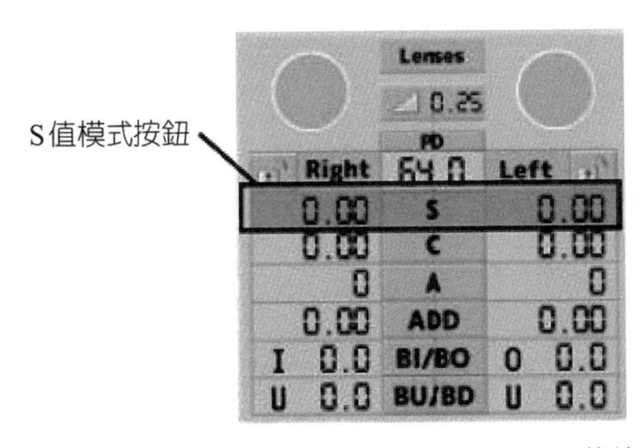

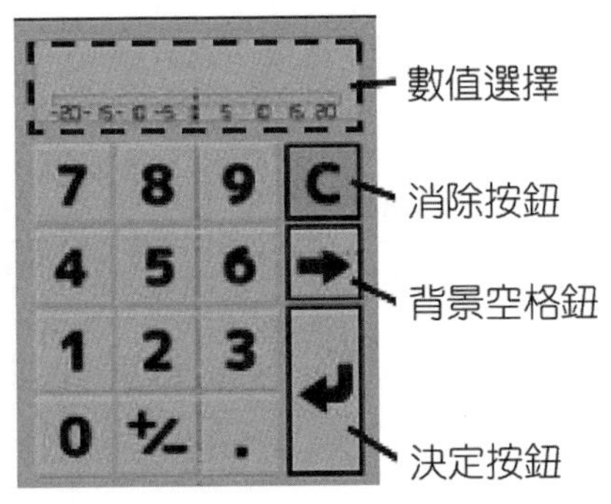

圖 2-7-8：S 值輸入模式

8. 輸入值的固定：按「鎖按鈕」，檢查值被上鎖；再次按時，解除，如圖 2-7-9。

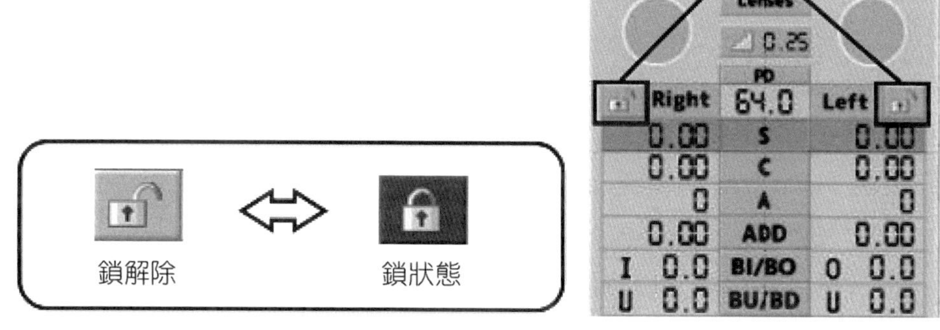

圖 2-7-9：鎖按鈕模式

9. 步級的轉換：觸摸「步級按鈕」，各輸入資料的步級幅度的轉換模式如下：
   (1) PD 選擇時：0.5cm/1.0cm
   (2) S 選擇時：0.12D/0.25D/0.50D/1.00D
   (3) C 選擇時：0.25D/0.50D
   (4) A 選擇時：1°/5°
   (5) ADD 選擇時：0.12D/0.25D/0.50D/1.00D
   (6) BI/BO、BU/BD、P 選擇時：0.1Δ/0.5Λ/1.0Δ
   (7) THETA 選擇時：1°/5° ，如圖 2-7-10(a)。
10. 遮蔽的轉換：觸摸「鏡片表示區域」，被遮蔽；再次按時解除，如圖 2-7-10(b)。

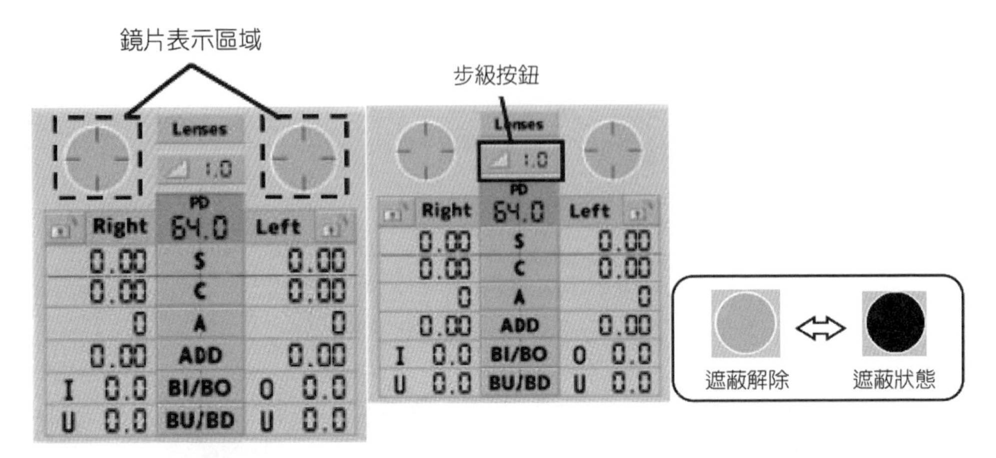

圖 2-7-10：(a)步級的轉換的設定；(b)遮蔽的轉換的設定

（二）視標的設定與操作

1. 視標的選擇：觸摸「視標選擇區域」中表示的視標時，所希望的視標顯示。同時在「視標狀態表示區域」中也顯示選擇了的視標，並進入與這個視標相應的檢查模式。
2. 視標的頁轉換：按「頁轉換標籤」，可以轉換頁，圖 2-7-11(a)。
3. 視標輔助機能的轉換：按「視標輔助機能轉換按鈕」後，按鈕轉換如圖 2-7-11(b)。

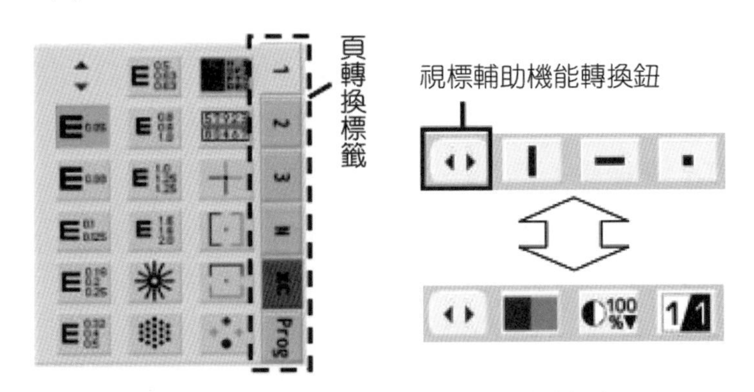

圖 2-7-11：(a)視標的頁轉換；(b)視標輔助機能的轉換

4. 視標的遮罩分成：掛上縱方向的遮罩或橫方向的遮罩或是一字遮罩，如圖 2-7-12。

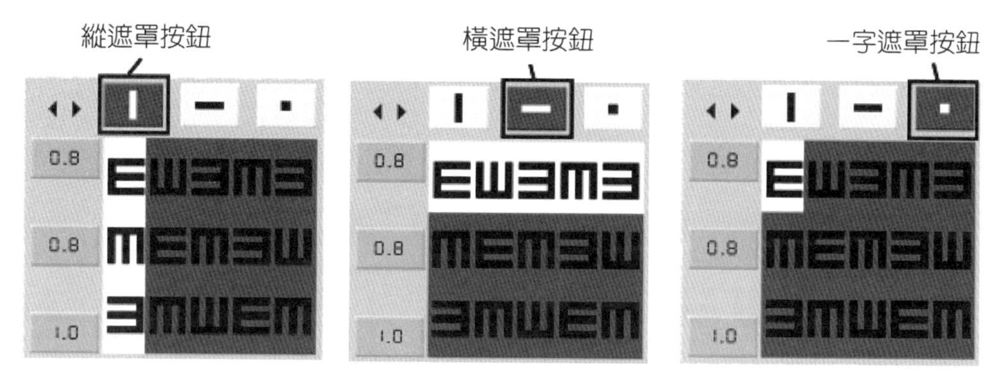

圖 2-7-12：視標的遮罩類型

5. 視標的隨機呈現機能：在掛上一字遮罩的狀態，再次觸摸一字遮罩掛上的視標時，這個視標轉轉為隨機。

6. R/G 按鈕：觸摸「R/G 按鈕」時，現在表示的視標的右半部分成為綠色，左半部分成為紅色。再次觸摸時返回原樣，如圖 2-7-13。

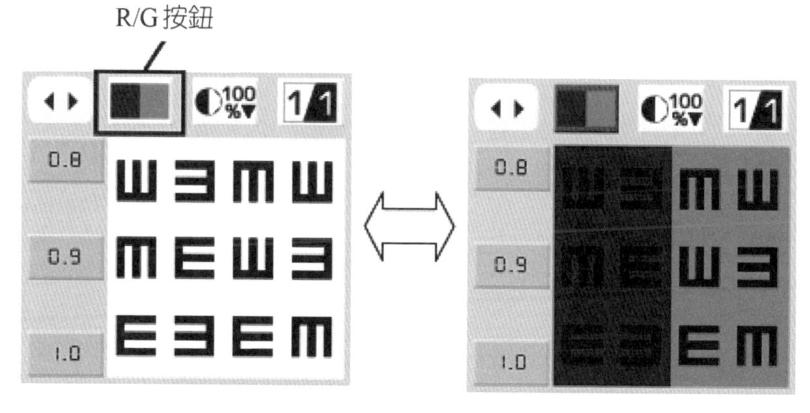

圖 2-7-13：R/G按鈕的切換

7. 對比度按鈕：觸摸「對比度按鈕」時，現在表示的視標的對比度可以按以下順序轉換，100%→25%→12%→6%。
8. 反轉按鈕：按「反轉按鈕」時，現在表示的視標的白色和黑色反轉，再次觸摸時返回原樣，如圖 2-7-14。

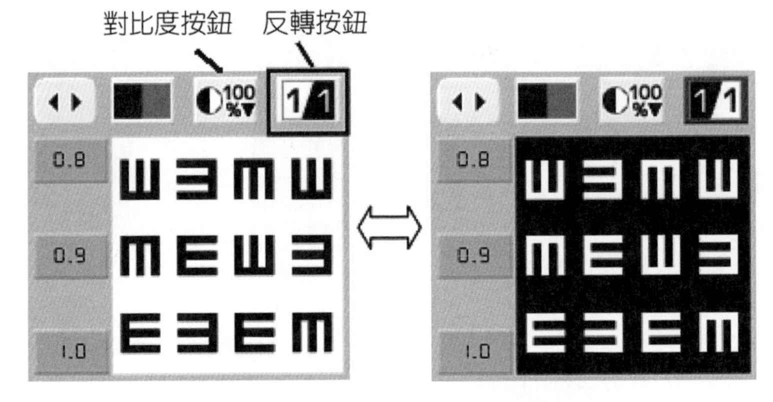

圖 2-7-14：對比度按鈕與反轉按鈕

9. 視力值的記憶：觸摸「記憶按鈕區域」中表示的數值時，那個值作為視力值被記憶。被記憶的視力值，在「視力值表示區域」顯示。

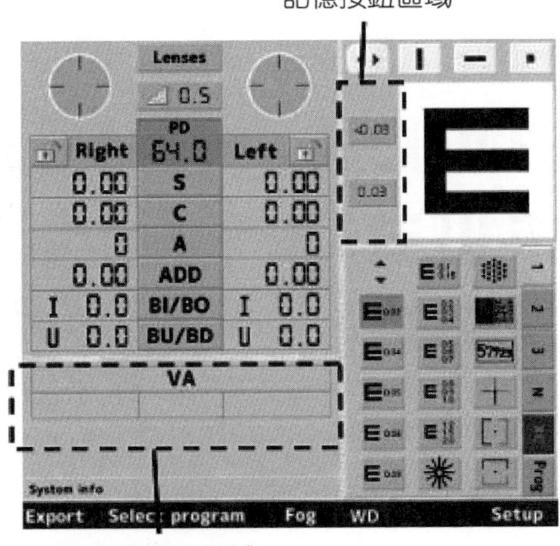

圖 2-7-15：視力值的記憶

10. 點群視標的操作：配合觸摸「角度轉換按鈕」，轉換為選擇了的角度。每次觸摸「XC 鏡片轉換按鈕」時，交叉圓柱鏡片可進行以下轉換：「0.50D→AUTO→0.25D」。

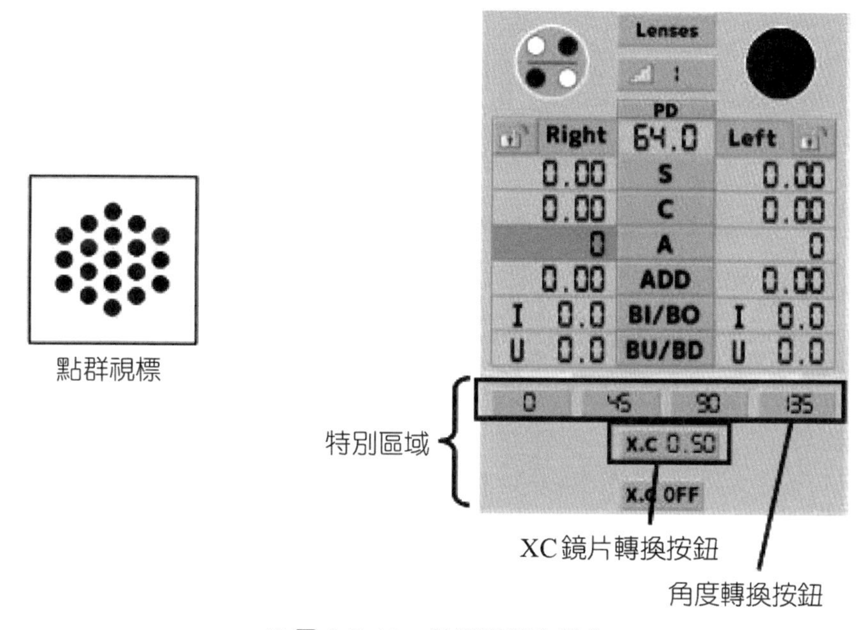

圖 2-7-16：點群視標的操作

11. 交叉圓柱鏡片的操作：顯示點群視標請被檢者比較「按 XC1 鍵時」和「按 XC2 鍵時」，詢問哪個看得較清楚？若按「XC1 鍵」時容易看得較清楚則按「+鍵」；若按「XC2 鍵」時容易看得較清楚則按「－鍵」，如圖 2-7-17(a)。

12. 交叉圓柱鏡片也可用撥轉開關操作：0.25D、0.50D 的十字圓筒鏡片時：

 (1) 請被檢者比較向右旋轉撥輪開關時看的情況與向左旋轉撥輪開關時看的情況，詢問哪個容易看清楚。
 （選擇了 S 或 ADD 時，詢問水平方向容易看清楚的是哪個）

(2) 向右旋轉時容易看清楚的情況，請在向右旋轉了撥輪開關的狀態按撥輪按壓鍵。向左旋轉時容易看清楚的情況，請在向左旋轉了撥輪開關的狀態按撥輪按壓鍵。

(3) 反覆操作，直到看起來一樣清楚，如圖 2-7-17(b) 。

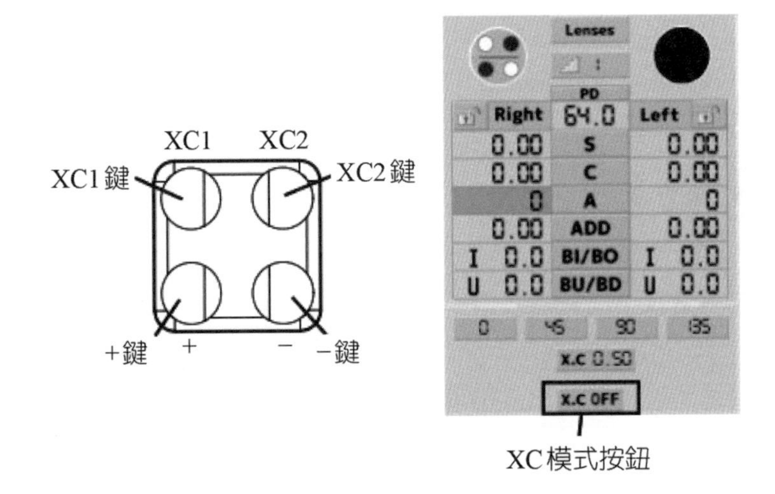

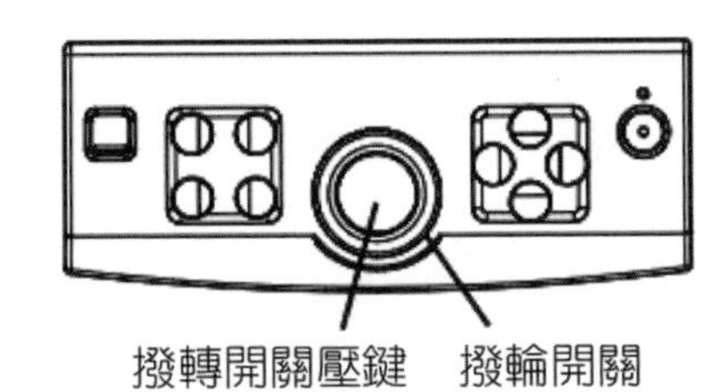

圖 2-7-17：(a)交叉圓柱鏡的操作；(b)交叉圓柱鏡撥轉開關操作

(三) 輔助鏡片

輔助鏡片的設置方法有以下方法：

1. 觸摸「鏡片選擇按鈕」。
2. 左右分別選擇鏡片，按「OK 按鈕」後，左右的檢眼窗中輔助鏡片被分別設置，如圖 2-7-18。
3. 自動綜合驗光儀的輔助鏡片一覽顯示，如圖 2-7-19。

4. 想要取消時，按「Cancel 按鈕」。

鏡片選擇按鈕

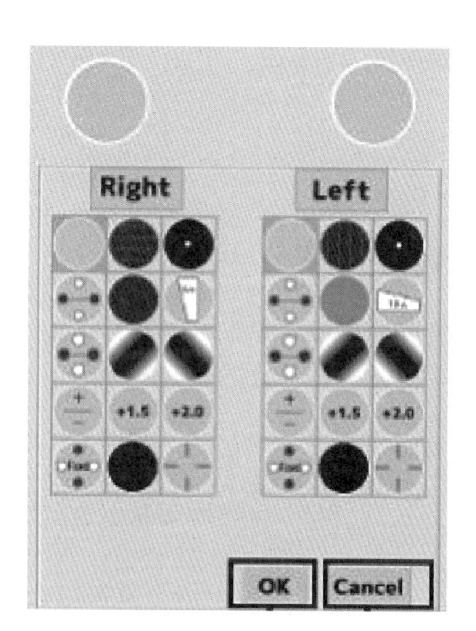

圖 2-7-18：輔助鏡片的設置

	遮蔽板	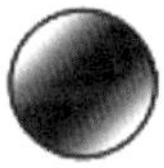	偏光濾光片		針孔
	紅色水平馬篤氏鏡		紅色濾光片		綠色濾光片
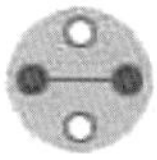	交叉柱鏡(±0.25D)	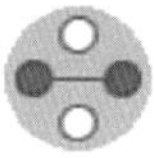	交叉柱鏡(±0.50D)	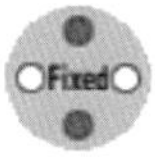 Fixed	固定交叉柱鏡
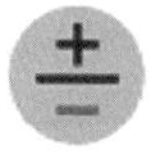	自動交叉柱鏡	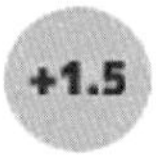 +1.5	網膜檢影鏡片(+1.5D)	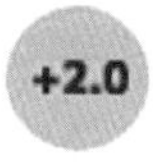 +2.0	網膜檢影鏡片(+2.0D)
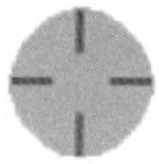	PD確認用鏡片	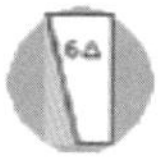 6Δ	分離稜鏡(6ΔBU)	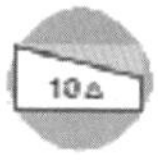 10Δ	分離稜鏡(10ΔBI)

圖 2-7-19：各式輔助鏡片

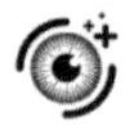

(四) 檢查結果列印

檢查結束後按「Print/Export 按鈕」，檢查結果可以列印輸出，如圖 2-7-20。

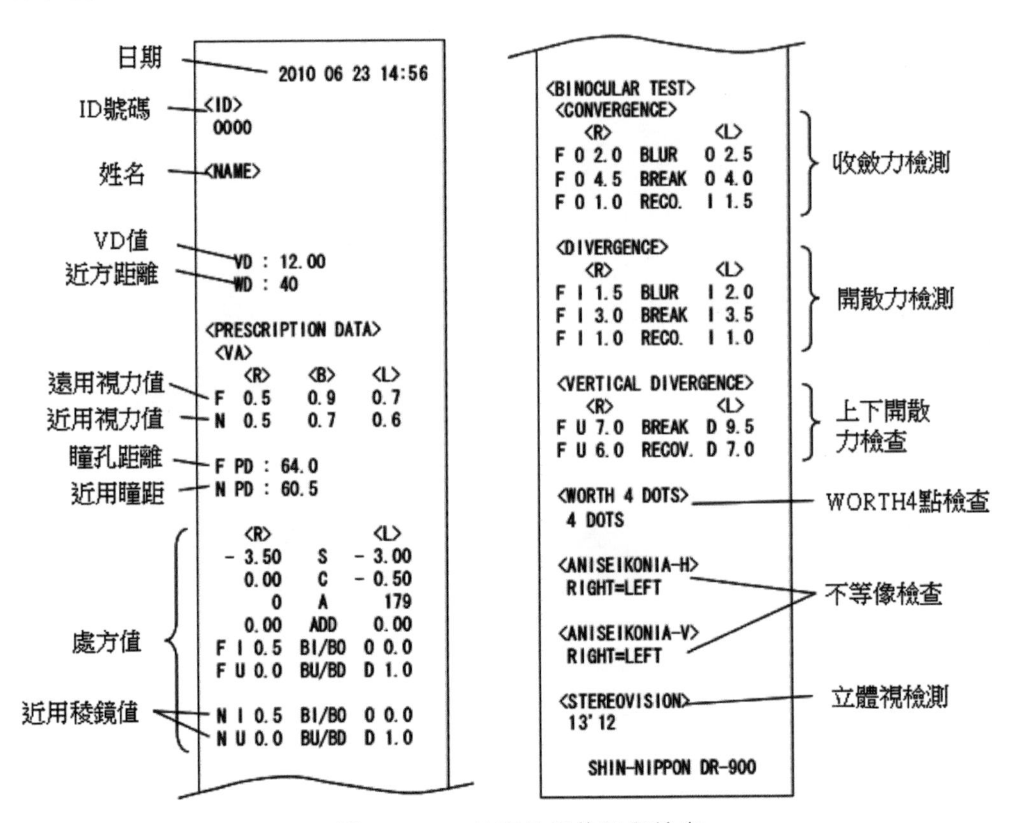

圖 2-7-20：檢查結果的列印輸出

四、自動綜合驗光儀的操作

(一) 驗光程式選擇

1. 按「Select program 按鈕」。
2. 選擇想要實施的程式，觸摸「OK 按鈕」。
3. 想要取消變更時，觸摸「Cancel 按鈕」。

4. 觸摸「Prog 按鈕」後，觸摸左上的視標，進入檢眼程式。

5. 按「選擇鍵」的「、」，進入下一個檢查。按「選擇鍵」的「、」，返回前一個檢查。也可以用觸控式螢幕進行視標的選擇。

6. 觸摸「頁按鈕」，轉換為下一頁，如圖 2-7-21。

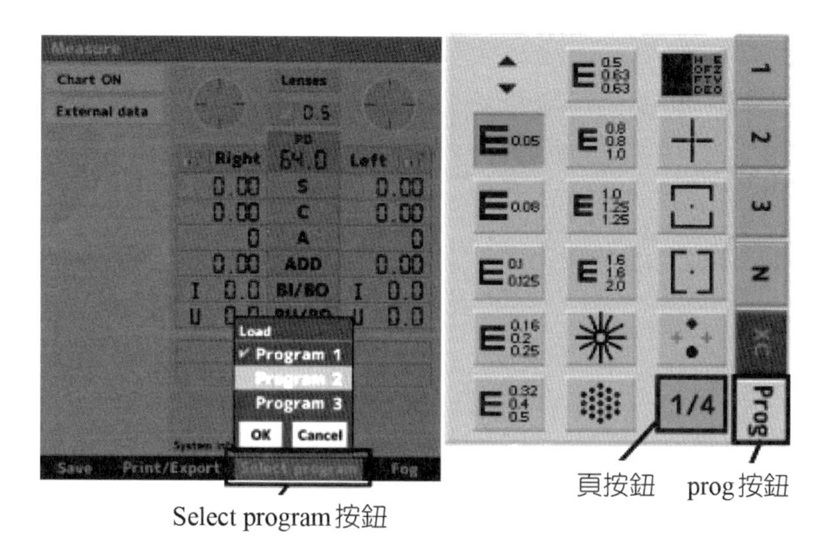

圖 2-7-21：驗光程式的選擇

(二) 雲霧的選擇

1. 按「Fog 按鈕」。

2. 從「Mask/+1.5D/+2.0D」中選擇所希望的雲霧，觸摸「OK 按鈕」。

3. 想要取消變更時，觸摸「Cancel 按鈕」，如圖 2-7-22。

(三) 近方距離的選擇

1. 觸摸「WD 按鈕」。

2. 選擇所希望的近方距離，觸摸「OK 按鈕」。

3. 想要取消變更時，觸摸「Cancel 按鈕」，如圖 2-7-23。

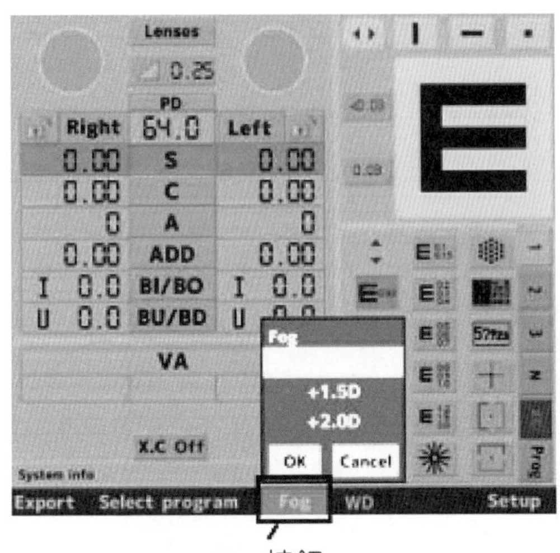

圖 2-7-22：雲霧的選擇

WD按鈕

圖 2-7-23：近方距離的選擇

（四）散光的檢查程式

1. 選擇放射線視標，如圖 2-7-24 視標出示。

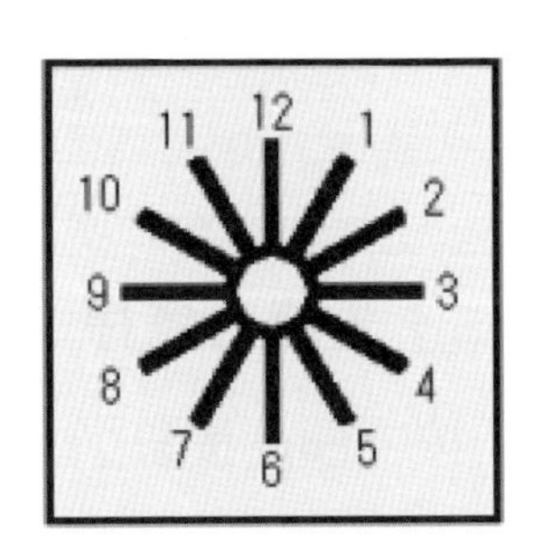

圖 2-7-24：放射線視標

2. 選擇被檢眼。
3. 加入球鏡度數，直到 0.7 的視力表終於能讀出為止。
4. 詢問「放射線中有沒有看起來特別濃的線？」。
   (1) 回答沒有時從現在的球鏡度數變更±0.25D 後再請被檢者看視標，仍然沒有濃的線時，判斷為沒有散光，結束檢查。

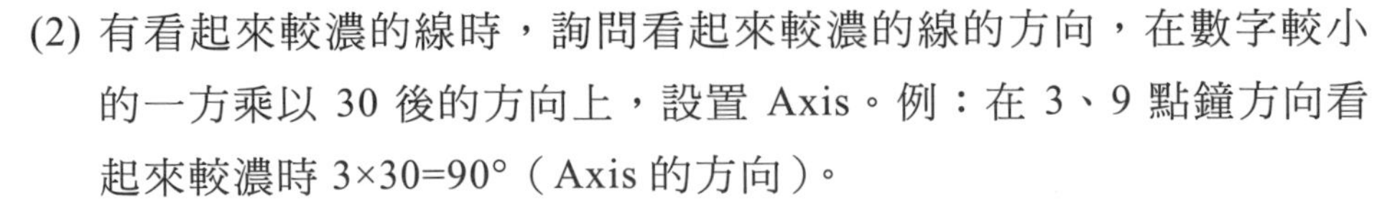

   (2) 有看起來較濃的線時，詢問看起來較濃的線的方向，在數字較小的一方乘以 30 後的方向上，設置 Axis。例：在 3、9 點鐘方向看起來較濃時 3×30=90°（Axis 的方向）。

5. 每次加入–0.25D 散光鏡片，直到所有的線濃度相同為止。
   (1) 所有的線濃度相同：即散光的補正終了。
   (2) 看起來濃的線90°反轉了的情況：散光度數加過了的狀態，每次返回+0.25D，直到所有的線看起來濃度相同為止。
   (3) 看起來濃的線旋轉了的情況：Axis 的方向搞錯了，請修正如下。
      ① 反時針方向移動了情況：順時針方向修正。
      ② 順時針方向移動了情況：反時針方向修正。

例：開始由於12時至6時方向較濃，所以在180°方向上設置了Axis，可是逐漸加入散光鏡片後，1時至7時方向變濃了的情況由於濃的線順時針方向旋轉了，所以反時針方向（10°方向）修正Axis。

（五）紅綠試驗程序

1. 選擇紅綠視標，如圖 2-7-25 視標出示。
2. 選擇被檢眼。
3. 轉換S值，使出現+0.50D或+0.75D的雲霧。
4. 詢問「紅色中的文字和綠色中的文字哪個看的清楚？」。重複以下動作，直到看起來相同。
   (1) 紅色中的文字看的清楚時：在現在的球鏡度數上加–0.25D。
   (2) 綠色中的文字看的清楚時：在現在的球鏡度數上加+0.25D。

（六）兩眼平衡檢查程序

1. 選擇兩眼平衡視標，如圖 2-7-26 視標出示的同時，右眼處 6Δ 的稜鏡被設置。確認視標可以上下分離看到。
2. 轉換 S 值，使兩眼同時出現+0.50D 或+0.75D 的雲霧。

3. 請被檢者比較上下分離的視標，詢問哪個容易看。重複以下動作，直到看起來相同。
   (1) 上面的視標容易看時：在現在的右眼 S 值上加+0.25D。
   (2) 下面的視標容易看時：在現在的左眼 S 值上加+0.25D。

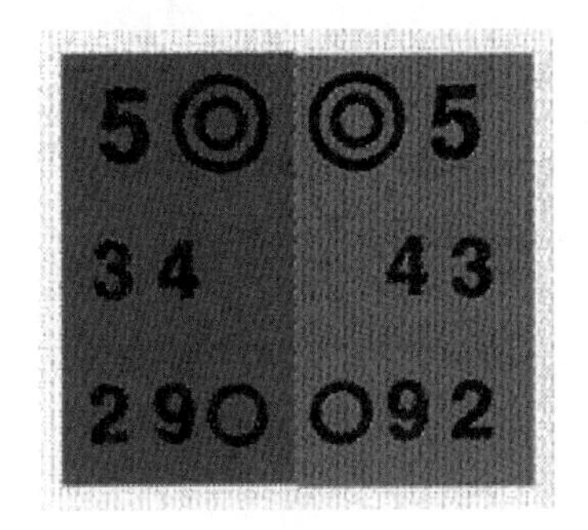

圖 2-7-25：紅綠視標（見書後彩圖）

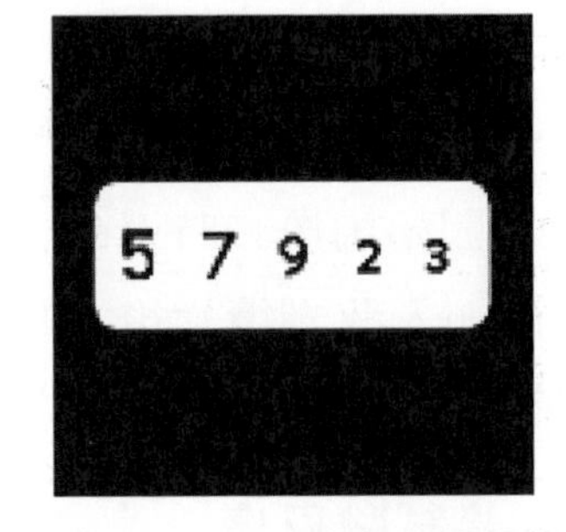

圖 2-7-26：兩眼平衡視標

（七）十字檢查程序

1. 選擇十字視標，如圖 2-7-27(a)視標出示的同時，右眼處紅色濾光片、左眼處綠色濾光片被設置。被檢者用單眼看的情況，如下圖 2-7-27(b)所示。

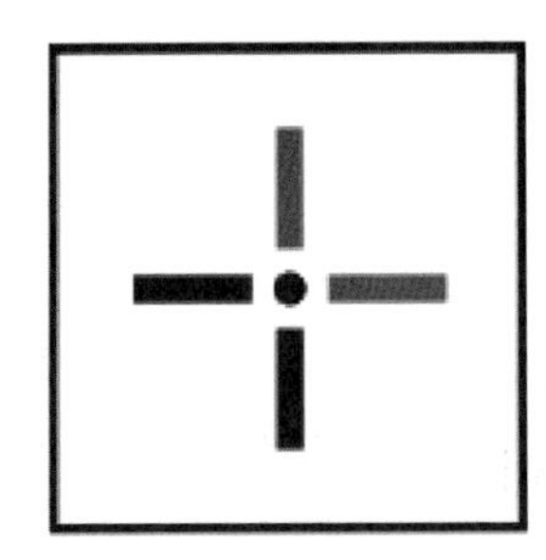

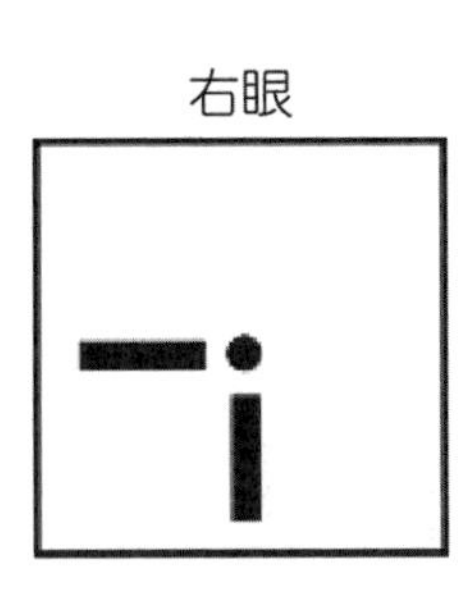

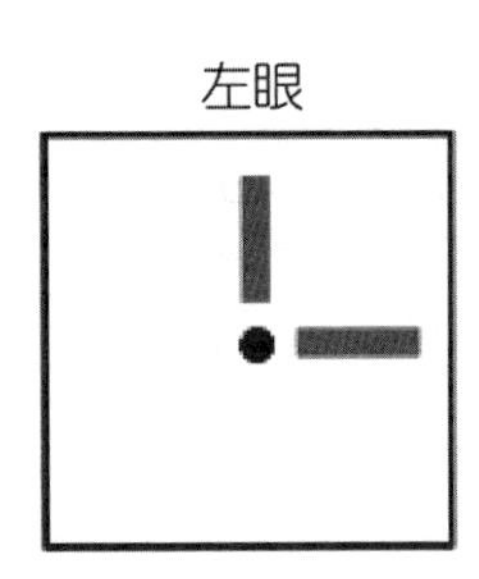

圖 2-7-27：(a)十字視標；(b)被檢者用單眼看的情況

2. 詢問被檢者看視標的情況：
   (1) 看到十字時：正位，不需要稜鏡的處方。
   (2) 十字左右偏移時：有水平方向斜位。開稜鏡處方使 BI/BO 時可以看到十字。
   (3) 十字上下偏移時：有上下斜位。開稜鏡處方使 BU/BD 時可以看到十字。

(八) 不等像視檢查程序

1. 選擇コ字的視標，如圖 2-7-28(a)視標出示的同時，右眼處紅色濾光片、左眼處綠色濾光片被設置。被檢者用單眼看的情況，如圖 2-7-28(b)所示。
2. 詢問被檢者看視標的情況。
   (1) 左右的框大小相同時：正常，選擇記憶按鈕區域的「L=R」。
   (2) 左右的框大小不同時：不同視，選擇記憶按鈕區域內適當的選項。

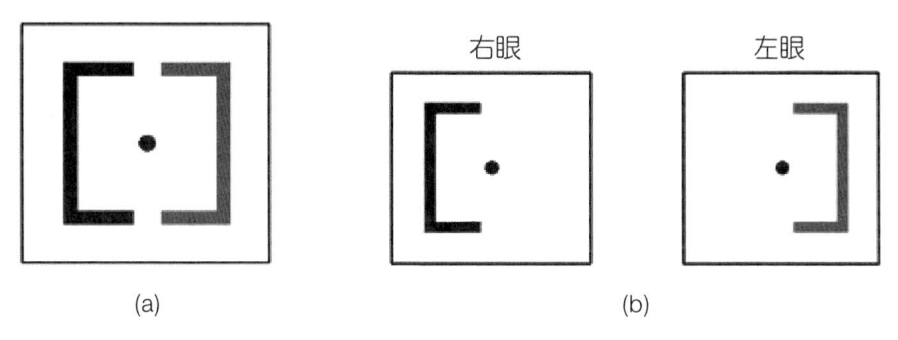

圖 2-7-28：(a)不等像視標；(b)被檢者用單眼看的情況

(九) WORTH 4 點試驗檢查程序

1. 選擇 WORTH 4 點視標，如圖 2-7-29(a)視標出示的同時，右眼加入紅色濾光片、左眼加入綠色濾光片被設置。被檢者用單眼看的情況，如圖 2-7-29(b)所示。

2. 詢問被檢者看的情況，根據所看到的情況，選擇記憶區域的選項。

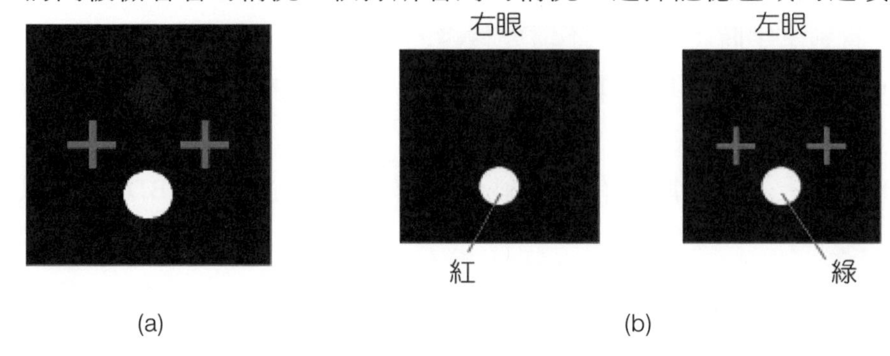

圖 2-7-29：(a)WORTH 4 點視標；(b)被檢者用單眼看的情況

(十) 立體視試驗檢查程序

1. 選擇立體視視標，如圖 2-7-30(a)視標出示的同時，右眼與左眼分別加入偏光片，被檢者用單眼看的情況，如圖 2-7-30(b)。
2. 詢問被檢者看的情況：
   (1) 看起來浮起來時：有立體視。選擇記憶區域的「13'12」。
   (2) 看起來不浮起來時：沒有立體視。選擇記憶區域的「不明」的選項。

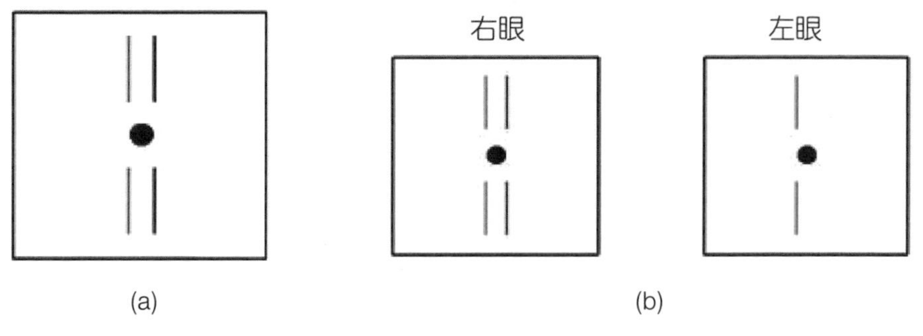

圖 2-7-30：(a)視標立體視視標；(b)被檢者用單眼看的情況

隱形眼鏡驗配相關設備

3
Chapter

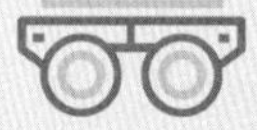

3-1 隱形眼鏡基弧測量儀(Radiuscope)

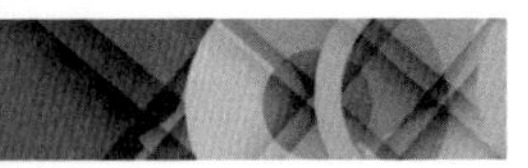

一、用途

隱形眼鏡基弧測量儀(Radiuscope)外型如圖 3-1-1，可用來測量軟性和硬性隱形眼鏡的基弧，其量測範圍可涵蓋表面積約 8.0mm 直徑的光學區，若透過移動靠近光源的孔徑，則觀察者可以測量如非球面透鏡設計之更小面積。

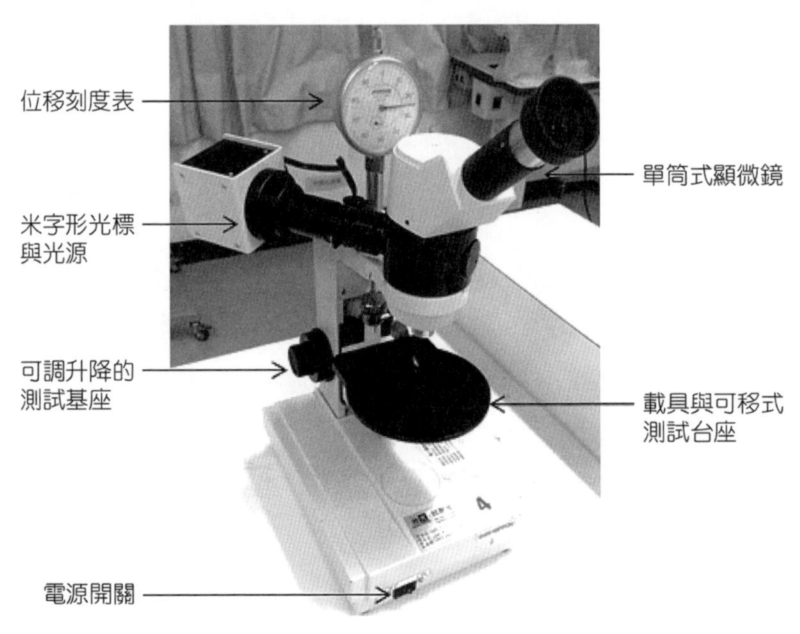

圖 3-1-1：隱形眼鏡基弧測量儀(Shin-Nippon Model RG-100)

二、工作原理

(一) 儀器構造

圖 3-1-1 中隱形眼鏡基弧測量儀的主要結構包括：米字形光標及光源、單筒式顯微鏡、可調升降的測試基座、位移量刻度表以及載具與可移式測試盤。

(二)光學原理

1. 被光源照亮的米字形光標 T 發出的光線被半透明反射鏡反射，沿光路管向下，被顯微鏡的物鏡聚合後，在物鏡的第一主焦點形成光標像 T'，如圖 3-1-2(a)。

2. 若將被測鏡片內側曲面頂點與光標像 T'重合，光標像 T'在鏡片內曲面上成像的反射光線將沿逆向光路上行，被顯微鏡的物鏡聚合後投射於半透明反射鏡，一路被半透明反射鏡反射，返回原處與游標 T 重合，另一路穿過半透明反射鏡，在 T"處形成共軛像，當目鏡的主焦點與 T"重合時，觀察眼即可看到清晰的光標像，如圖 3-1-2(b)。

3. 降低測試基座，逐量加大鏡片與物鏡的間距，當鏡片的曲率中心 C 與物鏡的第一主焦點 T'重合時，來自光標 T 的光線被半透明反射鏡向下反射，在物鏡的第一主焦點 T'聚焦，聚焦後散開投射於鏡片內曲面，反射光線沿逆向光路上行聚焦成像於 C，並被顯微鏡的物鏡聚合後穿過半透明反射鏡，在 T"處形成共軛像，觀察眼可再一次透過目鏡看到清晰的光標像。測座降低的行程等於從鏡片的內曲面頂點至鏡片的曲率中心，恰等於鏡片的曲率半徑，如圖 3-1-2(c)。

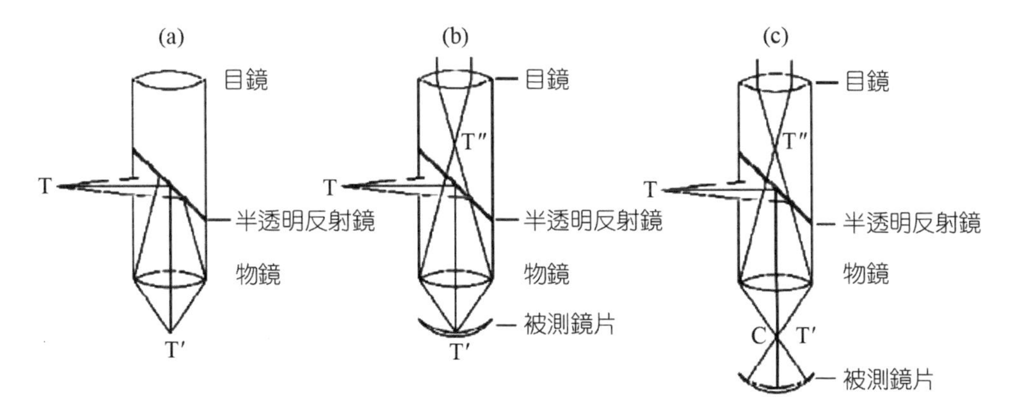

圖 3-1-2：基弧測量儀的光學原理

(三)檢測方式

1. 第一次成像：光標成像於鏡片內曲面頂點之反射面時，光標像 T'的共軛焦點 T"可被顯微鏡清晰觀測到，同於顯微鏡的一般檢測原理。

2. 第二次成像：根據 Dryscale 原理次光軸反射光線均會聚到球面鏡的曲率中心。測座降低後，光標像 T'發出的散開光線以次光軸的型式投射於鏡片的內曲面上，這些次光軸反射光線必然會聚到鏡片的曲率中心 C 成像。測試基座繼續降低，鏡片的曲率中心 C 也隨之降低，一旦鏡片的曲率中心 C 與物鏡的第一主焦點 T'重合，鏡片內曲面的反射光標像 C 就會在物鏡的第二主焦點 T"處形成共軛像，被目鏡清晰看見，圖 3-1-3。

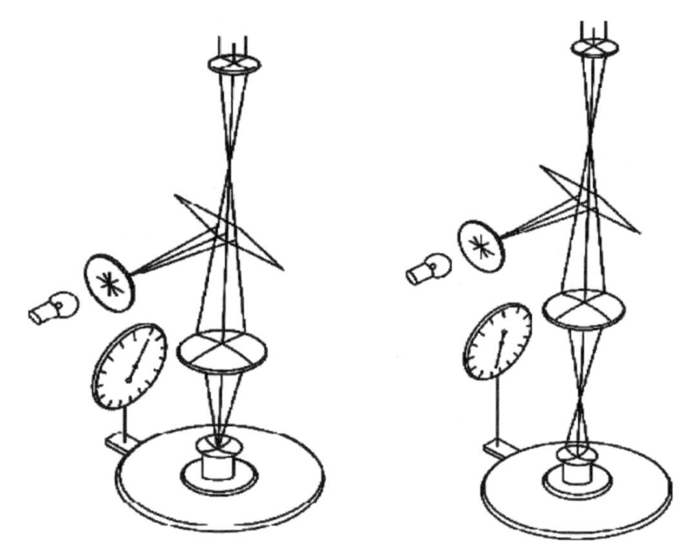

圖 3-1-3：基弧測量儀的檢測方式

三、操作步驟

(一)使用前準備

基弧測量儀 1 台，不同規格硬式隱形眼鏡 5~10 片、生理食鹽水 1 瓶、面紙 1 盒與鏡片盒若干個。

（二）操作流程

1. 將被測的隱形眼鏡進行清潔沖洗，並放置於鏡片盒中備用。
2. 開啟基弧測量儀光源。
3. 將載具滴入數滴生理食鹽水。
4. 將 1 片待測之隱形眼鏡鏡片內側基弧曲面向上，放置於測試基座的載具上，並讓鏡片不要出現傾斜情形。
5. 旋轉升降座之手輪，使測試基座向上移動，讓顯微鏡的物鏡距離鏡片約 1~2mm 為宜。
6. 從顯微鏡目鏡觀察隱形眼鏡鏡片之內側曲面，旋轉手輪以極慢的速度逐量降低測座，直至看清綠色的米字光標像。
7. 調整目鏡焦距，使光標像清晰，如圖 3-1-4(a)。
8. 調整測距刻度表使之歸零。
9. 旋轉手輪以緩慢的速度逐漸降低測試基座，過程中可看清燈絲像，如圖 3-1-4(b)。繼續降低測試基座，直至第二次看清楚綠色米字光標像，如圖 3-1-4(c)。
10. 從測距刻度表上讀出鏡片的基弧曲率半徑值。

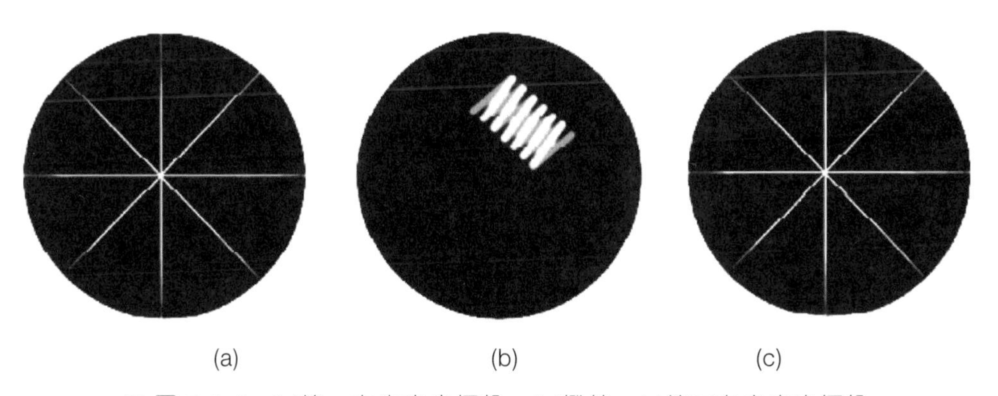

圖 3-1-4：(a)第一次米字光標像；(b)燈絲；(c)第二次米字光標像

（三）注意事項

1. 若第一次米字形光標不清晰，可試微量移動測試基座的水平位置，並從顯微鏡中調整方向和距離。
2. 若光標的亮度不夠，可試旋動光標位置處的控制器，使光標對準光路的中心；或旋動亮度手輪，以增加光源的亮度。
3. 必須在見到第一個米字形光標後，將測距刻度表歸零，歸零的方向是使大錶盤和小錶盤的指針均按順時針的方向轉動回到零位，不要以逆時針方向轉動指針。
4. 檢測完成後，若測距刻度表為數位液晶顯示者，則可直接讀取測定值。若為機械刻度表則須先讀小錶盤中的個位數，然後讀大錶盤中的小數值。例如：小錶盤指針為「7」，大錶盤指針為「0.34」，則此隱形眼鏡的基弧曲率半徑為 7.34mm，如圖 3-1-5。

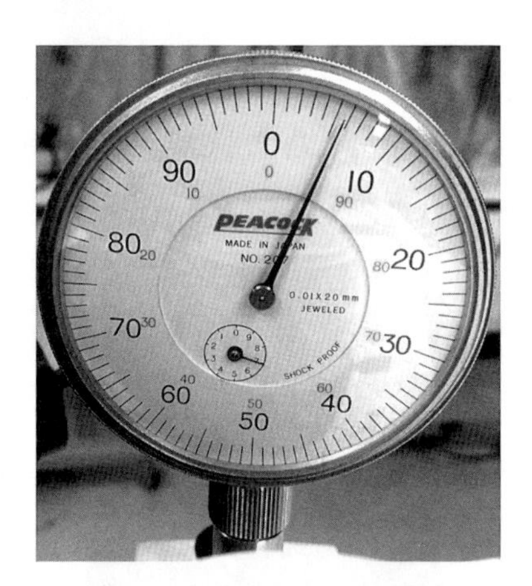

圖 3-1-5：由測距刻度表中可直接讀取鏡片基弧曲率半徑之測定值

3-2　軟式隱形眼鏡投影檢測儀

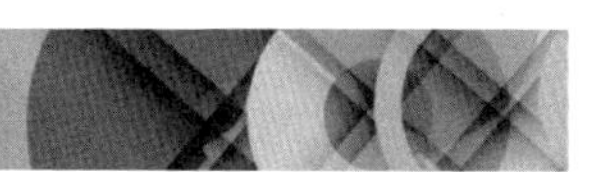

一、用途

檢測軟式隱形眼鏡的基弧曲率半徑、外形的尺寸與完好度，以及鏡片表面的品質。

二、結構

投影檢測儀的主要結構包括光源、聚光鏡、刻度尺、檢測槽、放大系統和投影觀察屏幕等構造，如圖 3-2-1。

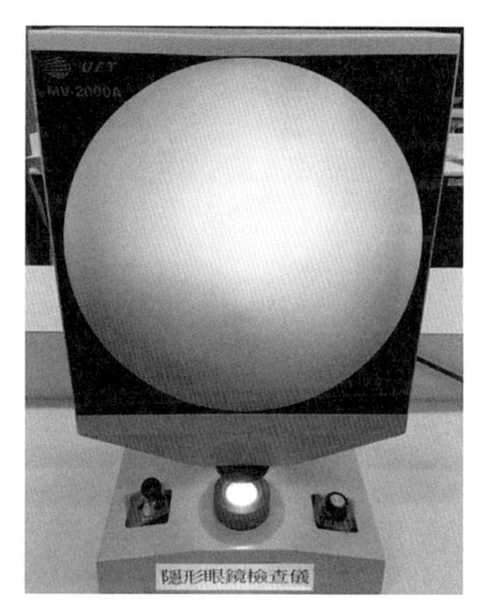

圖 3-2-1：隱形眼鏡投影檢測儀外觀

三、光學原理

檢測時將被測鏡片放置於裝有生理鹽水的檢測槽中，將聚光鏡的光束照亮鏡片表面，透過光學放大系統將放大的鏡片影像聚焦於投影觀察屏幕上。投影觀察屏幕有白色斜面和磨砂玻璃兩種，影像放大倍率有 15×、27×和 40×等多種選擇，如圖 3-2-2。

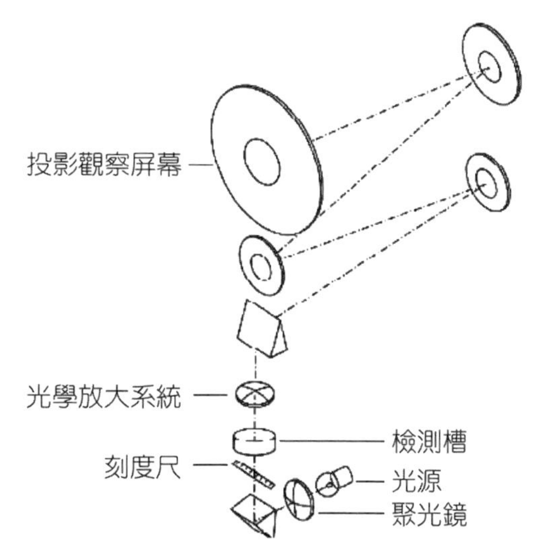

圖 3-2-2：隱形眼鏡投影檢測儀光學原理

四、工作原理

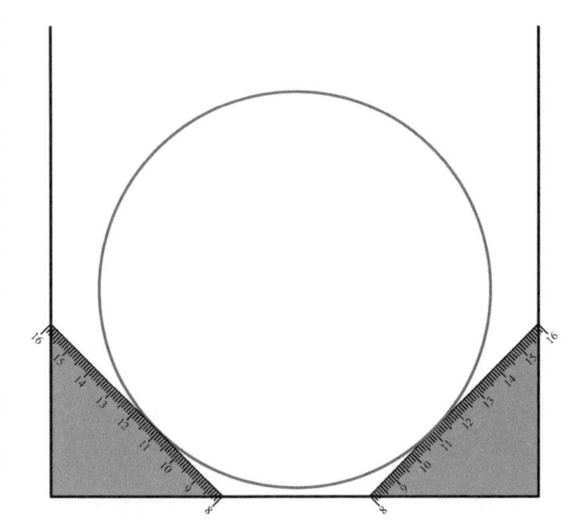

圖 3-2-3：軟式隱形眼鏡直徑的檢測

軟式隱形眼鏡直徑的檢測可採用垂直投射照明，投影觀察屏幕有背景梯形刻度尺、升降檢測槽，使鏡片輪廓影像清晰聚焦於投影觀察屏幕上，此時可從刻度尺讀出鏡片的直徑，如圖 3-2-3。

軟性隱形眼鏡的基弧曲率半徑可以用基弧組模和曲率儀進行直接檢測，然而因軟式隱形眼鏡離開保存液後的含水量不定，檢測結果的可重複性不甚理想，故目前已多採用間接檢測方法進行測量。也就是利用測定鏡片的直徑和矢深的方式，在儀器上進行換算，找出鏡片基弧曲率半徑值，如圖 3-2-4。

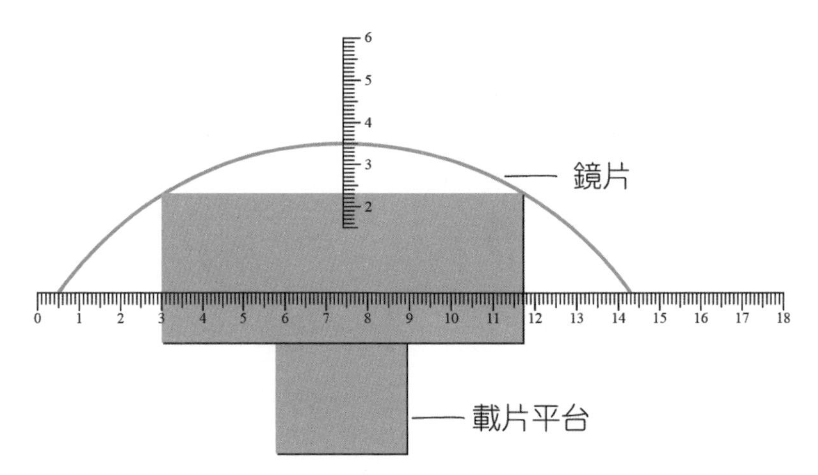

圖 3-2-4：測定鏡片的直徑與矢深值

測定原理如圖 3-2-5 所示，設鏡片的線性半徑為 d，矢深值為 s，則鏡片的基弧曲率半徑計算公式推導可如下：

$$r^2 - d^2 = (r-s)^2$$

$$r^2 - d^2 = r^2 - 2rs + s^2$$

$$2rs = d^2 + s^2 \qquad (1)式$$

範例 3-1

假設有一軟式隱形眼鏡的線性半徑為 6.9mm，矢深值為 3.47mm。求：該鏡片的基弧曲率半徑。

解答：

$$r = (d^2 + s^2)/2s = (6.9^2 + 3.47^2)/2 \times 3.47 = 8.6\ (mm)$$

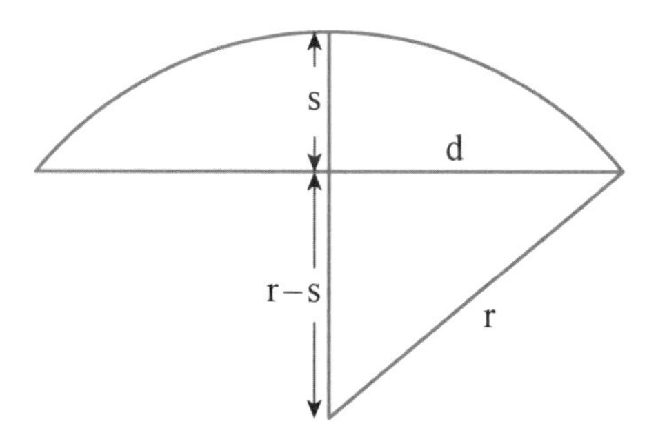

圖 3-2-5：鏡片的線性半徑為 d，矢深值與基弧曲率半徑的關係

五、檢測方法

(一) 操作前準備

準備軟式隱形眼觸鏡投影檢測儀 1 台，不同規格軟式隱形眼鏡 5~10 片，生理食鹽水 1 瓶，專用鑷子 1 把，及鏡片保存盒若干個。

（二）操作步驟

1. 將待測之軟式隱形眼鏡進行清潔、沖洗放置於保存盒中。
2. 開啟軟式隱形眼鏡投影檢測儀電源。
3. 事先在直徑檢測槽中注入適量生理鹽水，將 1 片待測軟式隱形眼鏡置入直徑檢測槽的 V 形測座上。
4. 如圖 3-2-3 所示，待鏡片兩側位置與槽壁接觸穩定，兩側 V 形刻度尺的讀數一致後，則記錄鏡片的直徑。
5. 事先在基弧檢測槽中注入適量生理鹽水，再將鏡片放入直徑檢測槽的 T 形測座上。
6. 轉動光源的投射角度，使之從側面投照鏡片，調整鏡片在 T 形測座上的位置，直至鏡片的邊緣投影重疊呈一條水平直線。
7. 讀出並記錄鏡片的基弧之曲率半徑。

（三）注意事項

1. 檢測用的生理鹽水的滲透壓應按標準配方配製，因生理鹽水的滲透壓若不標準將會影響材料的溶漲度，使檢測結果異常。
2. 檢測鏡片基弧曲率半徑時，若鏡片在 T 形測試座上出現傾斜情形，則檢測結果會出現誤差。故務必反覆調整，使鏡片的邊緣投影重疊，並形成一條標準的水平直線。

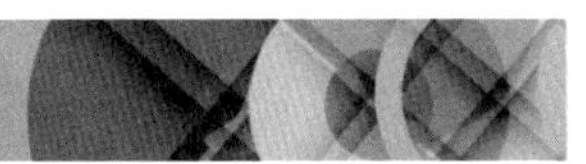

3-3 淚膜鏡(Tearscope)

一、用途

涙膜鏡可以用來觀察眼球表面之涙膜形態，以及以非侵犯方式檢測涙膜的破裂時間(BUT)檢查，對於涙膜的質與量能夠進行科學化評估。一般會將涙膜鏡加掛在裂隙燈顯微鏡上以利涙膜出現乾燥破裂點之觀察，如圖3-3-1。

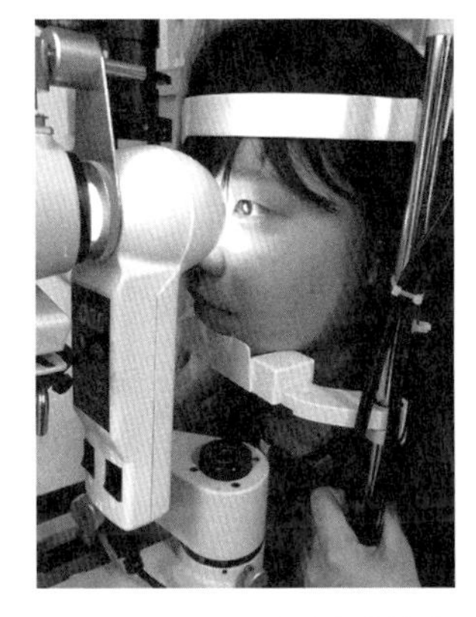

圖 3-3-1：可將淚膜鏡加掛在裂隙燈顯微鏡上觀察淚膜

二、淚膜主要功能

涙膜(tear film)是透過眨眼運動塗布於眼球表面，其厚度約 7~10 μm 的一層涙液，從外到內分別由脂質層、水様層和粘蛋白層所構成，如圖 3-3-2。涙膜的範圍在上、下瞼緣之間，並由瞼緣所牽引。一般而言涙膜的量和成分正常以及眼瞼結構和運動正常才能保證涙膜的穩定性。涙膜主功能有：

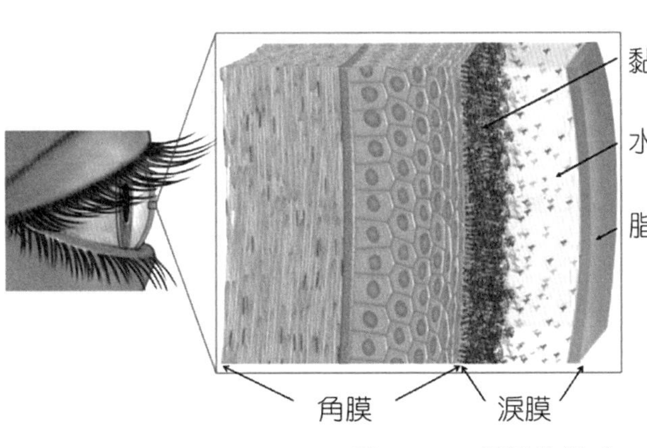

圖 3-3-2：淚膜的組成

1. 潤滑眼球表面，提供良好的光學面。
2. 濕潤和保護角膜與結膜上皮細胞。
3. 提供角膜所需的營養物質。
4. 透過機械沖刷及其抗菌成分可以抑制微生物生長。

在正常情況下，淚膜在眼球表面是穩定與完整的。在每隔 5~10 秒眨眼一次的間歇期內，淚膜並不會出現破裂。若強行睜開眼瞼 15~40 秒，淚膜將會破裂即角膜表面會有乾燥斑。淚膜破裂不是由於蒸發現象，因為若要將淚液中間的水樣層完全蒸發掉則至少需要 10 分鐘。淚膜發生破裂的主要原因是由於淚膜會均勻緩慢地變薄，脂質層會逐漸向黏蛋白層靠近，一旦兩者接觸時就會出現破裂現象。

三、淚膜檢查方法

淚膜破裂時間(tear break-up time, TBUT)是指一次完全眨眼後到淚膜上出現第一個乾燥斑的時間，測量淚膜破裂時間是評估淚膜穩定性的最好方法。如果以加或不加入螢光色素進行淚膜破裂時間檢測，則測量方法分兩種：

（一） 侵犯性檢查法：使用螢光素將淚膜染色，在充分瞬目後睜開眼睛，當淚膜開始出現破裂斑時，眼表會有易於觀察的黑點，此方法檢查出的淚膜破裂時間正常值約在 10s 以上，如圖 3-3-3。

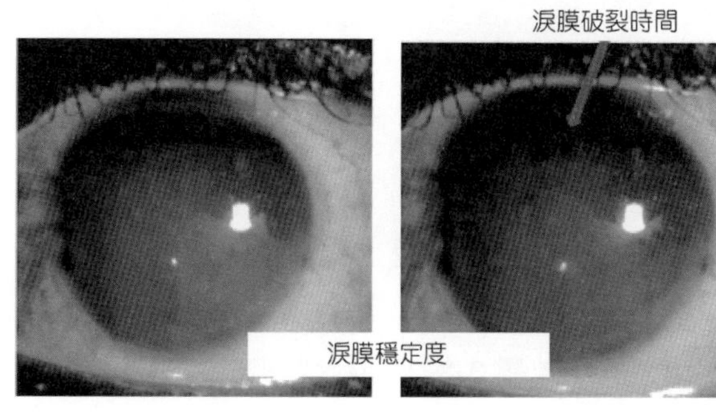

圖 3-3-3：螢光素淚膜染色之評估法（見書後彩圖）

（二） 非侵犯性檢查法：淚液未經螢光素染色，直接使用淚膜鏡進行觀察與測量，此方法檢查出的淚膜破裂時間正常值約在 15~45s 之間。

一般而言使用非侵犯性淚膜破裂時間(NIBUT)檢查法所測出的淚膜破裂時間，通常會大於用螢光素測量的侵犯性淚膜破裂時間。

四、淚膜鏡原理

淚膜鏡可非侵犯性的測量淚膜破裂時間外，又可觀察淚膜表面脂質層的顏色與紋路。淚膜鏡主要的兩個結構為冷光源系統和電源控制器。圖 3-3-4 的上側有一個圓筒連接一個類似圓錐狀的圓頂，冷光源從圓頂上發出，觀察者可以在裂隙燈下透過圓頂中央的小孔觀察淚膜的情況，也可在觀察孔前放置一個+12~+14D 的附加鏡，至於計時器則如圖 3-3-4 的中間部位所示。

採用冷光源是為了避免當儀器靠近被檢眼時，因為熱蒸發效應引起淚膜乾燥從而影響檢測結果。淚膜鏡是利用淚膜的前表面和後表面的反射光會產生「薄膜干涉」圖像的光學原理而設計的。因此淚膜鏡可精確測量淚膜破裂時間和觀察淚膜表面色彩與紋路。

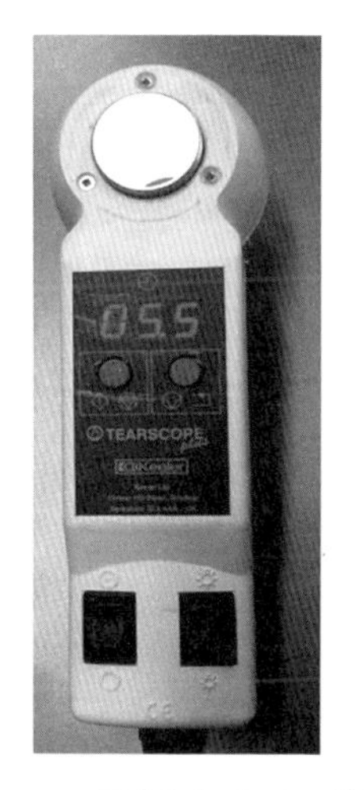

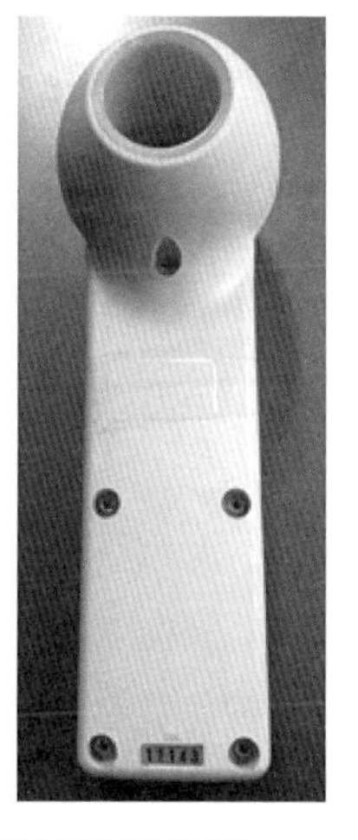

圖 3-3-4：淚膜鏡儀器外觀

五、檢查方法

（一）非侵犯性淚膜破裂時間測量

1. 請被檢者頭置於裂隙燈顯微鏡的檢查位置上，如圖 3-3-1。
2. 將裂隙燈放大倍率調整到 20 倍，將顯微鏡聚焦在角膜前的淚膜上。
3. 打開淚膜鏡的電源開關，從裂隙燈目鏡透過淚膜鏡的觀察孔，觀察被檢者淚膜情況。
4. 要求被檢者充分瞬目後，儘量睜眼時間保持久一點，此時按下淚膜鏡上的計時器按鈕開始計時。
5. 當觀察到淚膜出現乾燥（破裂）斑時，立即關閉計時器開關，此時記錄的時間即為非侵犯性之淚膜破裂時間。

（二）淚液稜鏡(meniscus)觀察

上眼瞼可以將儲存的淚液均勻的塗布於眼球表面，至於下眼瞼部位則會堆積淚液，形成淚液稜鏡(meniscus)現象。使用淚膜鏡可以觀察淚液稜鏡的高度以估計淚液量，正常的淚液稜鏡高度在 0.1~0.3mm 之間，若小於 0.1mm 則有可能是乾眼現象，如圖 3-3-5。

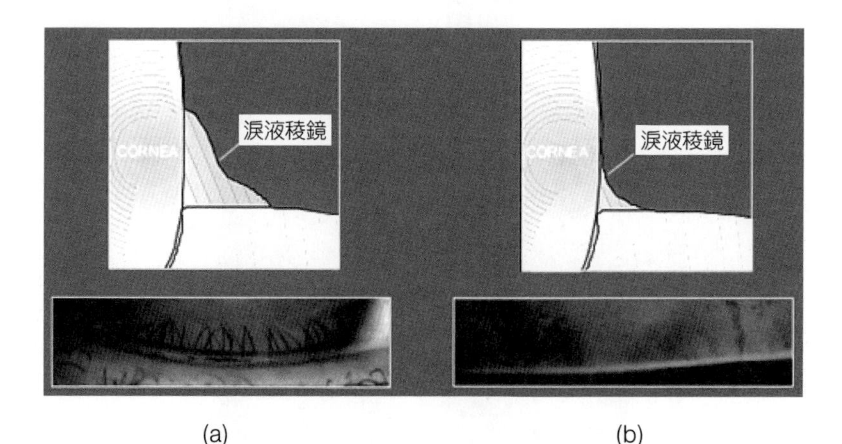

(a) (b)

圖 3-3-5：(a)正常的淚液稜鏡；(b)較低的淚液稜鏡

（三）淚膜品層的評估

檢查方法同上，但不需要進行計時。觀察淚膜圖形若裂隙燈有照相裝置，則可以將淚膜圖像拍攝下來，再對照淚膜圖譜，Keeler 淚膜圖譜的分級標準如圖 3-3-6 所示，分析受檢者的脂質層厚度和特性。

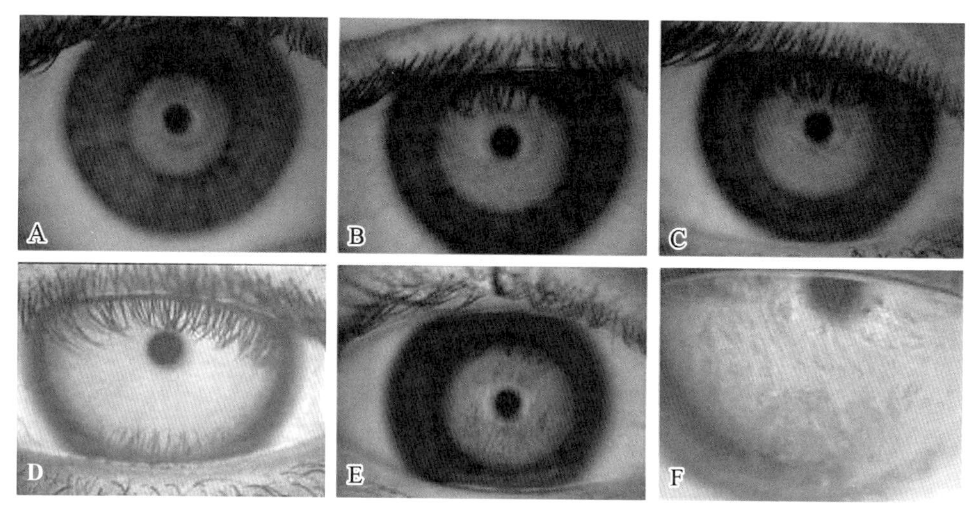

圖 3-3-6：Keeler 淚膜圖譜（見書後彩圖）

淚膜鏡所觀察各種不同角膜表面淚膜的脂質層的厚度、顏色、分布和流動情況，可分成：大理石型(marmoreal)、不規則型(amorphous)、流水型或波浪型(flow or wave)及彩條型(colored fringe)。其中大理石型（包含開放型與封閉型）最為常見約 31%，其次為不規則型約占 24%，流水型或波浪型約占 23%，彩條型約占 15%，至於其他類型為 7%。各類型之淚膜圖譜的如表 3-3-1 與圖 3-3-6 所示。

表 3-3-1　淚膜圖譜的分類

類型	發生率 (%)	淚膜厚 (nm)	淚膜特性	備註
開放大理石型 (Open marmoreal)	21	15	灰色大理石樣的網狀圖案	不適合配戴隱形眼鏡
封閉大理石型 (Closed marmoreal)	10	30	灰色較緊密之大理石樣的網狀圖案	Stable tear film 穩定的淚膜，適於配戴隱形眼鏡，可能有較多的脂質沉積
不規則型 (Amorphous)	24	80	出現藍／白的色澤	淚膜的穩定性高，非常適合配戴隱形眼鏡，偶爾有潤滑問題
流水型或波浪型 (flow or wave)	23	30~80	波浪狀不斷變化的圓形	一般來說具有穩定的淚膜，適於配戴隱形眼鏡，可能有較多的脂質沉積
彩條型 (Colour fringe)	15	80~370	黃色、棕色、藍色和紫色條紋與灰色背景	適於配戴隱形眼鏡但可能會有過多的脂質沉積物
其他類型(Other)	7	變化大	多變的且黏液樣的彩色條紋	不適於配戴隱形眼鏡

Guillon 認為大理石型的眼睛有潛在的乾眼問題，而波浪型的淚膜較穩定且適合配戴隱形眼鏡。他還認為不規則型的淚膜更穩定，是配戴隱形眼鏡的最佳情況，當然另有一些受檢者的淚膜脂質層圖樣是混合型的，如圖 3-3-7。

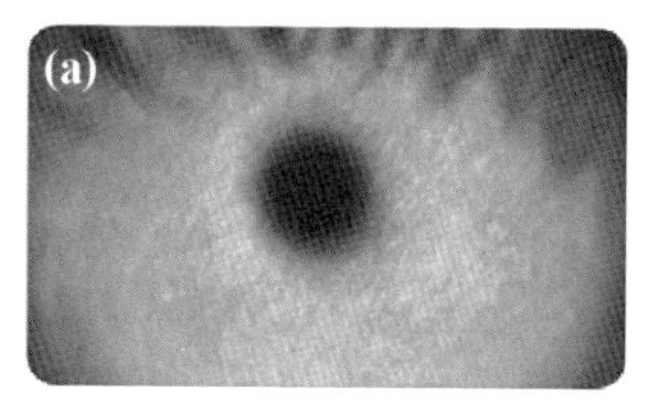

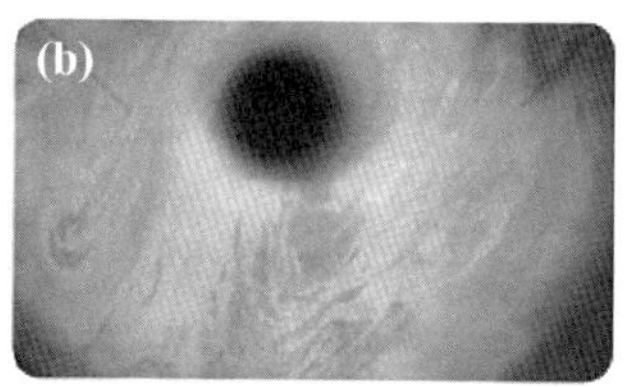

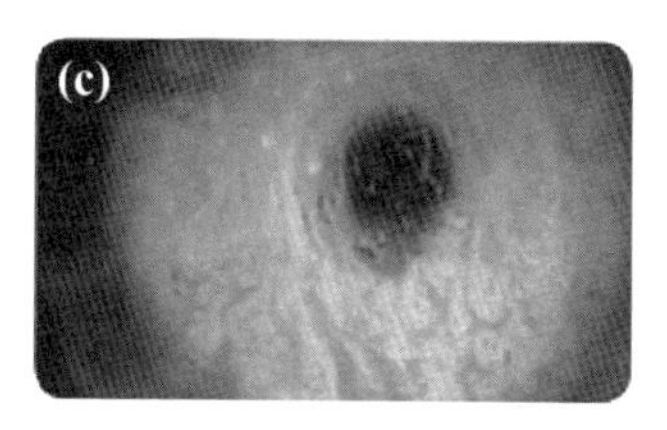

圖 3-3-7：淚膜鏡所觀察各種典型圖像：(a)大理石型；(b)流水型或波浪型；(c)彩條型（見書後彩圖）

配戴隱形眼鏡會對淚膜結構產生很大影響，因為淚膜將重新分布，在鏡片前、後各形成一層淚膜，稱為鏡前淚膜和鏡後淚膜。戴任何類型的隱形眼鏡都會加速淚膜的蒸發，從而加速了淚膜的破裂，這可以從戴鏡後的淚膜圖形看，大多數呈現不穩定的流水型淚膜圖形。

六、淚膜鏡的臨床應用

（一）乾眼症的診斷

眼睛出現乾眼情形可能是淚液的質與量或動力學的異常所致，乾眼症會導致淚膜不穩定和眼表組織病變，並且伴有眼部不適症狀的一類疾病的總稱。乾眼症是很常見的一種眼表疾病，按病因分類可分為：水樣液缺乏型乾眼症、脂質缺乏型乾眼症、黏蛋白缺乏型乾眼症以及淚液動力學異常引起的乾眼症。另也可分成淚液生成不足型乾眼症和蒸發過強型乾眼症的兩種。常見乾眼症的診斷主要依據以下四種方法：

1. 眼睛不適的症狀。
2. 淚液分泌量不足或淚膜的不穩定。
3. 眼表面上皮細胞受損害情形。
4. 淚液滲透壓的增加。

其中測量淚膜穩定性的唯一直接測量方法就是測定淚膜破裂時間。當非侵犯性淚膜破裂時間 NIBUT>20s 時則淚膜較穩定，無淚液不足問題，當 NIBUT 在 10~20s 之間時，要檢查是否有造成淚液減少的相關疾病，如眼瞼炎、結膜炎、結膜疤痕、年紀老化淚腺功能降低，或是長期點某些眼藥水（如某些治療青光眼之藥物）或是服用某些藥物（如某些高血壓用藥、鎮定劑等），都會造成淚液分泌不足。一旦 NIBUT<10s 時，則表示淚膜極為不穩定，可能需要使用人工淚液治療。

（二）評估是否適合配戴隱形眼鏡

一般 NIBUT>20s 則適合隱形眼鏡的配戴，因為此時因淚液而影響配戴隱形眼鏡的問題幾乎不可能發生。NIBUT 在 10~20s 之間，則可以配戴隱形眼鏡，但要留意在隱形眼鏡上的沉積物可能會出現較早，另外，還要注意會有乾眼症狀的出現，至於 NIBUT<10s 時，則不適合配戴隱形眼鏡。

（三）指導隱形眼鏡的配戴

1. 選擇配戴水凝膠性(Hydrogel)隱形眼鏡時的 NIBUT：

NIBUT	配戴水凝膠性隱形眼鏡
<5 s	不適合
5~10 s 之間	可以接受
>10 s	很適合

2. 選擇配戴硬性氣體通透性(RGP)隱形眼鏡前的 NIBUT

NIBUT	配戴硬性氣體通透性(RGP)隱形眼鏡
<3 s	不適合
3~5 s 之間	可以接受
>5 s	很適合

（四）注意事項

1. 觀察 NIBUT 若時間超過 45s，可以關閉淚膜鏡燈，停止檢查，因為 45s 已超過正常時間。當所測得的時間較短時，則應反覆測量 2 次以上並取平均值。
2. 裂隙燈的顯微鏡觀察系統的放大倍率要調到 20 倍左右，以便仔細觀察淚膜形態，若放大倍率太小則不易觀察到淚膜形態。
3. 淚膜鏡的照明亮度不宜太強，除非淚膜反光較弱，才可將亮度稍微調高。因為亮度太強容易刺激被檢者產生較多的淚液，影響檢查結果。
4. 淚膜鏡檢查時，要注意周圍環境的溫度、濕度和空氣流動速度等，這些因素都將影響測量結果。
5. 確認被檢者沒有眼瞼炎、結膜炎等眼部相關的疾病。

3-4 角膜弧度儀(Keratometer)

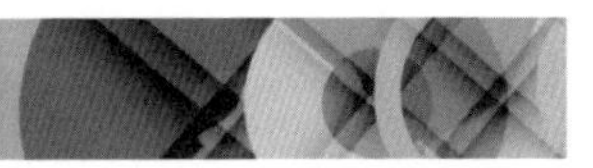

一、用途

角膜弧度儀是用於測量眼球角膜前表面即中心約 3mm 區域的各條子午線的彎曲度，即曲率半徑及曲率，從而可確定角膜有無散光及散光度和軸向，如圖 3-4-1。

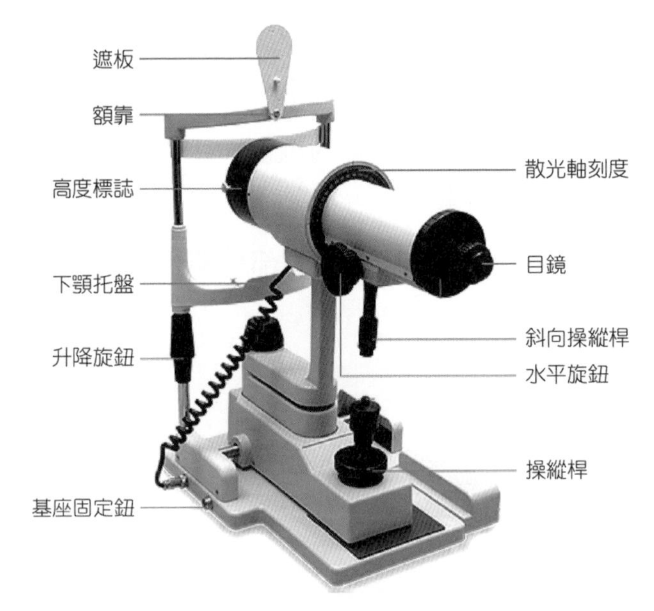

圖 3-4-1：角膜弧度儀的外觀

二、原理與構造

(一) 測量方式

角膜弧度儀測量的方法分成有兩種：

1. 固定雙像法：測量時，固定兩像的分像距離，透過改變物體的大小使像的大小發生變化，從而兩兩相切，由分像距離讀取像的大小，如 Javal-Schiotz 角膜弧度儀。

2. 可變雙像法：測量時，固定物體的大小不變，透過改變分像距離，使像兩兩相切，由分像距離讀取像的大小，如 Baush-Lomb 角膜弧度儀。

（二）光學原理

角膜弧度儀是利用角膜的反射影像來測量角膜曲率半徑。在角膜前的一特定位置放一特定大小的物體，該物體經角膜反射後產生第 1Purkinje 像，測量此像的大小即可計算出角膜前表面的曲率半徑。

如圖 3-4-2 所示，由相似三角形可以看出像的放大率為

$$m = h' / h = -f / x$$

因為 $r = 2f$ 且 $x \fallingdotseq d$（工作距離×相對大於角膜曲率半徑 r）代入上式

$$m = h' / h = -r / 2d$$

所以角膜曲率半徑 $r = -2dh' / h = -2dm$

其中 h' 為像的大小；h 為物的大小；d 為物到像的距離；f 為角膜焦距；r 為角膜曲率半徑；x 為工作距離。

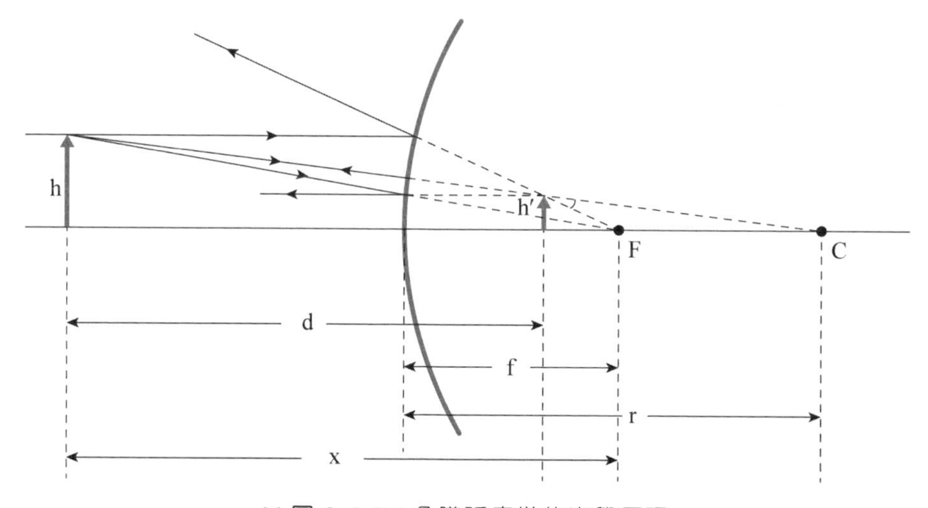

圖 3-4-2：角膜弧度儀的光學原理

圖 3-4-3 由角膜弧度儀的光路可知，將照明的一對物像投射到角膜上，所成的反射虛像經一系列的物鏡及雙稜鏡而成為實像，此時檢查者可透過目鏡看到兩對重疊的像。兩個不同物像間距的大小是由角膜的彎曲度所決定的。曲率半徑越小 兩像間距也就越小，曲率半徑越大則兩像間距也就越大。如在水平位將兩像調整至剛好接觸，兩像的中心平分黑線連成一線，此時從刻度尺上可讀出水平子午線上的角膜曲率半徑和屈光力，按此可將鏡筒轉動至任一子午線，從而測出該子午線上的角膜曲率半徑。

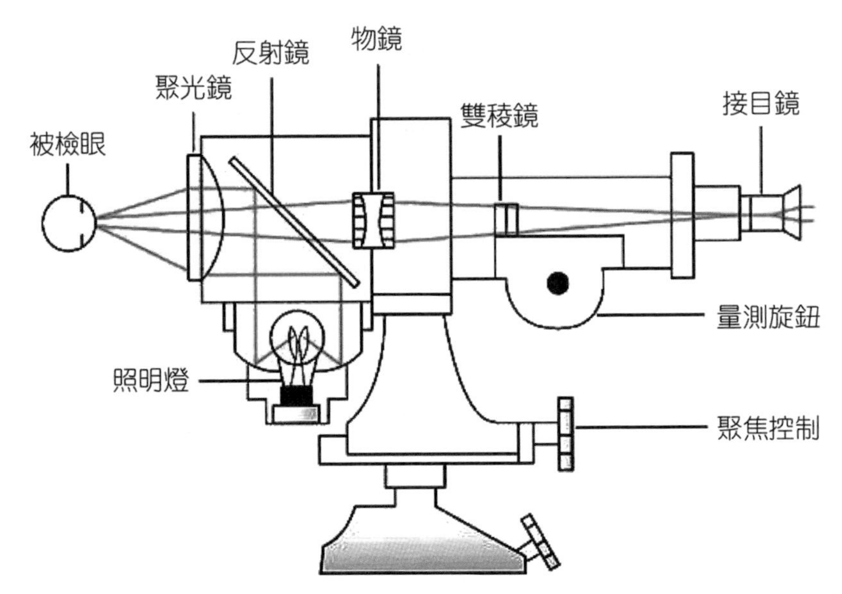

圖 3-4-3：角膜弧度儀的光路圖

三、角膜弧度儀的分類

目前臨床上常用的角膜弧度儀主要有三種類型，即：

(一) Javal-Schiotz 角膜弧度儀

Javal-Schiotz 角膜弧度儀又稱角膜散光計，如圖 3-4-4(a)。它由裝有紅綠燈的可自由轉動 180°的弧形弓和帶有凸透鏡與三稜鏡的望遠系統組成。在弧形弓的兩側裝有兩個可以移動的乳白色玻璃鏡面，一個鏡面上畫有長方形標誌另一鏡面上畫有梯形標誌，如圖 3-4-4(b)。當電源燈亮後，乳白色玻璃鏡面上的兩個標誌將投影於形似凸透鏡面的患者角膜上，在角膜上所形成的反射虛像經過一系列物鏡及雙稜鏡而產生實像。透過測量角膜各子午線上的彎曲度，來判斷角膜有無散光以及散光的程度。

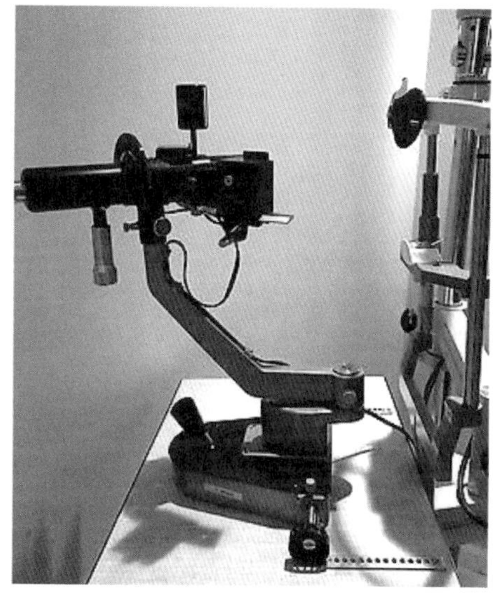

(a)

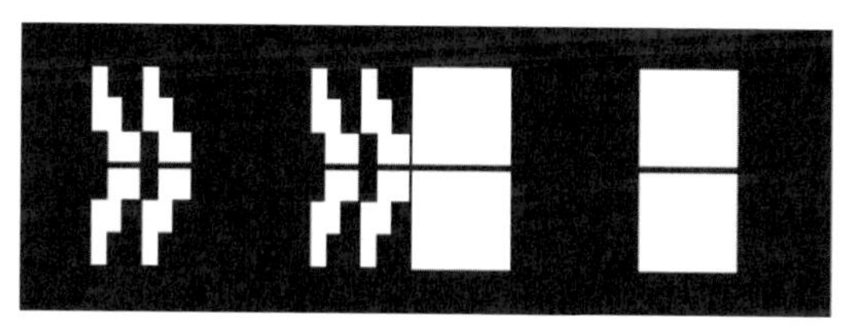

(b)

圖 3-4-4：(a)Javal-Schiotz 角膜弧度儀；(b)鏡面上之長方形與梯形標誌

（二）Baush-Lomb 角膜弧度儀

Baush-Lomb 角膜弧度儀也是臨床上常用的一種角膜弧度儀，該儀器的特點是在測量角膜兩主子午線屈光度時不必旋轉儀器，機器上的多個調控旋鈕讓儀器操作者方便操作，如圖 3-4-5(a)。檢查者可從目鏡中看到 3 個圓環並各有一對正負號標記，檢查時使用調控旋鈕使相鄰的兩個環正號和負號重疊。由此測出相互垂直子午線上的曲率半徑和屈光度，如圖 3-4-5(b)。

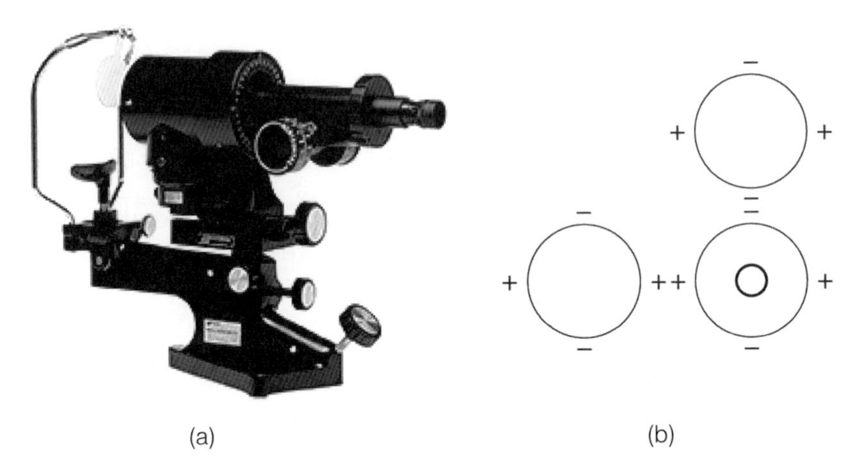

圖 3-4-5：(a)Baush-Lomb 角膜弧度儀；(b)目鏡中可看到 3 個圓環

(三) 自動角膜弧度儀(Auto Keratometer)

自動角膜弧度儀主要結構有屈光測定、角膜曲率半徑測定、瞳孔距離測定等裝置和自動分析、資料儲存及掃描列印等電腦系統。與手動角膜弧度儀相比，它讀數準確且操作簡便、省時，對具有正常範圍屈光力(40D~46D)的規則角膜，具有很高的準確性和可重複性，精確度可達±0.25D，在測量範圍內一般無讀數誤差。角膜的屈光狀態可透過顯示幕上的角膜映射環反應出來，如圖 3-4-6。角膜無散光時，反射環為圓形；規則散光時，反射環為橢圓形；不規則散光時，反射環為不規則形。

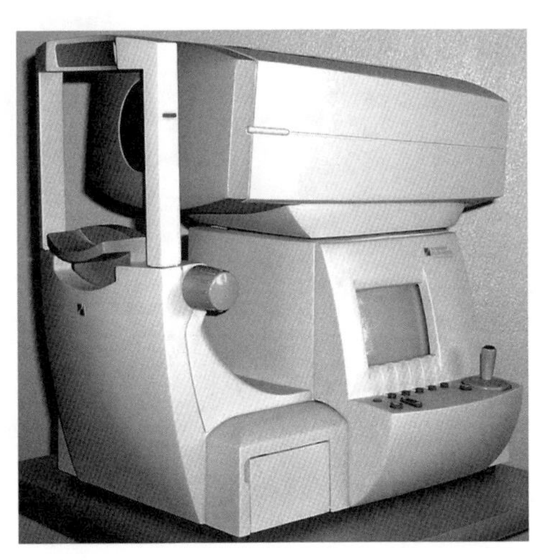

圖 3-4-6：自動角膜弧度儀(Humphrey)

由於角膜屈光力是 43.05D，占眼球總屈光力的大部分，而角膜屈光力又主要取決於角膜前表面曲率，因此透過角膜弧度儀檢查，可測量角膜前表面曲面各軸向的曲率半徑和屈光度，臨床診斷和治療提供有用的數值。

四、角膜弧度儀的操作

(一) 檢查前準備

1. 消毒弧度儀的下巴托和前額靠。
2. 請被檢者摘下眼鏡或隱性眼鏡。
3. 調整弧度儀的目鏡。
4. 打開電源開關。
5. 把目鏡按逆時針方向轉動。
6. 再順時針轉動目鏡，直到出現清晰像。

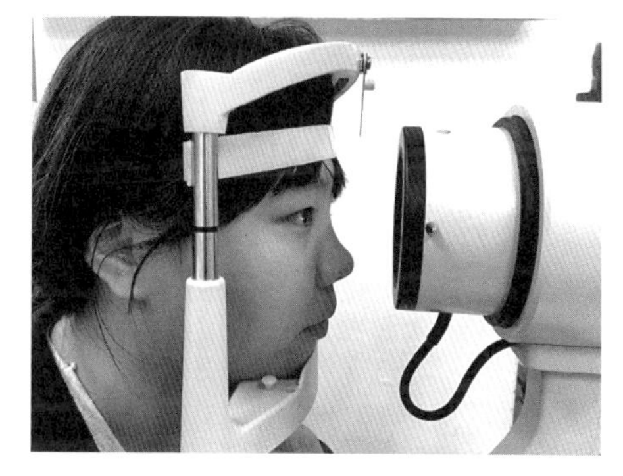

圖 3-4-7：被檢者頭部的位置

7. 調整儀器和椅子的高度，使檢查者和被檢查者坐得舒服。
8. 打開弧度儀的聚焦鎖。
9. 讓被檢者把頭靠在下巴托上，前額靠在額托上。
10. 上升或下降下巴托，直到檢查者的外眥角與儀器的標記相一致，如圖 3-4-7。

(二) 檢查方法

以下將分別說明固定雙像法與可變雙像法的測量方式：

1. 固定雙像法

測量時，固定兩像的分像距離，透過改變物體的大小使像的大小發生變化，從而兩兩相切，由分像距離讀取像的大小。其中 Javal-Schiotz 型角膜弧度儀就是利用固定雙像法測量角膜的曲率值的。 檢查步驟：

(1) 被檢查者摘掉框架眼鏡或者隱形眼鏡。

(2) 被檢查者坐在角膜弧度儀前，頭部置於固定頷托上。先遮蓋左眼，被檢查者右眼注視角膜弧度儀前方的圓孔，並從中找到自己角膜的反射像。

(3) 檢查者從目鏡中可以觀察到兩個梯形和兩個長方形的圖像，並注意觀察中間的梯形和長方形的位置，調整焦距使圖像清晰。

(4) 首先我們確定水平的主經線，根據中間的梯形和長方形的不同位置，使用調節手柄使其中間的梯形和長方形相切，如圖 3-4-8，從讀數窗中記錄下此時的角膜曲率或曲率半徑。

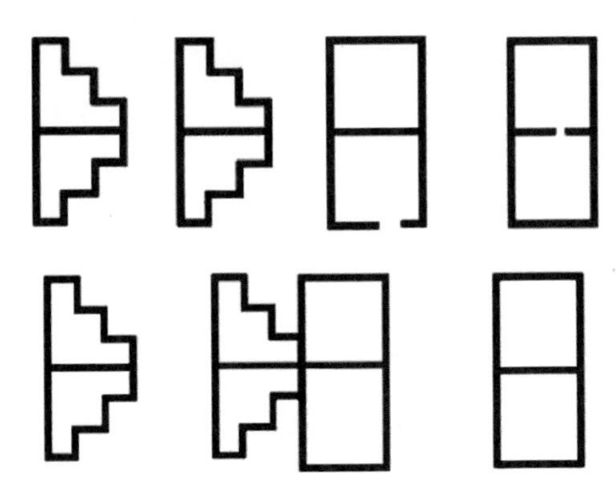

圖 3-4-8：固定雙像的調整前（上圖）與調整後（下圖）

(5) 將角膜弧度儀的鏡筒旋轉到與水平主經線成 90 度的垂直位元上，根據中間的梯形和長方形的不同位置，使用調節手柄使其中間的梯形和長方形相切，從讀數窗中記錄下此時的角膜曲率或曲率半徑。

(6) 如果水平和垂直的測量結果相同說明無角膜散光存在。如果水平和垂直的測量結果不相同說明有角膜散光存在。兩條主子午線的曲率之差就是角膜散光量。

(7) 如果從第(3)步驟中，我們看到的圖形是傾斜的並且中央線不銜接（圖 3-4-11），說明此眼有軸位不在水平或垂直位上的散光，這時我們就要旋轉鏡筒使中央線銜接，根據中間的梯形和長方形的不同位置，使用調節手柄使其中間的梯形和長方形相切，記錄下此時的角膜曲率或曲率半徑及此時的軸向。然後再旋轉與之相垂直位上進行測量，記錄下此時的角膜曲率或曲率半徑。

(8) 如果我們旋轉鏡筒一周，中間的梯形和長方形的位置忽遠忽近，說明此角膜有不規則散光。

(9) 重複(2)~(8)可以測量左眼的角膜曲率及曲率半徑。

2. 可變雙像法

測量時，固定物體的大小不變，透過改變分像距離，使像兩兩相切，由分像距離讀取像的大小。其中 Bausch and Lomb 型角膜弧度儀就是利用可變雙像法測量角膜的曲率值的。檢查步驟：

(1) 被檢查者摘掉框架眼鏡或者隱形眼鏡。

(2) 被檢查者坐在角膜弧度儀前，頭部置於固定頜托上。先遮蓋左眼，被檢查者右眼注視角膜弧度儀前方的圓孔。並從中找到自己角膜的反射像，如圖 3-4-9。

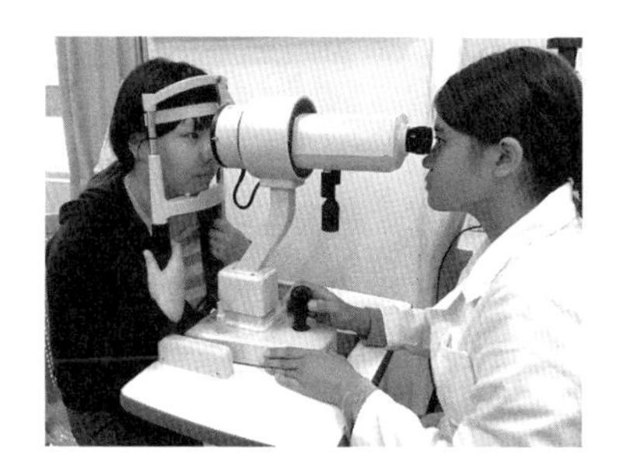

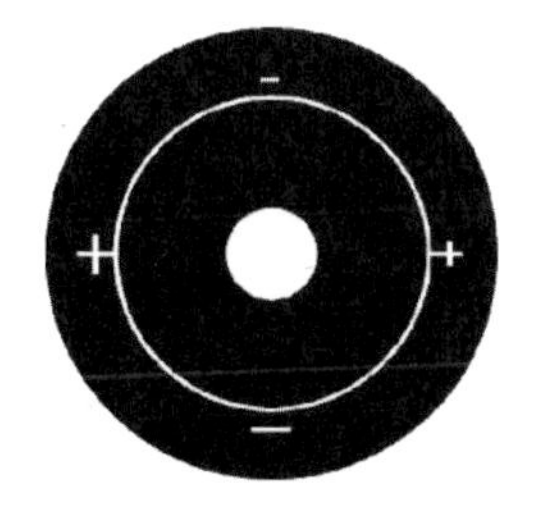

圖 3-4-9：(a)檢查示意圖；(b)被檢者看到的圖標

(3) 檢查者從目鏡中可以觀察到三個環對應在被檢查者的角膜上，並注意三個環的相對位置，調整焦距使圖像清晰，如圖 3-4-10。

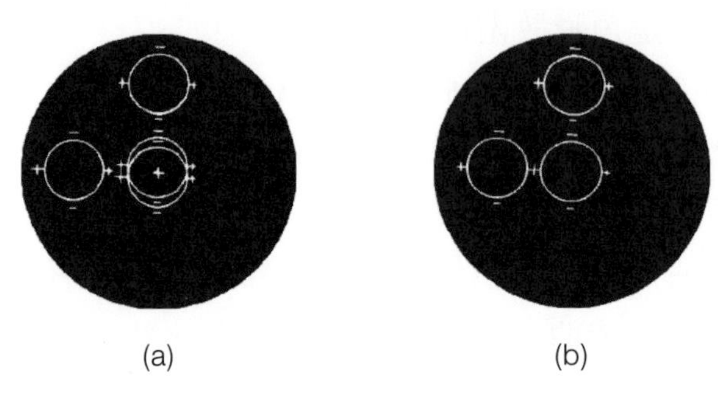

圖 3-4-10：(a)未對焦前圖標；(b)調整焦距使環型圖像清晰

(4) 透過旋轉鏡筒左邊的水平調節旋鈕，使視場中水平分像與中心原像兩兩相切。從水平讀數窗中記錄下水平主子午線的曲率或水平角膜曲率半徑。

(5) 透過旋轉鏡筒右邊的垂直調節旋鈕，使視場中垂直分像與中心原像兩兩相切。從垂直讀數窗中記錄垂直主子午線的曲率或垂直角膜曲率半徑。

(6) 如果水平和垂直的測量結果相同說明無角膜散光存在。如果水平和垂直的測量結果不相同說明有角膜散光存在。

(7) 如果檢查者看到的圖像有傾斜，如圖 3-4-11(a)，並且十字線不相銜接，說明有軸位不在水平或垂直位置的散光。此時我們則要轉動軸位轉動手柄，使十字相銜接，然後分別調節水平和垂直旋轉手輪，如圖 3-4-11(b)，並記錄此時的軸位元和角膜曲率或角膜曲率半徑。

(8) 如果我們旋轉鏡筒一周，圖像的位置忽遠忽近，說明此角膜有不規則散光。

(9) 重複(2)~(8)可以測量左眼的角膜弧度。

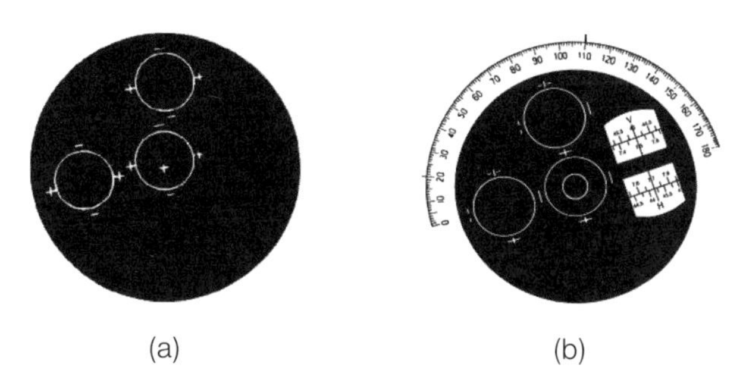

(a) (b)

圖 3-4-11：(a)軸向沒有對準；(b)軸向對準後並使圖像相切

五、檢查結果的記錄

對於上面兩種角膜弧度儀的測量結果的記錄方法都是一樣的。我們可以使用曲率半徑(mm)也可以使用屈光度(D)，在驗光中一般採用 D 表示，這樣比較方便，也可以直接提供角膜散光的情況。一般我們先記錄水平方向曲率再記錄垂直方向曲率。例如：

OD: 43.00D@180 / 44.00D@90

44.00
43.00

這樣我們就可以看出右眼垂直方向的度數較大，從而得出此角膜有 1.00D 順規散光(with the rule, WR)。如果水平方向的度數較大可以得出角膜有逆規散光(against the rule, AR)。如果兩條主子午線相差不是 90 度說明角膜有不規則散光(Irregular)。如果主子午線在 30~60 度和 120~150 度上說明角膜有斜向散光(OBL)。例如：

OS: 43.80@40 / 45.00@130

45.00
43.80

記錄反射圓圈或游標象的形狀，例如：MCAR 表示圓圈邊界清晰與規則(mires clear and regular)，或是 Mires irregular and distorted 圓圈邊界不規則與變形。

範例：

OD: 42.50 @180/ 43.50 @90; 1.00D WR, MCAR

OS: 47.37 @ 180/ 41.37 @90; 6.00D AR, mires distorted

六、角膜弧度儀的臨床應用

（一）在隱形眼鏡的驗配過程中，可以根據顧客的角膜前表面的主子午線的曲率半徑來選擇鏡片的基弧。在選擇鏡片基弧中以鏡片的基弧等於或略大於角膜前表面的主子午線的曲率半徑為準則，可用下面公式得出：

BC＝〔（兩條相互垂直的主子午線的曲率半徑的和）/2〕×1.1

例如：測得兩條相互垂直的主子午線的曲率半徑為 7.60 和 7.80
則鏡片的基弧 BC=〔(7.60+7.80)〕/2×1.1= 8.47mm

（二）對軟式隱形眼鏡配戴後鬆緊程度的評估：檢測時，令配戴者眨眼，若配戴良好，視標像始終清晰不變。若配戴過鬆，眨眼前像清晰，眨眼後像立即模糊，片刻後又恢復清晰。若配戴過緊，眨眼前像模糊，眨眼後像立即清晰，片刻又恢復模糊。

（三）可以用角膜弧度儀檢測散光的度數，軸向及判別散光的類型，例如：

1. 若驗光中有散光，用角膜弧度儀檢測無散光，說明該散光全部是眼內散光。
2. 若驗光中有散光，用角膜弧度儀檢測也有散光並且兩者散光度相等，軸向一致，說明該眼的散光全部是角膜散光。
3. 若驗光中的散光度與角膜弧度儀檢測的散光度不等並且軸向不一致，說明散光度是由角膜散光和眼內散光混合而成的。

4. 若驗光中無散光，用角膜弧度儀檢測有散光，這就說明角膜散光與眼內散光度數相等，而且符號相反，軸向一致，兩者相互抵消。此散光可以用球鏡矯正。

（四） 對於某些角膜病如圓錐角膜、扁平角膜等角膜弧度儀可作為診斷依據。對於人工晶體植入術前植入度數的測定以及各種屈光手術的設計與結果分析都需要角膜弧度儀的測定。此外還可以瞭解淚液分泌情況等。

七、注意事項

(一) 角膜弧度儀的優點

1. 對具有正常範圍屈光力(40D~46D)的規則角膜，具有很高的準確性和可重複性，精確度可達±0.25D。
2. 可透過顯示屏角膜影像環將角膜屈光狀態反映出來。角膜無散光時，影像環為圓形；規則性散光時，影像環為橢圓形，不規則性散光時，影像環為不規則形。
3. 操作簡便、快捷。
4. 檢查結果可自動列印。
5. 在測量範圍內，無讀數誤差，容易維護。

(二) 角膜弧度儀的缺點

1. 測量區域的局限性。只能測量角膜中央 3mm 的平均屈光力，而不能測量角膜其他部位的屈光力。
2. 測量範圍有侷限性，對過於平坦或過於陡峭的角膜，特別是屈光力大於 50D 者，角膜弧度儀檢查將失去其準確性。

3. 弧度儀設計上將角膜假設為對稱的規則圓柱體，因此對病變角膜及不規則角膜，可導致曲率值及軸向的錯誤。

4. 角膜有嚴重不規則性散光時，它只能透過角膜影像環從形態上反映，無法顯示和列印。

（三）操作注意事項

1. 被檢查者頭位要正確，否則最大角膜屈光力的軸位將出現誤差。

2. 雙眼睜大，充分暴露角膜，上瞼下垂或小瞼裂者，要充分暴露角膜並避免壓迫角膜。

3. 硬式隱形眼鏡配戴者應摘鏡至少 2 週以上才能測出角膜真實弧度。

4. 設備應定期檢測及校對。

5. 測量環境應保持適當的濕度和清潔度。

3-5 裂隙燈顯微鏡(Slit Lamp Microscopy)

一、用途

1911 年瑞典的眼科學家 Gullstrand 發明了著名的眼科檢查儀器「裂隙燈」(Slit lamp)，1920 年 Vogt 加以改進使其功能更加完善，使裂隙燈顯微鏡成為眼科常用的檢查儀器。它主要用於檢查眼前部，如角膜、結膜、眼瞼、前房、水晶體等。在隱形眼鏡配戴評估方面也有很重要的功能，如果配上一些附件還可以檢查前房隅角與眼底等，隨著科技的不斷發展，功能和應用範圍也不斷擴大。

二、構造

裂隙燈顯微鏡系統主要由雙目立體顯微鏡、照明光源、滑台、頭靠和工作臺五大部件組成，圖 3-5-1。若是要外加攝像系統則包括光學轉接器、攝像介面、攝影頭及控制開關等，至於電腦系統之硬體則包括主機、顯示器、滑鼠和鍵盤，軟體是圖像分析處理軟體。

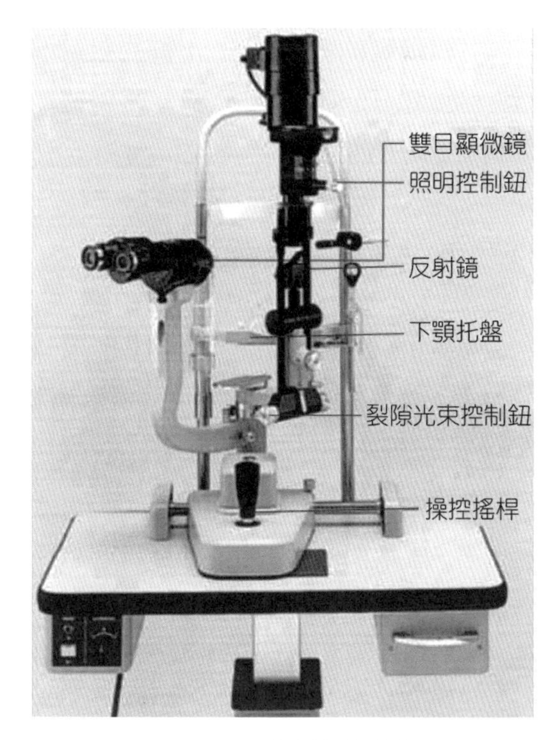

圖 3-5-1：裂隙燈顯微鏡外觀

三、檢測原理

裂隙燈的工作原理是利用裂隙燈的集中裂隙光線，對被檢眼進行照明，透過雙目顯微鏡對被檢眼照明的部位進行觀看與檢查，若是裂隙燈顯微鏡有外加攝像系統和電腦圖像分析處理系統則能對被檢眼進行圖像拍攝，然後進行圖像分析、處理與存檔。

由裂隙燈發出的集中光線經過眼的屈光介質時，僅光線透過的組織被照亮，其被照亮的部位符合光線斷面的大小和形狀，且被照亮與其周圍未被照亮的黑暗部分之間，形成明顯的對比。當寬光線透過角膜、水晶體等透明組織時，這些組織在光線透過的地方可以顯示出淡灰色半透明的形態。當窄的裂隙光線透過角膜或水晶體等透明組織時，則可以顯示出這些組織的光學橫向切面。

由於眼睛的各個屈光介質的折射係數不同，除了應用集中焦點光線以外，也可用分散光線、後方反射光線、鏡面反射光線或在上述各種光線合併應用的情況下進行眼部檢查，以便更全面地顯示眼部各組織結構。

四、光學結構

裂隙燈顯微鏡的照明系統，是典型的柯拉照明系統(Kohler illumination system)，柯拉照明的特徵是：由聚光鏡和投射鏡這二組透鏡組成，燈絲所發出的光線經聚光鏡與透過裂隙控制開關後成像在投射鏡上，再藉由反射鏡聚焦在被檢眼上，它能夠產生一個亮度高、照明均勻，裂隙清晰而且寬度可調的照明效果。至於裂隙燈顯微鏡的觀察系統是一個雙目立體顯微鏡。它由物鏡、目鏡和稜鏡所組成，一般裂隙燈顯微鏡的放大倍率為 6×~40×，如圖 3-5-2。

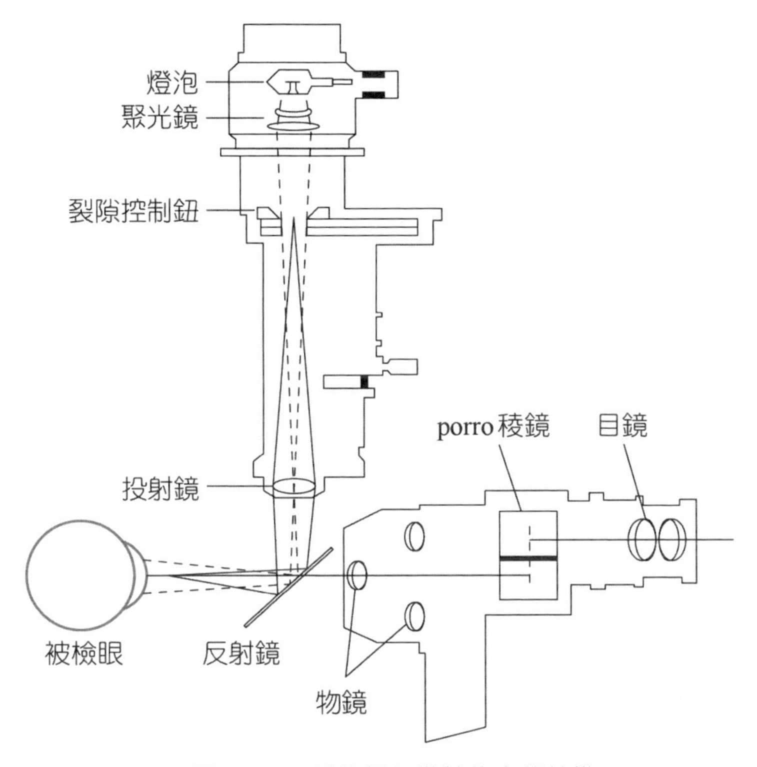

圖 3-5-2：裂隙燈顯微鏡的光學結構

五、檢查步驟

(一) 檢查前準備

1. 調整檢查環境的光源為昏暗狀態。
2. 請被檢者取下眼鏡。
3. 裂隙燈顯微鏡的目鏡進行調焦：在特定的位置插入對焦棒，對焦面朝向物鏡側，打開電源開關，調整裂隙燈光源的方向和寬度，使之投射至對焦棒的對焦面上、寬度約 2mm，逆時針轉動目鏡，然後透過目鏡觀察對焦面上的像，分別轉動順時針轉動目鏡，直到對焦面上的像變清楚。

4. 調整被檢者椅子和儀器的高度，使得檢查者和被檢者得到一個舒服的坐姿。
5. 讓被檢者下巴放在頜托上，額頭靠在頭靠上。
6. 升降頜托，直到被檢者的外眥角與儀器上的一個高度標誌對準。
7. 檢查者一般用右手調節照射鏡與顯微鏡的共同轉動把柄，或顯微鏡的精細調節螺旋；左手可以輕輕撐開患者被檢查眼的眼瞼。
8. 調整顯微鏡目鏡距離，使目鏡距離和檢查者的瞳距一致。
9. 操作滑臺上的手柄，看前後左右移動是否靈活。
10. 開大裂隙，轉動光圈盤，觀看光圈形狀，檢查濾色片是否良好及光圈轉動是否靈活。
11. 開大光圈，調整裂隙，觀察裂隙像開合是否均勻、兩邊是否平行。
12. 檢查系統的共焦、共軸是否良好。
13. 取下定焦棒，用操縱手柄（或手輪）調整顯微鏡和裂隙燈的高度，使裂隙像位置適中，調整左右及前後位置，保證觀察像清晰，如圖 3-5-3。

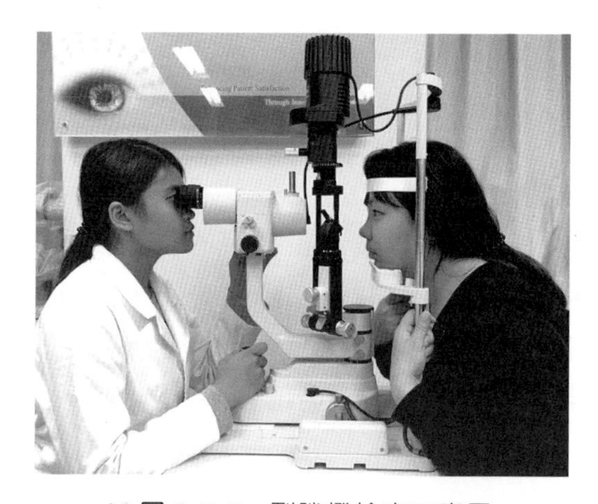

圖 3-5-3：裂隙燈檢查示意圖

(二)裂隙燈顯微鏡檢查方法

檢查時囑被檢者睜開被檢眼，再對裂隙燈顯微鏡進行精細調整。一般照射光線來自被檢者顳側，光線與顯微鏡約成 40°。有時需要改變角度或依靠患者眼球的轉動來照射不同部位和深度的組織。

由於裂隙燈光線投射方式與被檢查部位的組織不同，實際操作的檢查方法主要有：直接焦點照明法、彌散光照明法、後部反光照明法、鏡面反光照明法、角鞏膜緣分光照明法、眼底背照法等常用六種檢查方法：

1. 直接焦點照明法

(1) 設定：裂隙燈與顯微鏡角度約 45~60 度，常用放大倍率為 10~25 倍，裂隙寬度：1~2mm（窄光法），2~4mm（寬光法）。

(2) 方法：將裂隙燈光線的焦點和顯微鏡的焦點調節到一起，然後進行檢查，如圖 3-5-4。

(3) 適用範圍：眼前節檢查最常用的方法，可以觀察大部分眼前部病變，從眼瞼開始直至玻璃體前 1/3，如結膜乳頭增殖、結膜濾泡、砂眼疤痕、角膜異物、角膜雲翳、水晶體前囊色素和水晶體混濁等。

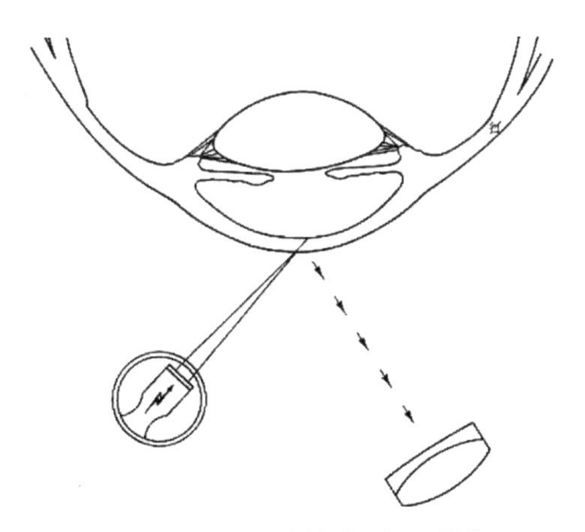

圖 3-5-4：直接焦點照明法

2. 彌散光照明法

(1) 設定：裂隙燈與顯微鏡角度：45~60 度，常用放大倍率為 6~10 倍，裂隙寬度要大於 6mm。

(2) 方法：低倍放大率進行全面化之快速觀察，如圖 3-5-5。

(3) 適用範圍：對眼前節部分，如眼瞼、結膜、角膜等部位進行初步檢查，如果發現問題，用直接焦點照明法進一步觀察。

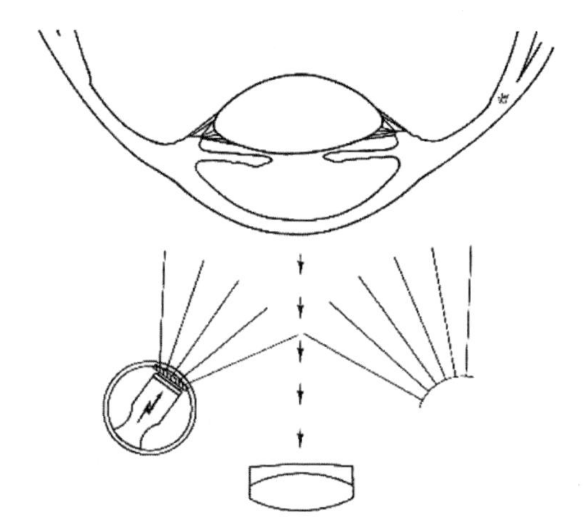

圖 3-5-5：彌散光照明法

3. 後部反光照明法

(1) 設定：裂隙燈與顯微鏡角度：45 度左右，放大倍率設定為 16~25 倍，裂隙寬度約為 2mm。

(2) 方法：將裂隙光線的焦點投照在後部不透明的組織上，如虹膜或混濁的水晶體上，而將顯微鏡的焦點對準被檢查的組織，借後部反射過來的光線以檢查前面的組織，因此光源的焦點與觀察的焦點應有差異，如圖 3-5-6。

(3) 適用範圍：適用於檢查角膜後沉著物、角膜深層異物，角膜深層血管、角膜血管翳等。

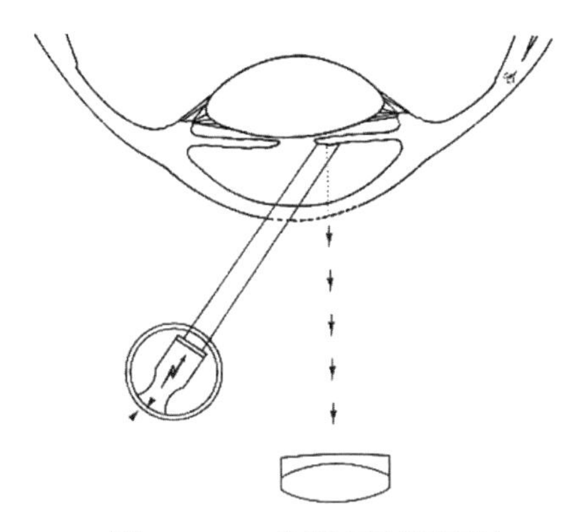

圖 3-5-6：後部反光照明法

4. 鏡面反光照明法

(1) 設定：裂隙燈與顯微鏡角度應相等，即入射角等於反射角，放大倍率為 16~–40 倍，裂隙寬度在 2mm 左右。

(2) 方法：把光線照射在角膜或水晶體表面，適當轉動裂隙燈或顯微鏡角度，使入射角等於反射角，同時用顯微鏡應觀察眼組織表面形成的鏡面反光區，如圖 3-5-7。

(3) 適用範圍：可用於觀察角膜和水晶體前後表面的病變，例如：角膜內皮細胞多形性改變，角膜表面水泡，角膜上皮剝落，角膜潰瘍癒合的疤痕，水晶體前囊的皺紋，水晶體後囊的反光或彩色反光等等。

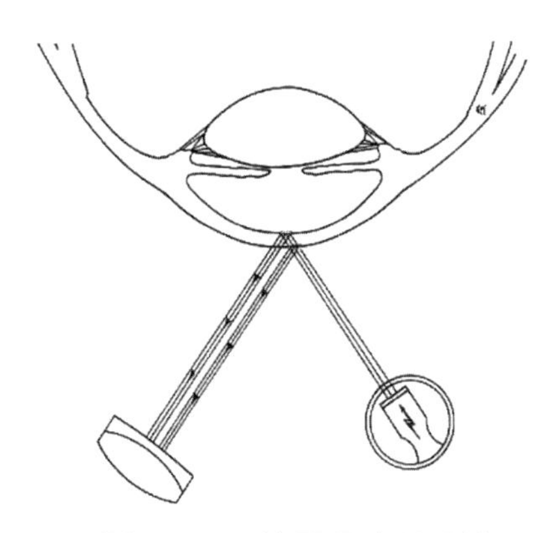

圖 3-5-7：鏡面反光照明法

5. 角鞏膜緣分光照明法

(1) 設定：裂隙燈與顯微鏡角度：45~60 度左右，放大倍率設定為 10 倍，裂隙寬度約為 3~4mm。

(2) 方法：照明光源聚焦於角鞏緣，由於角膜本身的透明性，光線透過這部分透明組織時，因內部反射，使不透明體，如沉著物、血管等病變，變得明顯易見，如圖 3-5-8。

(3) 適用範圍：適用於檢查角膜透明度、沉澱物、疤痕、水腫及混濁等。

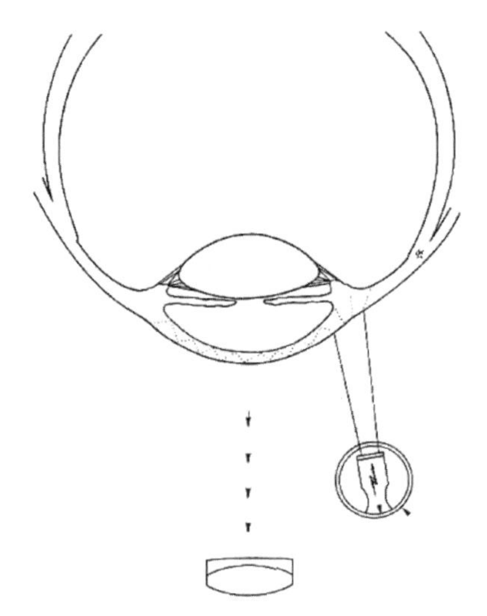

圖 3-5-8：角鞏膜緣分光照明法

6. 眼底背照法

(1) 設定：裂隙燈與顯微鏡角度：30 度左右，放大倍率設定為 25 倍，裂隙寬度約為 4~6mm。

(2) 方法：顯微鏡置於瞳孔中央鄰接虹彩邊緣，半月狀入射照明光源應聚焦耳側角鞏緣，如圖 3-5-9。

(3) 適用範圍：適用於檢查玻璃體、水晶體、前房及角膜的透明及完整性。

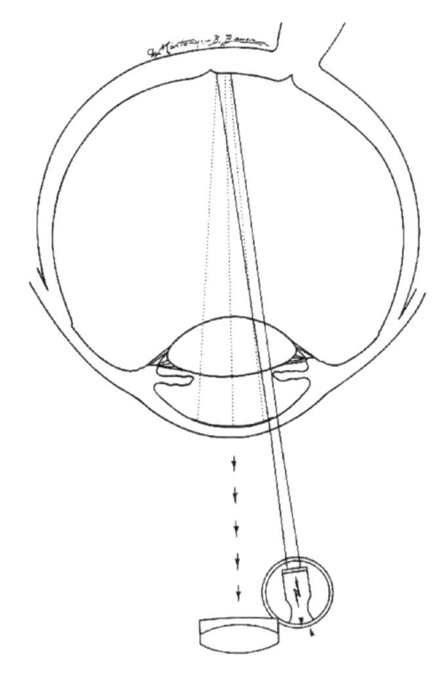

圖 3-5-9：眼底背照法

六、臨床應用

(一) 裂隙燈顯微鏡下眼前節正常結構

1. 結膜組織

(1) 正常瞼結膜之上皮透明，下有結膜腺樣層，呈淡粉紅色，如圖 3-5-10(a)。

(2) 正常球結膜之上皮透明，其下面腺樣層呈淡灰色。

(3) 角鞏膜緣是角膜和鞏膜的接合區域，正常角鞏膜緣呈現半透明灰色條帶，約 0.5mm 寬。

2. 角膜組織：正常角膜可分為：上皮層、前彈力層、基質層、後彈力層和內皮層共五層。

(1) 正常角膜上皮呈現透明，在光學切面上，發亮的淚膜線條下面的透明帶是角膜上皮層。

(2) 角膜上皮透明空間下面的光帶即是前彈力層，其下面與角膜基質層相連接，並無明顯的分界線。

(3) 基質層在光學切面上呈現出淡灰色、濃淡不勻的透光體，如圖 3-5-10(b)。

(4) 後彈力層在角膜基質層後面，正常時用裂隙燈顯微鏡不能查出。

(5) 內皮層用鏡面反光照射法可觀察到角膜內皮細胞，其呈現金黃色六角形細胞，在角膜內皮的六角形細胞花紋間則有黑色的空隙。

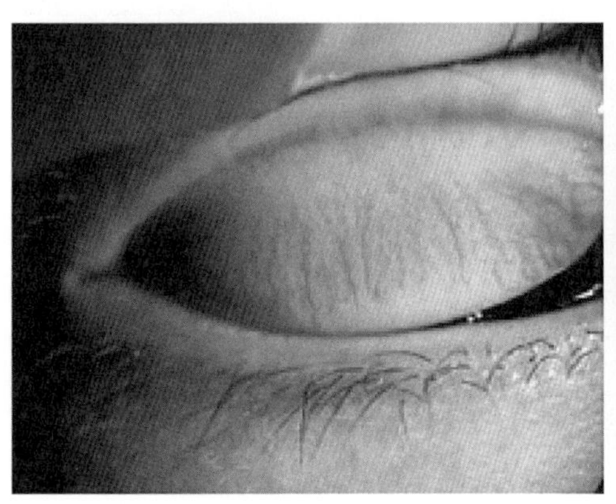

(a)

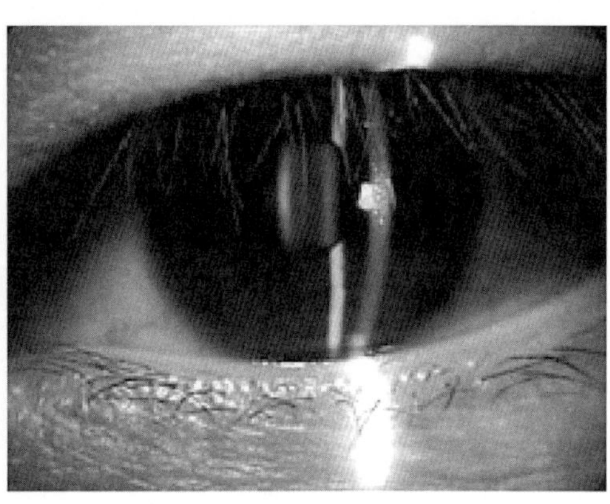

(b)

圖 3-5-10：(a)眼瞼結膜；(b)角膜組織之光學切面（見書後彩圖）

3. 前房部位

(1) 正常前房空間為中央深，周圍淺。中央平均深度約 3.5mm，前房深度隨年齡的增長而逐漸變淺，如圖 3-5-11(a)。

(2) 當用很強的圓錐光線照射且檢查者處於良好的暗適應狀態（瞳孔較大）時，可以在瞳孔區黑暗背景前發現生理性房水閃輝 (aqueous flare)。

(3) 房水內漂浮的顆粒正常情況下包括：色素和白細胞兩種類別。

4. 虹膜組織

包括瞳孔緣虹膜色素皺邊、基質淺層和基質深層三部分。

正常時虹膜組織紋理應極清晰，如圖 3-5-11(b)。但在發炎時，因有腫脹充血而可以呈汙泥狀，在正常情況下，一般是不能見到虹膜血管的，但當虹膜發生萎縮時，除組織疏鬆，紋理不清外，虹膜上原有的血管可以露出，在長期糖尿病患者及患有視網膜中心靜脈阻塞後數月的患眼上，虹膜上常可見到清晰的新生血管，外觀虹膜呈紅色，稱紅寶石虹膜(rubeosis iridis)，血管粗大彎曲擴張，呈樹枝狀分支。

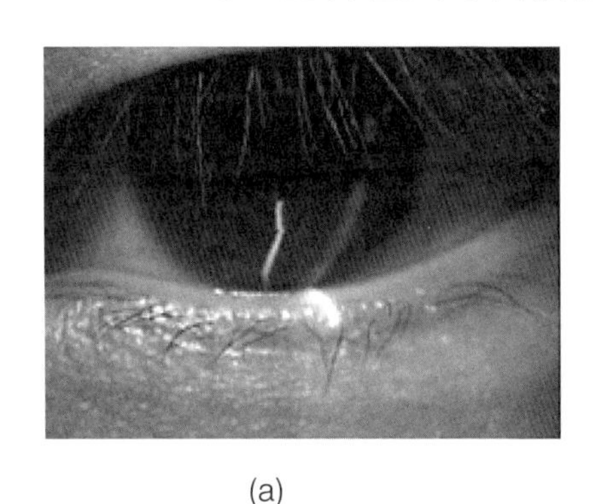

(a)

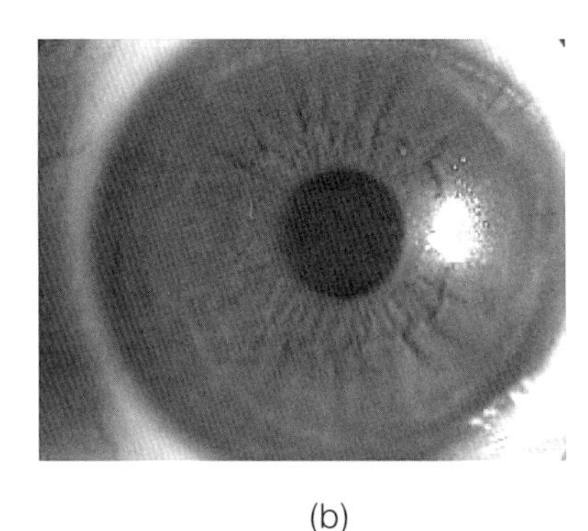

(b)

圖 3-5-11：(a)正常前房之光學切面；(b)正常虹膜組織（見書後彩圖）

5. 水晶體組織

成年人水晶體呈現透明的光學切面，透過裂隙燈窄光，直接焦點定位，由前向後，成年人透明水晶體的光學切面上，所出現的各光帶層次如下：前囊、前皮質、前成人核、前嬰兒核、前胎兒核、前及後胚胎核、後胎兒核、後嬰兒核、後成人核、後皮質和後囊。所有各層光帶因年齡關係在一個水晶體內不一定都能見到，但前、後光帶成人核和嬰兒核，一般是可以看見的。

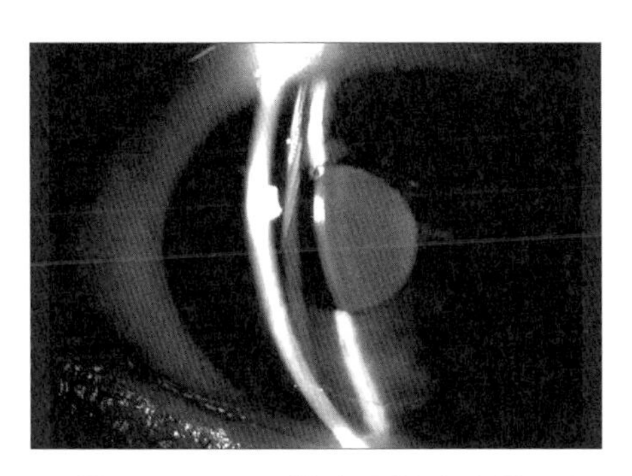

圖 3-5-12：正常水晶體之光學切面（見書後彩圖）

（二）在裂隙燈顯微鏡下評估隱形眼鏡配適

隱形眼鏡是置於眼球表面上的，因其直接接觸眼角膜及結膜，因此可能會對這兩種組織造成傷害。如果不做定期檢查，可能會有：巨乳突狀結膜炎、角膜水腫和角膜機械性損傷、角膜炎和角膜潰瘍、角膜血管增生和角膜白斑等併發症。裂隙燈顯微鏡在隱形眼鏡驗配時可以進行以下的檢查與評估。

1. 淚膜破裂時間

在正常情況下，淚膜在眼表面是完整的。在每隔 5~10s 瞬目一次的間歇期內，淚膜不會出現破裂。若強行拉開眼瞼 15~40s，淚膜將破裂即角膜表面會出現乾燥斑。淚膜的破裂不是由於蒸發所致，因為若淚膜中間層的淚液蒸發掉，時間至少需要 10 分鐘。淚膜蒸發時，淚膜的均勻度會緩慢地變薄，因此脂質層會逐漸向黏液蛋白層靠近，當兩者接觸時，淚膜即發生破裂。

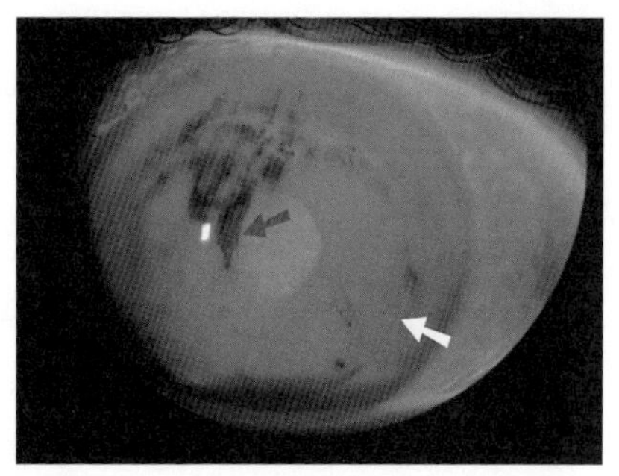

圖 3-5-13：淚膜出現破裂（見書後彩圖）

淚膜破裂時間的檢查可以用沾有螢光素濾紙條沾上一滴生理食鹽水後，輕輕碰觸眼瞼的結膜囊位置，請被檢者充分眨眼讓螢光素成分塗布於眼球表面後。在裂隙燈下用彌散光加入鈷藍濾片照射角膜表面，從最後一次瞬目開始計時，以顯微鏡觀察角膜表面綠色的螢光素薄膜出現第一個黑色的破裂為止，即為淚膜破裂時間 (Tear Break Up Time)，其正常值在 10s 以上，如圖 3-5-13。淚膜破裂時間在驗配隱形眼鏡時的篩選和指導配戴有以下的建議：

(1) 水凝膠性之軟式隱形眼鏡

TBUT<5s，不適合配戴；TBUT 在 5~10s，可以接受；TBUT>10s，很適合配戴。

(2) 硬性氣體通透性(RGP)硬式隱形眼鏡

TBUT<3s，不適合配戴；TBUT 在 3~5s，可以接受；TBUT>5s，很適合配戴。

2. 隱形眼鏡配適靜態評估

戴上硬式隱形眼鏡後，使用適量的螢光素。螢光有助於評價鏡片和角膜之間的淚液情況，以瞭解鏡片後表面和角膜前表面之間的重要關係。顏色的亮度代表了淚液的厚度，越亮表示淚液越多，鏡片和角膜之間間隙越大；越黑表示鏡片和角膜接觸越緊密。

理想硬式隱形眼鏡之配適情形，如圖 3-5-14(a)所示。圖中之螢光染色分布均勻，鏡片內邊緣擠壓很少。鏡片周圍的條帶寬度約 0.4mm，鏡片定位在瞳孔中心，正常眨眼時鏡片移動順暢，上下移位量約 1.0mm~1.5mm。

過緊硬式隱形眼鏡之配適情形，如圖 3-5-14(b)所示。鏡片染色聚集於中間如圖 3-5-10(b)所示。圖中鏡片內邊緣的擠壓大，螢光染色分布集中於中心位置，鏡片定位在瞳孔中心，鏡片移動量很小，要達到理想的配適，可改配戴基弧弧度比較大的鏡片。

過鬆硬式隱形眼鏡之配適情形，如圖 3-5-14(c)所示。鏡片中間部分與角膜緊密接合，螢光染色會聚集於鏡片的邊緣處，鏡片周圍的條帶很寬同時會出現氣泡。另外，鏡片的中心定位差呈現不穩定狀態，眨眼時鏡片會出現移動過度和旋轉等情形，要達到理想的配適，可配戴基弧弧度比較小的鏡片。

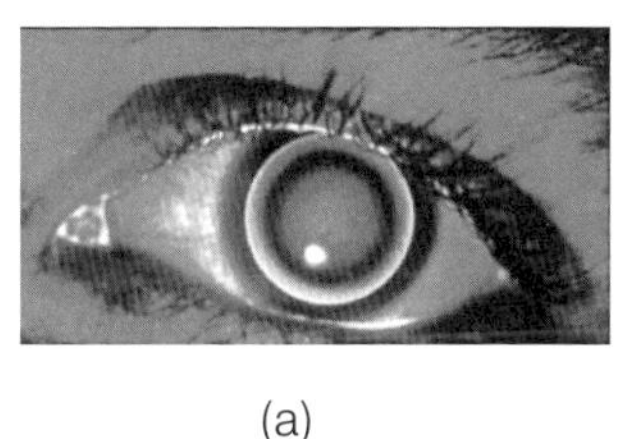
(a)

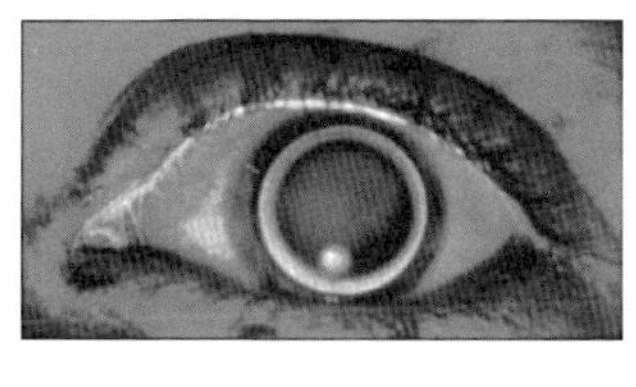
(b)

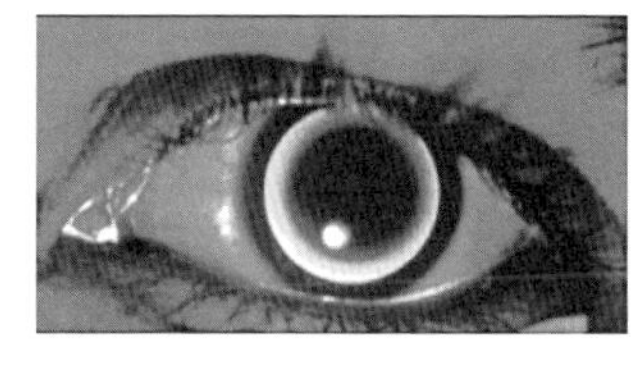
(c)

圖 3-5-14：(a)理想配適情形；(b)過緊配適情形；(c)過鬆配適情形（見書後彩圖）

3. 隱形眼鏡配適動態評估

戴上硬式隱形眼鏡後，請配戴者注視正前方，觀察配戴者眨眼靜止時，鏡片中心與角膜中心的位置關係。然後請配戴者正常眨眼，隨著眨目活動時鏡片開始在眼睛表面移動，此時應觀察鏡片移動的方向、速度、幅度，以及隨著眨眼結束後鏡片恢復至原靜止的位置。

(1) 鏡片移動情形

每次眨眼睛時都有 1~2mm 的移動。若鏡片過度移動會導致不舒服和視力波動。另外，鏡片移動不足則會減少清除鏡片後代謝物質的機會，同時也可能引起鏡片邊緣部位的角膜出現乾燥。

如果鏡片移動過度建議可以減少鏡片後光學區曲率半徑(Back Optic Zone Radius, BOZR)至少達 0.1mm，或也可以增加鏡片直徑。如果鏡片移動不足建議可以增加鏡片後光學區曲率半徑(Back Optic Zone Radius, BOZR)應達 0.1mm 以上或也可以減少鏡片直徑。

(2) 鏡片偏離中心

隱形眼鏡鏡片應遮蓋瞳孔區域並隨每一次眨眼而移動。偏離中心的鏡片會引起角膜或結膜的損傷而被螢光素所染色，尤其在不移動的情況下，另外在晚上還會出現眩光或疊影等視覺不良情形。

如果鏡片位置偏低位者，鏡片不能遮蓋瞳孔或低於角膜下緣並且在多數眨眼時不移動那就不可接受。低位鏡片常見於瞼裂窄，眼瞼緊和眨眼不全者，即使鏡片設計理想也會出現偏低鏡片的情況，如見到不可接受的低位鏡片者，可以減少鏡片直徑(8.5~8.8mm)來改善。

如果鏡片位置偏高者，眨眼時不能遮蓋瞳孔時，可以減少鏡片邊緣厚度或減小鏡片後光學區曲率半徑(BOZR)，另外也可以增加鏡片直徑。

至於眨眼後鏡片的水平方向偏離瞳孔中心，即不能保持遮蓋瞳孔時。這大多是因為角膜頂點位置偏離鏡片中心，或眼瞼形狀不對稱所引起的。處理時應設法達到遮蓋瞳孔的目的，另外也應適時地監測結膜的充血和角膜的染色情況。

七、其他

(一) 注意事項

1. 不要在易燃、高熱、灰塵多的環境中使用儀器，儀器應放在通風良好、環境乾燥的暗室內，並注意保持其清潔和乾燥。
2. 儀器應安裝在傾斜角小於 10 度的地面上，以免傾倒和滑動。
3. 使用專用電纜線，使用時應確保所有電纜線正確、牢固連接。
4. 注意電源電壓是否符合本儀器的要求。
5. 按照正常的程序進行電腦的開機和關機。
6. 避免在電腦上安裝其他的程式。
7. 儀器使用完畢後，應切斷電源並罩上防塵罩。
8. 不宜用腐蝕性清洗劑清潔和消毒儀器的塑膠部位。
9. 保持儀器光學鏡片的清潔。不要用手指和硬物擦拭光學鏡片。光學鏡片表面應盡量避免接觸手和人體其他部位。
10. 更換照明燈泡、保險絲管時應先關閉主電源開關。
11. 儀器在短距離搬動時，應鎖緊儀器中所有活動部分。如需長距離搬運，應重新裝入原包裝後再進行搬運。搬運時謹防倒置，並避免劇烈震動。

(二)維修與故障排除

1. 光源有問題時

光源如有損壞，首先要按說明書中要求的光源規格更換。儀器的光源多為鹵鎢燈，但不要以為僅僅換一個新的光源即可，一定要將燈絲的位置裝在光路的中心。檢驗的方法是：裝上燈後，前後左右輕微移動燈的位置，看裂隙的情況，當裂隙光照最均勻最亮時，固定光源。

2. 顯微鏡目鏡鏡頭染上灰塵油汙時

可先用膠皮噴球吹去塵土再用鏡頭紙將其擦拭乾淨，若仍有油汙，可沾無水酒精擦洗。

3. 照明系統與顯微系統出現不同軸時

即出現旋轉裂隙臂或顯微臂裂隙象跑出顯微鏡視野或不能在視野中央。其修理方法為插上調焦棒，找到頂部裝有 45°反射鏡的照明系統的套桶，在此套桶外壁下部有 4 個緊固螺絲，鬆開後可輕輕旋轉，轉動套桶，使裂隙光照在對焦棒中央，而後上緊螺絲，轉動裂隙臂，即可見裂隙像始終呈現在棒上同一位置，這種情況即為需要的同軸同焦。

4. 裂隙光帶位置不在圓形光闌的中央時

一般裂隙和調節用的手輪是裝在一起的。要排除這兩種故障就必須將這部分整體拆下，裂隙光帶有毛刺，一般是裂隙片上黏有髒物造成，清洗去髒物即可。若透過顯微鏡觀察，裂隙縫不在中央，可以透過調整裂隙大小的螺旋同軸上的厚度大小不等的圓片的位置來完成。當裂隙成像在顯微鏡的上方或下方；不在中央時，可透過調整顯微鏡水平調整螺釘，使其裂隙縫呈現在顯微鏡螢幕中央。

5. 裂隙大小不能固定時

裂隙是由兩個平等刀片組成，兩刀片間裝有彈簧，其作用是使兩刀片閉合。裂隙大小就是透過調節前面講的夾在裂隙間的厚度不等的圓片來完成。對應厚度越厚，裂隙越寬，也就是說，除了最薄處（即裂隙閉合時）裂隙大小螺旋始終受一個要使它轉向裂隙閉合的旋轉力。所以，裂隙大小不能固定時，只要旋緊壓在氈墊的彈簧即可，若此法無效時，可透過取下旋鈕，換厚氈墊的方法，以保證隙寬固定。

3-6 角膜地形圖儀(Corneal Topography)

一、用途

角膜地形圖儀(Corneal Topography)檢查是將類似於 Placido 盤的許多同心圓環投射到角膜上，用定時圖像監視系統調整和儲存，由電腦圖像處理系統將角膜圖像數字化，經分析後用彩色圖像顯示出來，從而精確地測量角膜的曲率、屈光度變化等，如圖 3-6-1。

因此角膜地形圖儀可以將角膜前表面形態進行系統而全面的定量分析，正常眼的角膜地形圖的特點是，Placido 反射環為平滑的同心圓，環之間的距離大致相等。曲率從中央向周邊逐漸變大、屈光度逐漸變小，該趨勢在鼻側較顳側明顯；角膜中央位於視軸中心偏顳上方。

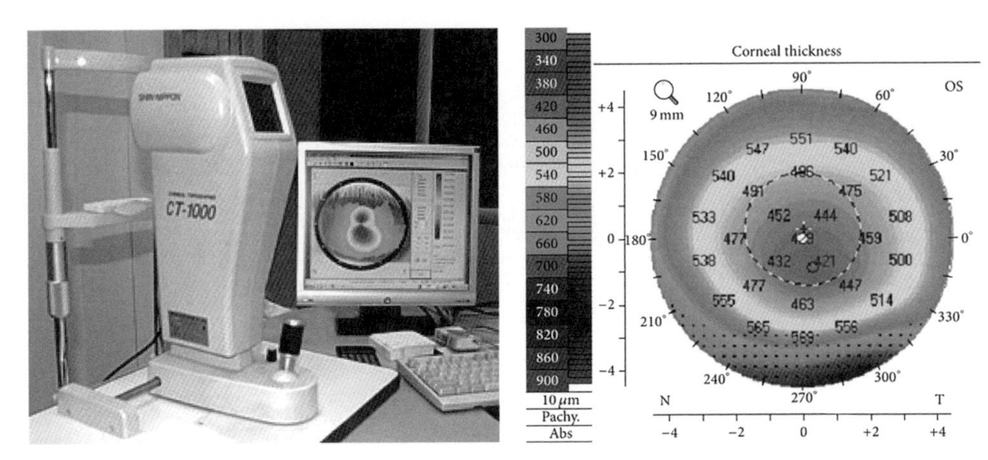

圖 3-6-1：(a)角膜地形圖儀外觀；(b)角膜圖像數字化

二、工作原理

過對角膜前表面形態影像的拍攝，可以對角膜表面的同心環狀影像進行分析，就能獲得詳細的角膜表面形態。目前市售的角膜地形圖儀大多由三部分所構成：

1. Placido 盤投射系統：本系統可將 16~34 個同心圓環，均勻地投射到從中心到周邊的角膜表面上，中心環直徑最小可至 0.4mm，最大圓環則可覆蓋整個角膜表面，圖 3-6-2 所示。

2. 即時圖像拍攝系統：投射在角膜表面的環形圖像可透過即時圖像拍攝系統進行即時觀察、監測和調整，並將圖像儲存於電腦內以備分析處理。

3. 電腦圖像處理系統：電腦先將儲存的圖像數位化，然後再用內建的計算公式和程式進行分析，再將分析結果以不同的彩色圖像顯示在螢幕上，同時分析統計的數值也會一起顯示出來，並可透過連接的彩色印表機進行列印。

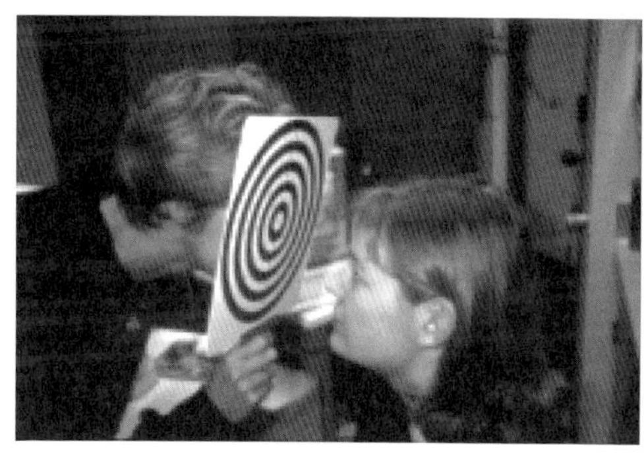
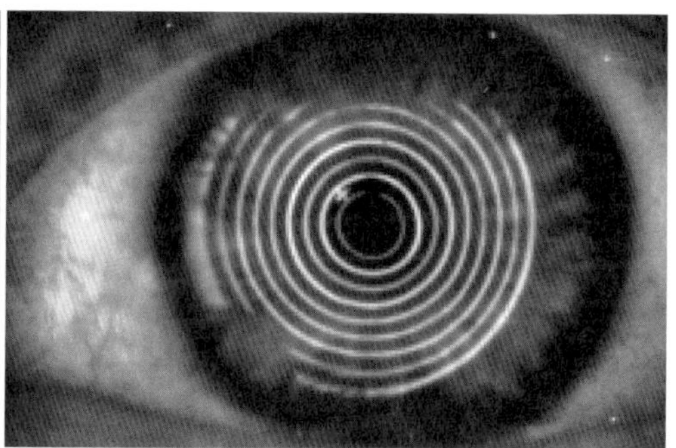

圖 3-6-2：(a)Placido 盤；(b)角膜表面所呈現的同心圓環

三、檢測內容

(一) 使用範圍

1. 屈光性角膜手術術前預測、手術計劃和效果評估，如圖 3-6-3(a)。

2. 各類手術如白內障手術、角膜移植手術、青光眼手術、視網膜剝離手術等對角膜屈光度的影響。

3. 角膜病如圓錐角膜的診斷和臨床監測，如圖 3-6-3(b)。

4. 配戴隱形眼鏡後角膜屈光度改變的評估等。

5. 根據角膜地形圖反應的角膜表面形狀，可以推估預測性的角膜視力，又稱為潛視力。

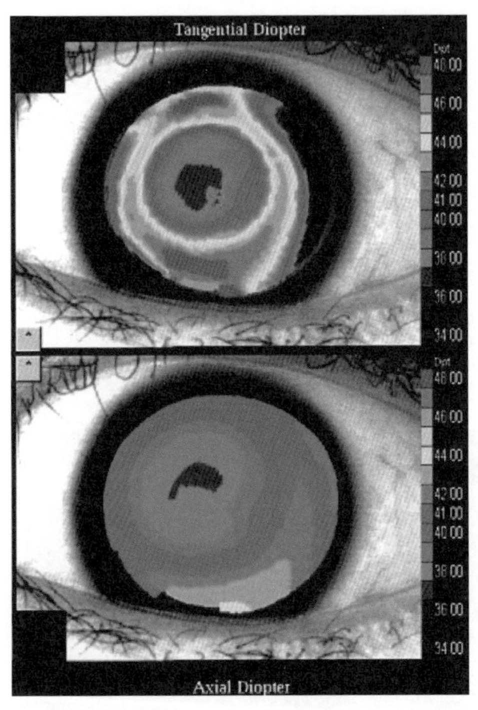

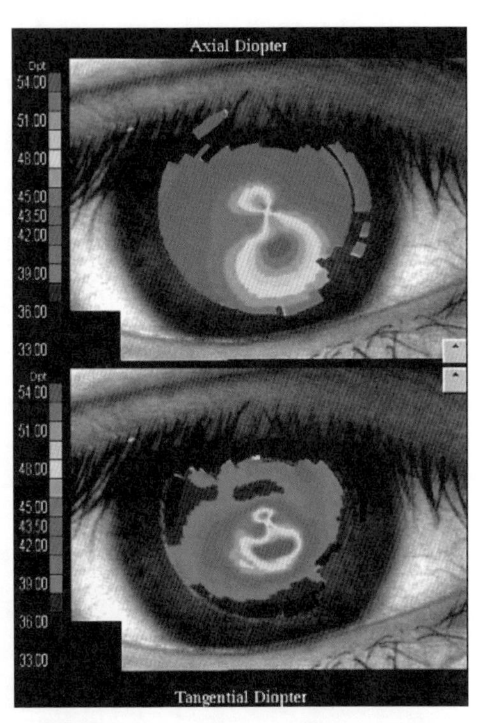

圖 3-6-3：(a)屈光性角膜手術後的地形圖；(b)圓錐角膜的地形圖（見書後彩圖）

（二）測量數據

1. 角膜表面非對稱性數值，即可以呈現角膜表面等距經線上對應點的屈光度差值總和，正常值為 0.12±0.01D。
2. 角膜表面規則性數值，即可以呈現角膜表面經線上屈光度分布的評估，角膜表面越規則，其值越小。正常值為 0.05±0.03D。
3. 最大角膜鏡讀數，即可以呈現角膜表面最大屈光度子午線在第 6、7、8 環上的平均值。
4. 最小角膜鏡讀數，即可以呈現角膜表面最小屈光度子午線上的第 6、7、8 環的平均值。

5. 散光的類型也可以觀測出來，圖 3-6-4 分別呈現順規、逆規與斜向散光的角膜地形圖。

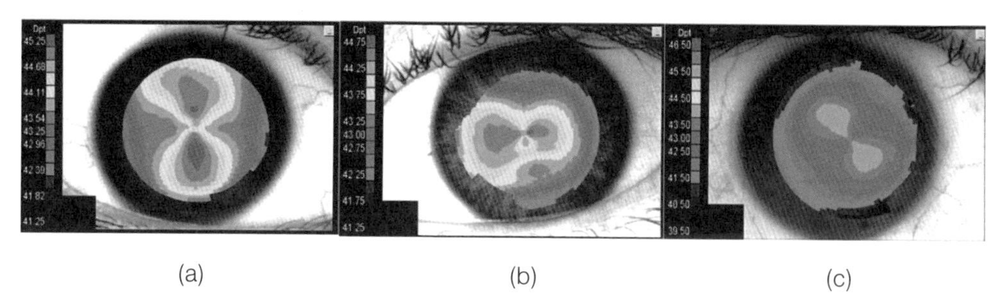

(a) (b) (c)

圖 3-6-4：(a)順規散光；(b)逆規散光；(c)斜向散光 的角膜地形圖（見書後彩圖）

四、角膜地形圖儀的特點

(一) 優點

1. 測量區域範圍大：角膜弧度儀僅能測量角膜總面積的約 8%，而角膜地形圖儀則可以觀測 95%以上的範圍，同時資料點密度可高達 34 環，以每環共有 256 個資料點，因此整個角膜可有 7000~8000 個資料，有的還可以達到 13000 個資料點。
2. 屈光力測量範圍廣：對過於平坦或過於陡峭的角膜，均可準確測量其屈光力。
3. 精確度高、誤差小：角膜 8.0mm 範圍內精確度可達 0~0.07D，由於使用即時數位影像處理技術可在 1/30s 內顯示檢查成果。
4. 易於建立數學模型：由於採用光柵攝影技術，以相對和絕對高度來標示的球面屈光度增減之變化情形，以及角膜子午線曲率標誌圖用高度點而非曲率來解釋角膜表面的變化，故易於建立數學模型。
5. 受角膜病變影響小：新型的角膜地形圖儀可以對上皮缺損、潰瘍及瘢痕的角膜進行檢查，而且其檢查結果很少受角膜病變的影響。

6. 檢查結果容易觀察：角膜上不同曲率半徑採用不同的顏色標示，例如暖色系代表屈光力較強的部位，冷色系代表屈光力較弱的部位，對於角膜表面出現異常分布，如圓錐角膜等情形更易於進行觀測。
7. 多元的功能：新型的角膜地形圖儀除了兼具自動角膜曲率計與角膜鏡之功能外，還可以在暗視下量測瞳孔直徑與角膜直徑的功能，另外透過軟體程式的換算，還可以得到角膜像差等資料。

(二) 缺點

1. 設備價格較昂貴。
2. 對角膜周邊無法全面量測。
3. 當非球面屈光度成分增加時量測之準確性會降低。
4. 易受眼眶高度及眼球內陷程度的影響。
5. 檢查參數過多時則較費時。

五、角膜地形圖儀的操作

(一) 操作步驟

1. 開機後將被檢者姓名、年齡、性別、診斷等輸入電腦。
2. 向被檢者說明檢查過程，並請被檢者保持舒適。
3. 請被檢者坐下並調整儀器高度，下頷放在下頷托上，可用頭帶固定頭位。
4. 囑被檢者受檢眼注視角膜鏡中央的固定燈光。
5. 檢查者操作角膜地形圖儀把手，使顯示幕上的交叉點位於瞳孔中心，即，使角膜鏡同心圓中心點與瞳孔中心點重合，並調整好焦距，使顯示幕上的 Placido 盤同心圓影像清晰，再壓按鈕使圖像固定，如圖 3-6-5。

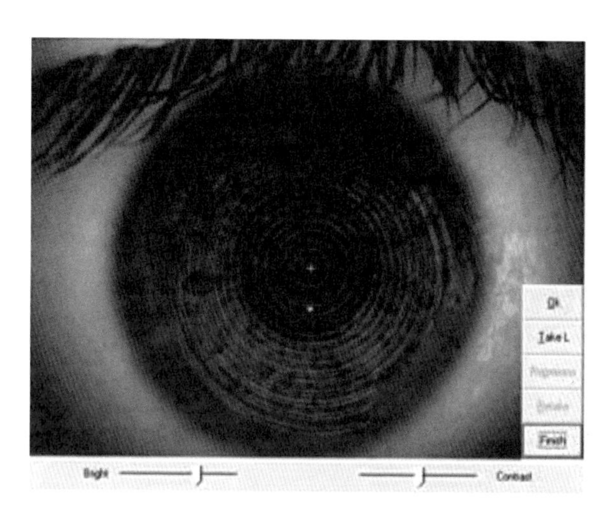

圖 3-6-5：中心點與瞳孔中心點重合並使同心圓影像清晰

6. 在拍攝前應囑咐被檢者眨眼數次以使眼球表面的反光保持均勻。
7. 在拍攝時應囑咐被檢者雙眼同時睜大，每一被檢者可多次量測，以選擇最佳影像進行分析。
8. 檢查者選擇需要角膜圖像作顯示。在顯示圖像中除了角膜地形圖編碼圖以外，檢查者可以據此圖像對被檢者之角膜前表面情形進行評估。

(二) 注意事項

1. 檢查時軟式隱形眼鏡配戴者應停戴至少 2 週，至於硬式隱形眼鏡則應停戴至少 4 週以上。
2. 被檢查者頭位與眼位要正確，不能有傾斜情形，否則可能造成角膜散光的軸位的改變。
3. 雙眼應睜大以避免眼瞼遮蓋角膜，另外要避免壓迫到角膜。
4. 保持角膜表面濕潤，淚膜不穩定者可先滴入人工淚液再行檢查操作，以免角膜太乾燥而影響檢測結果，如圖 3-6-6(a)。

5. 如被檢者有上瞼下垂情形，可請另一人在旁協助提起上瞼，但要注意不要壓迫眼球，如圖 3-6-6(b)。

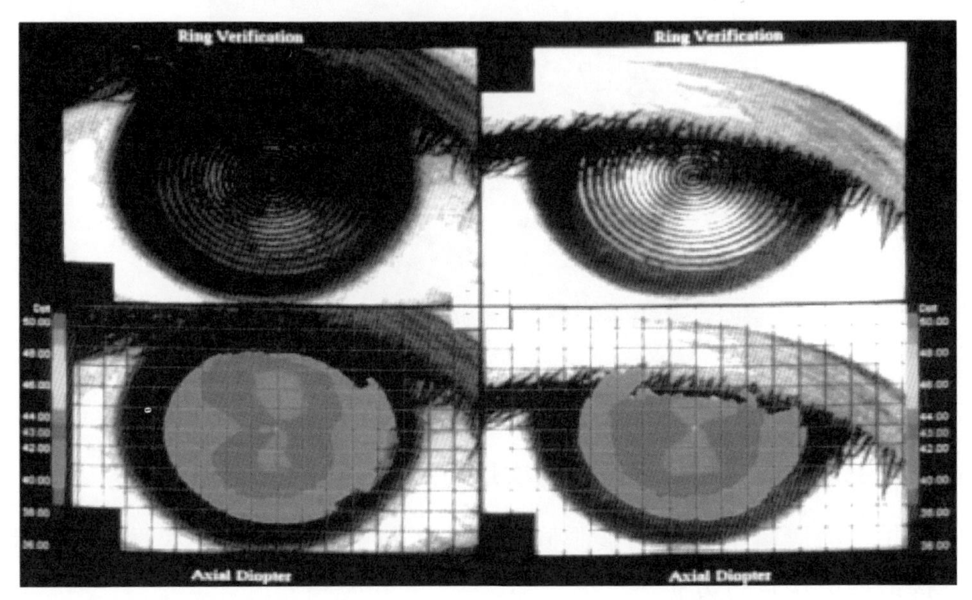

圖 3-6-6：角膜乾燥（左圖）與上瞼下垂情形（右圖）皆會影響檢測結果（見書後彩圖）

(三) 影響檢查結果的因素

1. 在拍攝角膜圖像時攝影鏡頭一定要置中且聚焦良好，否則所拍攝之圖像會產生不對稱或不規則的角膜地形圖。
2. 由於所拍攝之角膜圖像擷取的是空氣至淚膜之間的地形圖，因此要有完整的淚膜表面。淚液過多會在角膜下方堆積，地形圖上就會形成下方角膜局部變陡的假像。
3. 角膜表面乾燥，淚膜不完整時則會在角膜表面形成局部變扁平，這可透過在檢查前讓被檢者反覆眨眼或滴用人工淚液來解決。
4. 上瞼下垂或老年性上瞼肌鬆弛患者，在進行角膜地形圖檢查時常需用手牽拉上提上眼瞼，此時常易壓迫眼球或過度牽拉眼球，這將造成角膜地形圖的變形。

六、角膜地形圖儀的參數分析

（一）角膜的生理變化

一生中人的角膜形態會發生一些微小的變化。嬰兒時角膜更近似於球形，隨著年齡增長會表現出順規性散光情形，即垂直方向屈光力大於水平方向。中年後角膜形態又變回近似球形。到了老年時由於眼瞼鬆弛壓迫角膜力量減輕故會呈現逆規性散光。

人的自然生理周期中，角膜形態也會發生細小變化。睡眠期間眼瞼的閉合會引起角膜曲率和厚度的變化。在夜間由於淚液的蒸發減少及滲透壓的改變，會使得角膜輕微水腫而增厚 3~8%，當眼瞼睜開後 2 小時內可恢復正常。睡眠時眼瞼的壓力也會可導致角膜中央區域變扁平，同樣在白天眼瞼睜開後則可逐漸恢復。

另外婦女在月經週期中角膜也會發生一些小的改變，因為雌性激素的增高會使角膜的含水量也增高，這將導致角膜變扁平及厚度增加。所有這些變化都是較微小的，在臨床上不容易明顯觀看得到，只有藉由角膜地形圖儀才能夠測出。

（二）角膜前表面的形態

1. 角膜頂點：角膜頂點(apex of cornea)是角膜前表面的最高點，在角膜鏡中此點是影像的中心，在正常角膜中角膜頂點和光軸相距很近。在一些角膜病接受手術後（例如：圓錐角膜），角膜頂點可能產生移位，此時角膜鏡的影像會變得不清晰。

2. 角膜的非球性形態：正常人群的角膜前表面呈絕對的非球性形態，角膜頂點的曲率最大，從角膜頂點到角膜邊緣曲率會逐漸減少，這種中央區陡峭，逐漸向周邊過渡而變得平坦的曲線稱為具有正性形態因數的曲線，即角膜曲率半徑從中央到周邊逐漸變大，角膜的平坦變化最先出現在鼻側。其變化率在不同的經線上也會不同，但同一經線的變化率卻也不完全相同，因此將角膜形態可以簡化為橢圓形的一個切面，或可將角膜形態簡化為球柱形。近年來對角膜非球性的研究越來越多，新型的雷射機可以根據角膜地形圖的非球性參數優化切削模式，使得患者獲得更好的視覺品質。

3. 角膜表面的分區：角膜是一連續的透明結構，其形態難以被明確地劃分為各個區域部分，角膜分區只是為了便於臨床應用及進行角膜地形圖分析。

（三）角膜前表面的分區

根據光學及角膜解剖生理特徵，可以簡單地將角膜分為中央區和周邊區兩大部分。角膜的中央區或中心區形成中心視力，當瞳孔散大時，周邊區形成周邊視力。在角膜地形圖上，目前習慣將角膜劃分為四個共心解剖區域，如圖 3-6-7。

1. 中央光學(central optical)區：又稱為頂區，它的範圍是在角膜頂周圍屈光度變化在 1D 以內的區域，也有人認為此區屈光度變化應在 0.25D 範圍之內，故該區角膜屈光力變化較小，相對較規則近似球形。一般來說，該光學區直徑為 4mm 左右。
2. 旁中央(para-central mid-peripheral)區：在角膜中央區旁 4~7mm 直徑處的 3mm 寬的環形區域，該區角膜逐漸變扁平呈現非球面形態，此區在隱形眼鏡的設計和配戴中有非常重要的作用。
3. 周邊區(peripheral transitional)：在距角膜中心 7~11mm 直徑處的 4mm 寬的環形區，該區最為平坦因此非球面的表現將更為顯著且多呈現非對稱性形態。
4. 角膜緣(limbal)區：與鞏膜相鄰寬約 1mm 的環形區，常被角膜緣血管弓所覆蓋，此區與一些角膜邊緣部變薄性疾病有關，角膜邊緣部變化會引起該區屈光力的變化，進而間接影響角膜中央的屈光狀態。

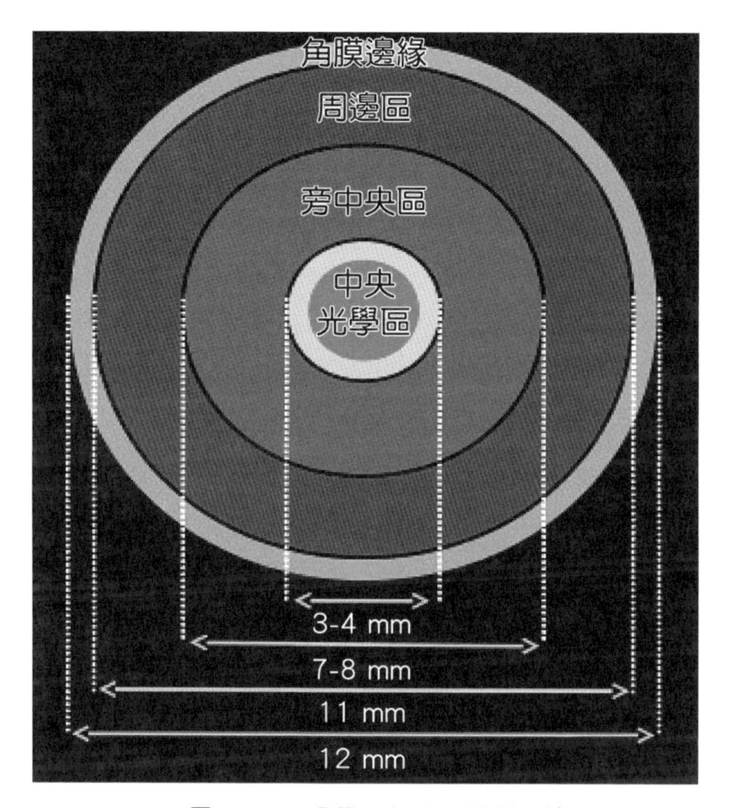

圖 3-6-7：角膜四個共心解剖區域

七、角膜地形圖的評估及相關參數

(一) 角膜座標

1. 角膜鐘點座標：角膜全周分為 12 個鐘點，上方角膜緣正中點為 12 點鐘方向，下方角膜緣正中點為 6 點鐘方向，順時針方向排列每三個鐘點為一個象限。
2. 角膜子午線：是透過角膜中心的直線，兩端達角膜緣。從 3 點鐘方位開始為 0，左右眼角膜均按照逆時針方向，共劃分為 0~180 的子午線。
3. 距離：描述角膜病變的位置除了方向外，還有某點與角膜中央的距離，距離一般用公釐(mm)表示。

(二) 角膜地形圖色彩

為了快速地顯示角膜整體的高度及屈光狀態，常用顏色來表示角膜的高度或屈光變化。角膜表面成千上萬個測量資料採用色彩編碼技術(color-coded)進行表達，即將資料轉化為彩色圖案，使檢查結果看起來更容易分析。

大多數角膜地形圖儀規定採用冷色（深藍、淺藍）代表平坦的角膜部分即屈光力較弱，而暖色（紅、橙、黃）表示陡峭的角膜部分即屈光力較強)；至於處在中間的綠色則表示正常的屈光度。在角膜地形圖上標有一個彩色條形圖示稱為色彩級差尺規，它標明這一角膜地形圖上每一種顏色所代表的角膜屈光力，如圖 3-6-8。

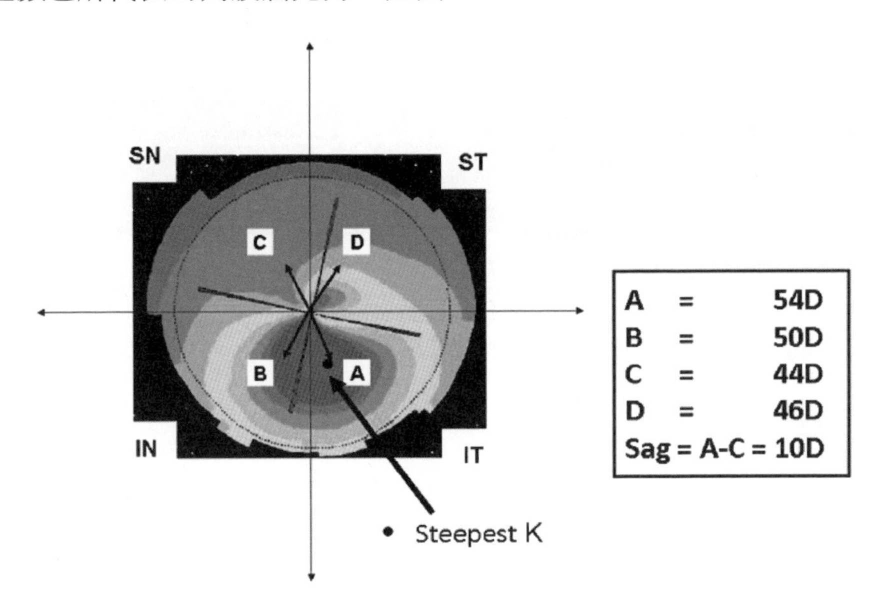

圖 3-6-8：角膜地形圖上每一種顏色所代表的角膜屈光力（見書後彩圖）

(三) 角膜地形圖的格式

一般角膜地形圖儀可以呈現的圖形格式有以下幾種：1.角膜形狀地形圖(Topographic Map)、2.傅立葉分析地形圖(Fourier Map)、3.數值顯示的地形圖(Numeric Map)、4.三維圖形顯示的地形圖(3D Map)、5.散光軸向地形圖(Axial Map)、6.正切分布地形圖(Tangential Map)，如圖 3-6-9(a)~(f)。

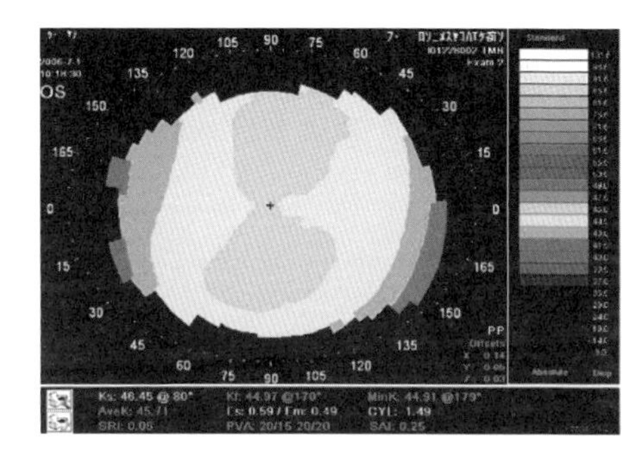

(a)角膜形狀地形圖

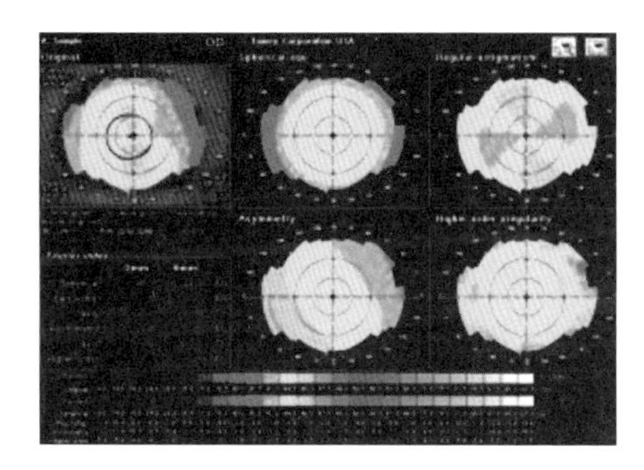

(b)傅立葉分析地形圖

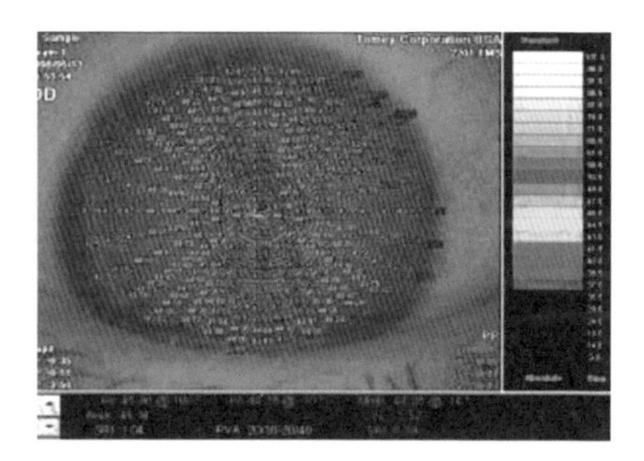

(c)數值顯示的地形圖

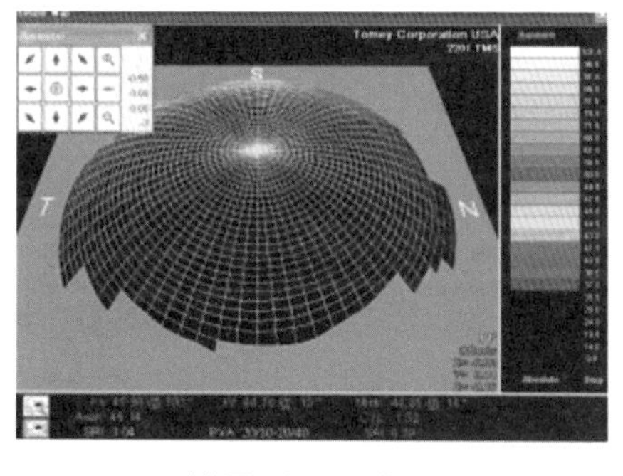

(d)三維圖形顯示的地形圖

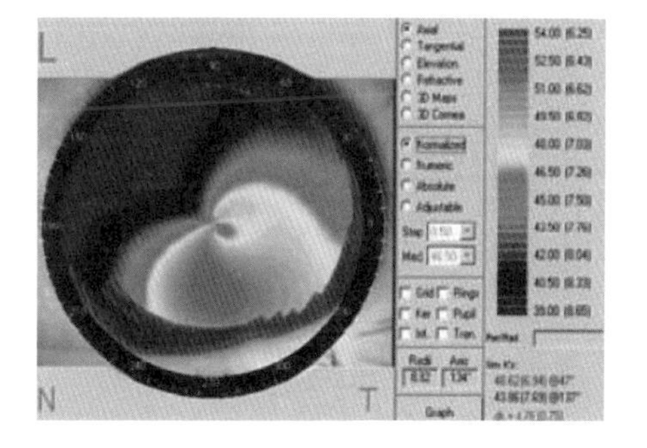

(e)散光軸向地形圖

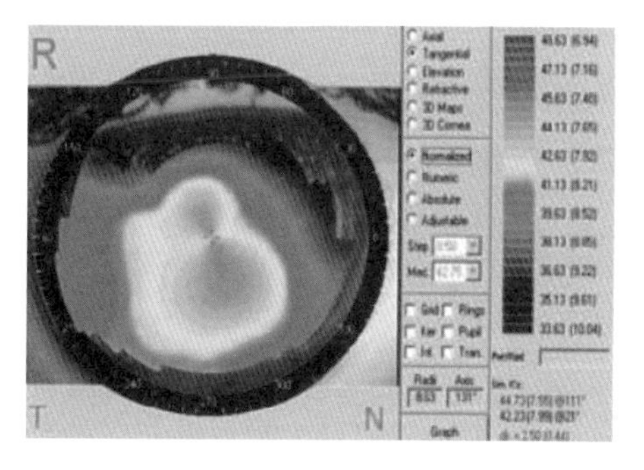

(f)正切分布地形圖

圖 3-6-9：一般角膜地形圖儀可以呈現的圖形格式（見書後彩圖）

另外藉助軟體提供的角膜輪廓(Corneal Profiles)和角膜構造(Corneal Structure)視窗，也可以查看多種角膜輪廓圖線。當角膜切面圖打開後，可以執行下述操作：

1. 點擊「Sim k's」按鈕，圖中將顯示角膜典型曲率切面輪廓曲線。
2. 點擊「dk」按鈕，圖中將顯示典型角膜曲率切面輪廓差異曲線，如圖 3-6-10(a)。
3. 顯示軸向圖、正切分布圖、高度圖或屈光圖對應的任意經度位置的切面輪廓圖，使用者只要點擊角膜構造窗(Corneal Structure)中圖像的相應位置即可，如圖 3-6-10(b)。
4. 在曲線上的任意位置點擊滑鼠左鍵，可以顯示對應點的曲率、屈光度或高度值，如圖 3-6-10(c)。
5. 點壓滑鼠右鍵，同時垂直方向拖曳滑鼠可以改變三維圖形高度的縮放，如圖 3-6-10(d)。

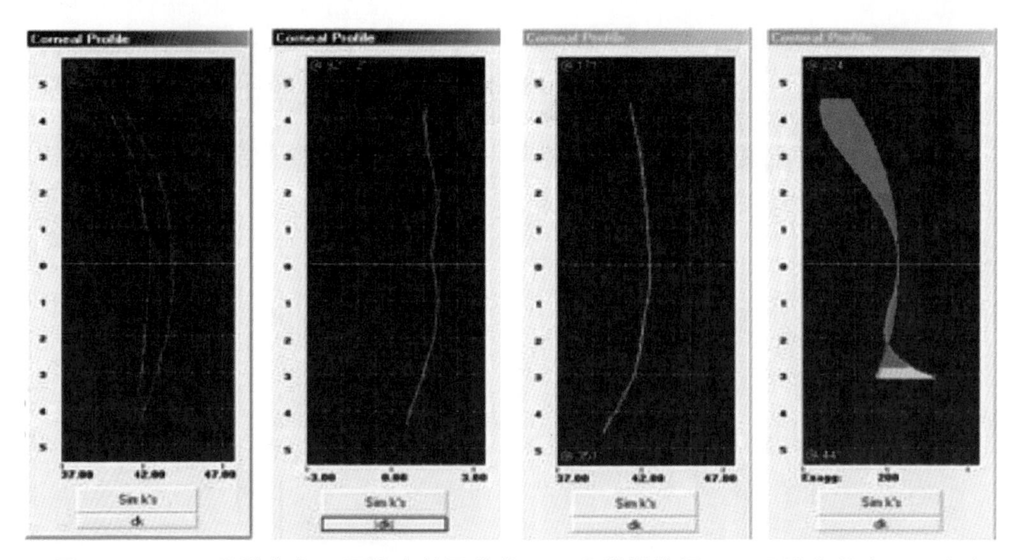

圖 3-6-10：(a)角膜曲率切面輪廓差異曲線；(b)角膜構造圖；(c)角膜的曲率、屈光度或高度值；(d)三維圖形高度的縮放圖

(四)角膜形態相關參數

角膜地形圖儀除了以彩色圖形表示角膜形態之外，還進行計算分析，以參數表達角膜的形態。

1. 表面規則指數(surface regularity index, SRI)：是反映角膜瞳孔區4.5mm範圍內角膜表面規則性的一個參數。即對256條徑線上屈光力的分布頻率進行評估，選擇中央10個環，若3個相鄰環所在角膜的屈光力不規則（非逐漸增加、降低或保持不變），則作為正值進入總和計算，正常值為0.05±0.03。
2. 表面非對稱性指數(surface asymmetry index, SAI)：是反映角膜中央區對稱性的一個參數。即對分布於角膜表面128條相等距離徑線上相隔180度的對應點的屈光力進行計算，其差值的總和即為SAI，正常值為0.12±0.01。理論上一個完美球面及任何屈光力對稱的表面其SAI應為零；而高度不對稱的角膜，如臨床表現明顯的圓錐角膜其SAI可達5.0以上。
3. 類比角膜鏡讀數(simulated keratoscope reading, Sim K)指角膜鏡影像第6、7、8環的平均最大屈光力讀數與所在軸位元及與之相垂直軸位處的平均屈光力，正常值為43.2±1.3D。
4. 最小角膜鏡讀數(minimum keratoscope reading, Min K)指角膜鏡影像第6、7、8環的平均最小屈光力的讀數及所在軸位元。
5. 潛視力(potential visual acuity, PVA)是根據角膜地形圖反映的角膜表面性狀所推測出的預測性角膜視力，表明與SRI和SAI的關係，在一定程度上反映了角膜形態的優劣。

八、正常角膜地形圖

從角膜地形圖上可以看出，角膜中央一般均較陡峭，向周邊逐漸變扁平，多數角膜大致變平約4.00D。一般可將正常角膜的角膜地形圖分為以下幾種常見類型：

1. 圓形：約占 22.6%，角膜屈光力分布均勻，從中央到周邊逐漸遞減，近似球形，如圖 3-6-11(a)。
2. 橢圓形：約占 20.8%，角膜中央屈光力分布較均勻，但周邊部存在對稱性不均勻屈光力分布，近似橢圓形，表明有周邊部散光，如圖 3-6-11(b)。
3. 蝴蝶結形：又分為規則蝴蝶結形和不規則蝴蝶結形。
   (1) 規則蝴蝶結形：約占 17.5%，角膜屈光力分布呈對稱領結形，提示存在對稱性角膜散光，領結所在子午線上的角膜屈光力最強，如圖 3-6-11(c)。
   (2) 不規則蝴蝶結形：約占 32.1%，角膜屈光力分布呈非對稱領結形，提示存在非對稱性角膜散光。
4. 不規則形：約占 7.1%，角膜屈光力分布為不規則型態，這說明角膜表面形狀欠佳呈現不規則幾何圖形。此類圖形有可能是因為淚膜異常或拍攝時聚焦不準確即拍攝時患者偏中心注視等現象所造成，如圖 3-6-11(d)。

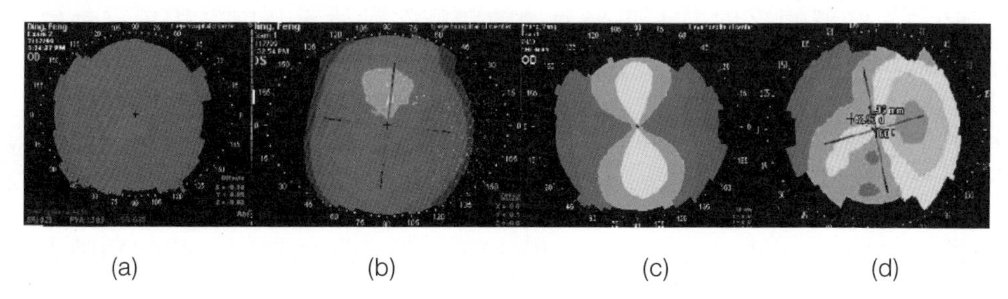

(a) (b) (c) (d)

圖 3-6-11：角膜地形圖：(a)圓形；(b)橢圓形；(c)規則蝴蝶結形；(d)不規則形（見書後彩圖）

九、臨床應用

角膜地形圖能夠正確的反映角膜表面的整個形態變化，使以前不明確的疾病得以診斷，尤其是對隱形眼鏡的設計，角膜屈光手術的方案選擇、手術量的控制、術後屈光度數的變化及預後的評價都具有巨大的意義，甚至已成為一種必須的檢查工具。詳細瞭解角膜的屈光狀態，不僅能夠幫助理解角膜的病理及生理變化，而且在一些以角膜地形變化為主的角膜病變，如圓錐角膜，邊緣性角膜變性等的早期診斷、治療和預後評估等方面都具有十分重要的意義。因此，角膜地形圖檢查臨床有以下的應用：

1. 異常角膜如圓錐角膜的早期診斷。
2. 指導 RGP 的驗配與配戴時的定期監控。
3. 指導與評估角膜塑型鏡片對角膜的型態的改變，如圖 3-6-12(a)。
4. 了解角膜縫線對角膜屈光的影響。
5. 屈光手術前診斷與術後療效評估。
6. 過儀器軟體程式獲得與患者眼睛相適配的隱形眼鏡參數，以及如何查看配戴該參數隱形眼鏡的模擬螢光圖，如圖 3-6-12(b)。

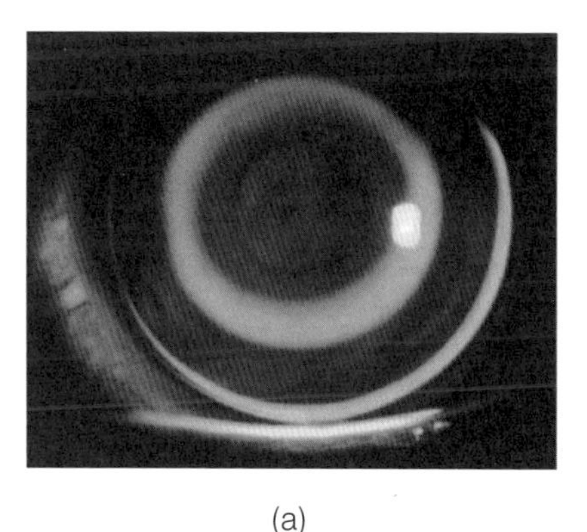

(a)

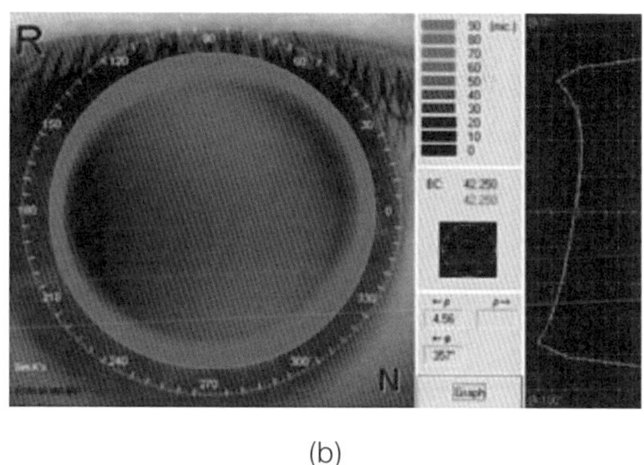

(b)

圖 3-6-12：(a)評估角膜塑型鏡片支配適度；(b)查看角膜上覆蓋隱形眼鏡鏡片的模擬螢光效果圖（見書後彩圖）

3-7 角膜內皮細胞顯微鏡 (Corneal Endothelial Microscope)

一、用途

角膜內皮細胞鏡也稱角膜內皮顯微鏡或臨床內皮反射顯微鏡 (Clinical Specular Microscope)，如圖 3-7-1，它是利用鏡面反射的原理，觀察角膜內皮細胞形態和密度並進行分析處理的一種儀器。透過分析角膜內皮細胞的大小、形態、密度（細胞數量）及計算分析，可以確定角膜疾病的病因及發病機制，也可做為判斷手術和治療時對角膜內皮細胞的影響。如圖 3-7-1。

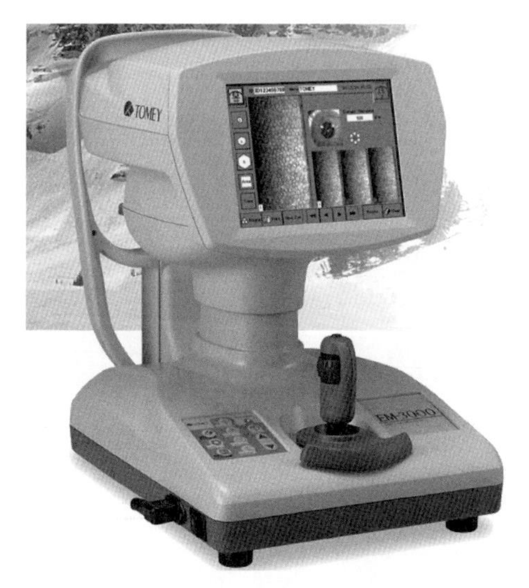

圖 3-7-1：角膜內皮細胞鏡(TOMEY EM-3000)

二、工作原理

由於角膜內皮細胞和房水的折射率不同，因此兩者之間形成了介面，當一窄光束聚焦在這一介面上時會出現反射光束，內皮細胞各部分反射程度的差異可以顯示出細胞的邊界。藉由顯微鏡放大與照相作用可取得角膜內皮細胞的大小、形態和密度等資訊。臨床上角膜內皮鏡有兩種類型：

（一）非接觸型角膜內皮鏡(Non-Contact Specular Microscope)

如日本 KONAN 公司生產的 NONCON ROBO 圖 3-7-2 所示，本設備包括照明裝置和顯微放大光路，在分光顯微物鏡中照像與觀察光路以一定的角度固定。它不接觸被檢者的角膜表面，能自動對焦並照像，在安全、舒適、方便地條件下進行測量，臨床上對較難配合的兒童、老人及角膜術後不久的患者均較便利。其缺點為放大倍率較低，圖像解析度稍差，但能滿足臨床需要。

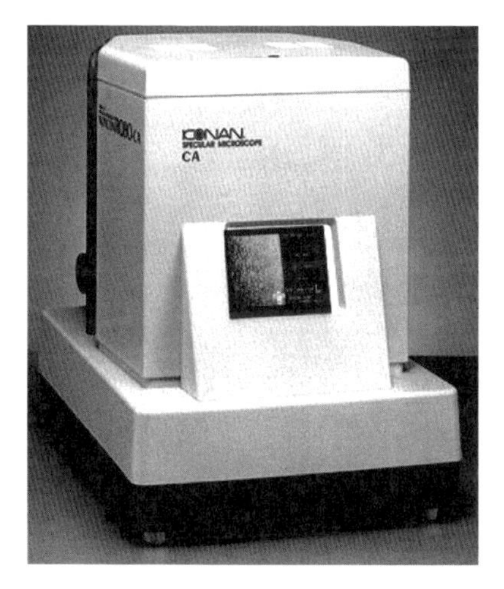

圖 3-7-2：非接觸型角膜內皮鏡（KONAN 公司的 NONCON ROBO）

（二）接觸型角膜內皮鏡(Contact Specular Microscope)

其照明和顯微放大裝置與非接觸型角膜內皮鏡相同。不同之處是在物鏡前面裝上一個錐型的玻璃壓平角膜鏡，此鏡與壓平眼壓計的壓平鏡類似。使用時需要在角膜表面麻醉下進行角膜內皮檢查。因檢查時與眼球相對距離固定，故可排除眼球輕微震顫的干擾，因此焦點不易移動，所以所得到的圖像解析度較好，但其缺點為檢查操作相對較難。

（三）共焦式顯微鏡(Confocal Microscopy)

角膜使用共焦顯微鏡進行測量時，光從照明源發出，然後再透過一個縫隙，並且由物鏡聚焦在角膜內的一個點上。光反射回從角膜由另一個狹縫其阻斷離焦的光過濾，檢測器則接收聚焦的光。由於這種光學設計的，所採取的共聚焦顯微鏡圖像比鏡面顯微鏡具有更優異的解析與分辨率。然而，共焦式的角膜內皮細胞顯微鏡測量時需要將儀器探頭和角膜相接觸，因此，使用時角膜需要進行局部麻醉的。表 3-7-1 為常見角膜內皮細胞顯微鏡的類型與機種以及功能。

表 3-7-1 各類型角膜內皮細胞顯微鏡

類別	廠牌與型號	功能
非接觸型角膜內皮鏡	Bio Optics: LMS-1200	自動或手動模式
	Topcon: SP-2000 P	只有自動模式
	Konan: Robo Pachy SP-9000	手動數位模式
	Konan: Robo CA SP-8800	手動數位模式
接觸型角膜內皮鏡	Keeler-Konan: SP-580	手動拍攝數位化照片
	HAI Labs: HAI CL–1000 XYZ	手動或自動模式
	TOMEY: EM-1000	自動模式
共焦式顯微鏡	ConfoScan3(Nidek Technologies)	手動、半自動或自動模式
	ConfoScan(Tomey)	手動模式與自動模式

三、操作方式

（一）非接觸型角膜內皮鏡，以 KONAN 非接觸角膜內皮鏡為例

1. 開啟機器電源，螢幕上顯示主功能表。
2. 使用滑鼠或控制板控制，左擊 ID 框輸入患者姓名或編號，完成後左擊 END。

3. 輸入檢查時間，左擊 TIME 框設置正確的時間，完成後左擊 END。

4. 選擇檢查左、右眼，可點擊 R 或 L 框。

5. 使用滑鼠左擊 RECORD 框或由控制面板按 REC 鈕，執行自動拍攝。若進行區域拍攝，可以用滑鼠左擊螢幕上所示的區域，然後該圓框將增加亮度。

6. 調整被檢者位置並請他張大眼睛配合檢查：
   (1) 如要拍攝左眼，請被檢者下頷放在右下頷架上。反之，若要對右眼進行拍攝時則讓病人下頷放在左下頷架上。如果下頷沒有放好位置，螢幕上的 R/L 鍵將會閃爍。
   (2) 調整下頷架高度使被檢眼在螢幕上清晰可見，其瞳孔中心應置於螢幕正中央處。
   (3) 請被檢者注視儀器內的固視燈，並睜大眼睛直到拍攝完成。在固視燈閃爍時，請被檢者不要眨眼。

7. 要進行拍攝時，可以左擊 RECORD 框或按 REC 鈕，機器將自動進行拍攝影像。此時即可見角膜內皮細胞圖像顯示在螢幕上，圖像可存儲兩張，左右眼各一張。若是拍攝不能進行或病人下頷沒有放好在下頷架上時，則機器將有提示聲音。

8. 選擇一個清晰的圖像來進行內皮細胞記數與觀察，指示點要位於內皮細胞的中央，且不要略去中間的細胞，至少要記數 50 個以上的細胞，最多輸入 200 個細胞，輸入完成後，點擊 END 框，即可輸出檢查資料。

(二) 接觸型角膜內皮鏡，以 TOPCON 角膜內皮檢查儀為例

1. 開啟儀器與電腦主機電源。

2. 注意螢幕中檢查日期要調整到正確的時間。

3. 輸入被檢者姓名、性別、年齡、眼別及診斷等資料。

4. 檢查前滴用眼部表面麻醉劑 2~3 次。
5. 固定被檢者額部並調整眼位高度。
6. 調整儀器鏡頭從正前方緩慢接觸受檢者角膜，當儀器發出一提示音時，表示已接觸角膜，輕微調整焦點距離使圖像清晰。
7. 選擇 4 張清晰圖像並進行輸出列印。
8. 檢查完畢退出程式並關機。
9. 用棉籤沾 75%酒精，輕輕地擦拭鏡頭，然後再用棉籤沾生理鹽水輕輕擦洗 1 次。

四、參數分析及臨床應用

角膜內皮鏡可以觀察角膜各部位的內皮細胞，一般以觀察角膜中央部分為主，如圖 3-7-3。角膜內皮細胞圖像分析主要包括定量分析，如：內皮細胞密度、細胞面積等及定性分析，如：內皮細胞形態等。

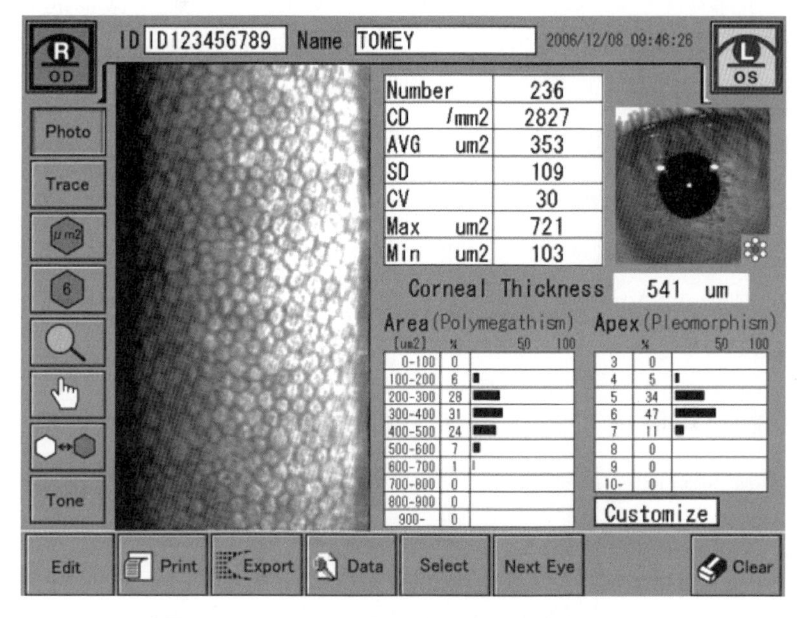

圖 3-7-3：角膜內皮細胞顯微鏡所拍攝之圖像

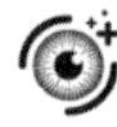

(一)正常角膜內皮細胞形態及密度

正常角膜內皮細胞為一單層扁平細胞，呈六角形、緊密鑲嵌、大小均等、排列整齊，對維持角膜透明和相對脫水狀態有極為重要作用。正常人的角膜內皮細胞密度即每平方公釐內皮細胞的數量，會隨年齡增長而逐漸降低。年齡在 1~10 歲時角膜內皮細胞密度最高，在 20~50 歲時則角膜內皮細胞密度為相對穩定，在 60 歲以後會明顯下降，螢幕中之 CD(cell density)表示細胞密度以 cell/mm^2 為單位，一般 CD 正常值為 2899±410.16cell/mm^2。隨著年齡的增大，CD 逐漸減少各年齡所對應之角膜內皮細胞密度，如表 3-7-2 所示。

表 3-7-2　年齡所對應之角膜內皮細胞密度

年齡(歲)	11~30	31~40	41~50	51~60	61~80	80~	低臨界密度	出現水腫
內皮細胞密度 (cell/mm^2)	3000~4000	3000	2800	2600	2400~2500	2100~2400	1500	800

Yee etal; Curr. Eye Res. 4(6):6712-678, 1985

(二)角膜內皮細胞圖像定性分析

1. 內皮細胞形態

正常的內皮細胞呈六邊形，大小相等、均勻規則、邊界清晰，細胞邊界的交叉角為 120°，如圖 3-7-4。隨著年齡增長尤其在 60 歲以後或某些眼病時，可見細胞形態發生變化，大小不等、形態不規則，細胞平均面積增大。

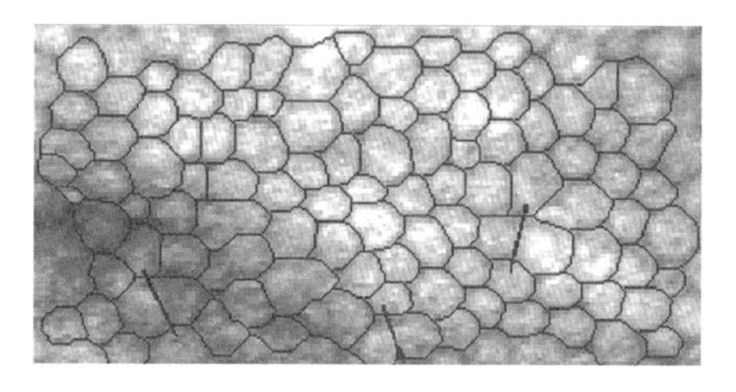

圖 3-7-4：正常角膜內皮細胞的型態

2. 內皮細胞邊界

正常角膜內皮細胞的邊界呈清晰的暗的直線，有時也可見幾個細胞出現雙邊，就是細胞邊界線內又出現一條平行於邊界的暗線，這可能是光學上的陰影現象，並無病理學意義。在正常狀態下，由於細胞呈六邊形鑲嵌排列，細胞之間的連接呈均一狀態，以三個相等的 120°對頂角相連接，如果內皮細胞受損或發生移行，這個角度即發生改變。

3. 暗結構及角膜後表面的形態

在角膜內皮鏡檢查時，在相鄰細胞之間可以發現大小不等的暗結構或稱暗區或亮結構，小的比一個細胞還小，大的可以成片。暗區表明該處的角膜內皮細胞已不出現，較大的暗結構，多發生在角膜內皮病變時如後彈力膜結節，少數原因不明，如圖 3-7-5。亮結構的臨床意義不太清楚，有可能為內皮細胞核的反光。

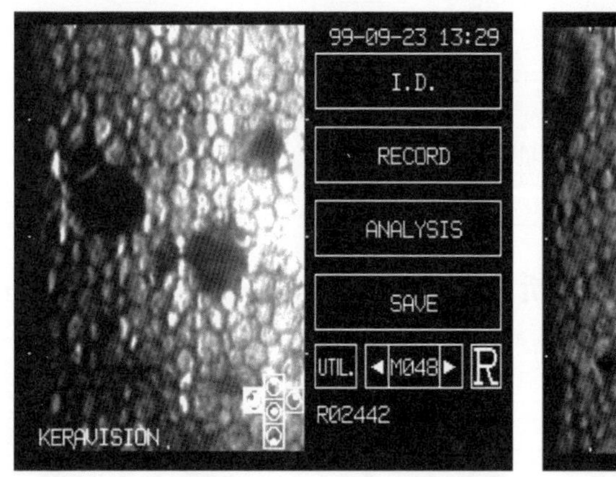

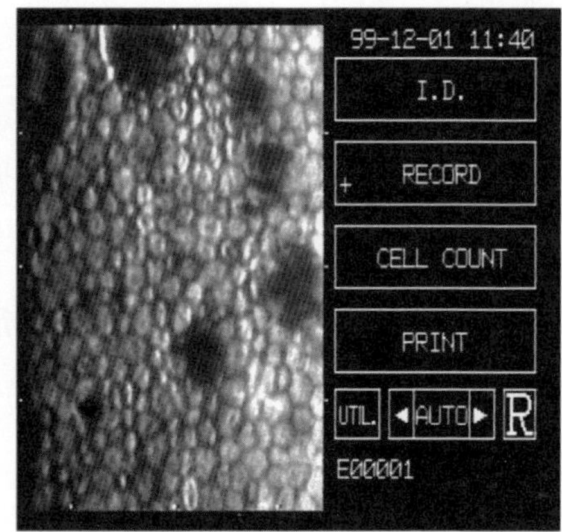

圖 3-7-5：Fuch's 營養失調症導致的角膜內皮細胞缺損

4. 角膜內皮後表面

這是內皮細胞與前房水相接觸的分界線，呈一暗色的帶狀結構，內皮細胞表面光滑，鏡下呈直線形。當內皮細胞受損時，其表面失去光滑而產生不規則的暗的分界線，呈波浪型或鋸齒形。

（三）角膜內皮圖像定量分析

近年來新一代的角膜內皮鏡已配置有電腦，角膜內皮圖像檢查完畢後即可列印，內皮細胞數及內皮細胞面積等參數經過計算和處理，為診斷帶來極大方便。角膜內皮細胞檢查時，包括細胞密度和細胞面積，還有六邊形細胞百分數(Hexagonality)及細胞面積變異係數（co-effient of variation, CV，即標準差／平均細胞面積）、細胞面積標準差 SD(standard deviation)，理想值 140 以下。各種形態細胞所占百分數等參數，如圖 3-7-6。正常人角膜內皮細胞密度隨年齡增加而相應下降，細胞平均面積增加，多形性細胞增多，六邊形細胞所占比例下降。

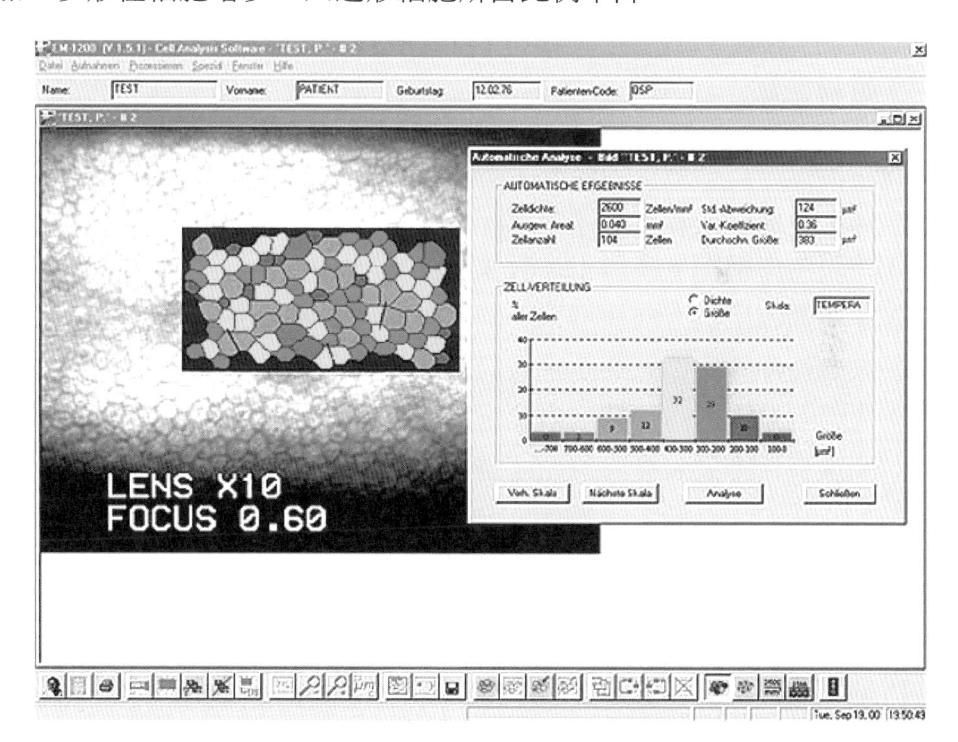

圖 3-7-6：呈現各種形態之角膜內皮細胞所占百分比（見書後彩圖）

上圖所示細胞面積變異係數 CV(co-effient of variation)，理想值在 30 以下。

6A(percentage of hexagonal cells of the cells marked)則表示六邊形細胞的百分數，理想值應在 50%以上。至於螢幕顯示之各項符號表示如下：

1. AVE：表示平均細胞面積（以 m^2 為單位）。
2. MAX：表示最大細胞面積（以 m^2 為單位）。
3. MIN：表示最小細胞面積（以 m^2 為單位）。
4. NUM：表示檢查的細胞數目。

五、臨床應用

(一) 眼病診斷

1. 圓錐角膜

(1) 臨床特徵是角膜中央逐漸變陡，角膜前突呈圓錐狀。
(2) 角膜內皮細胞呈多形化，有較小內皮細胞出現。
(3) 多數細胞呈現方向性增大，其長軸向著圓錐頂部。
(4) 在急性圓錐病例，角膜中央局限性水腫及層間積液。
(5) 局部有較大的內皮細胞出現，為正常的 7~10 倍，會被認為是內皮和後彈性膜破裂後修復的痕跡。

2. 青光眼

(1) 持續性高眼壓可導致角膜內皮細胞受損。
(2) 總的內皮細胞數量降低，內皮細胞密度不同程度下降。
(3) 細胞形態呈現多形性，可見大小不等的暗區。

3. 眼內炎

(1) 由於眼內炎症的滲出物、炎性細胞不斷刺激角膜內皮細胞，持續作用使角膜內皮細胞數量減少，內皮細胞壞死脫落後形成暗區。

(2) 在急性炎症時，單核細胞能進入內皮細胞或內皮細胞和彈性膜之間，加劇了內皮細胞損害。

(3) 眼內許多炎症都可能引起角膜內皮細胞的損害，尤其是前部色素膜炎，病程越長損害程度越嚴重。

(二) 配戴隱形眼鏡之評估

長期戴隱形眼鏡，可能引起角膜慢性缺氧和代謝改變如乳酸增多等毒性物質堆集，造成角膜內皮細胞損傷。角膜內皮鏡發現長期戴隱形眼鏡者，其角膜內皮細胞大小會改變或是六角形的內皮細胞之數目會減少。因此，角膜內皮細胞的檢測與評估對於安全配戴隱形眼鏡是有臨床意義的，圖 3-7-7 (a)可發現 59 歲未配戴隱形眼鏡者之角膜上皮圖像，其 ECD=2131 cells/mm^2，CV=22%，HEX=73%。至於圖 3-7-7(b)為 54 歲配戴 PMMA 隱形眼鏡已經 34 年者之角膜上皮圖像，其 ECD=3081 cells/mm^2，CV=44%，HEX=43%。

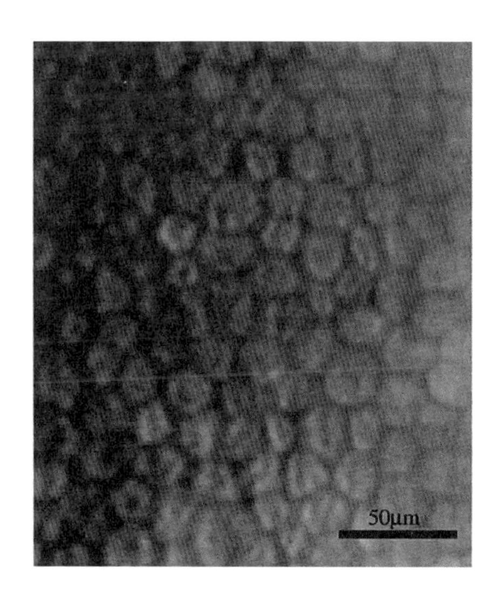

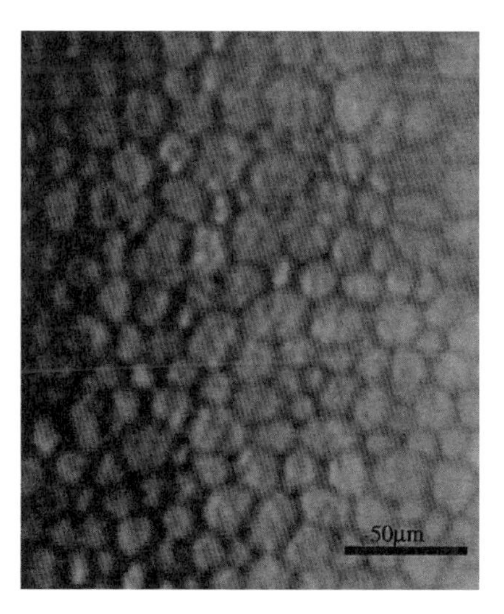

圖 3-7-7：(a)59 歲未配戴隱形眼鏡者；(b)54 歲配戴 PMMA 隱形眼鏡已經 34 年者

（三）眼部手術前與後的檢測與監控

在內眼手術時，由於房水成分的改變，手術器械進出前房，以及手術對角膜的牽拉變形等，均可或多或少地引起角膜內皮損傷，輕者僅為角膜暫時水腫或線狀混濁，嚴重者可導致角膜內皮失代償，最終發生大泡性角膜病變以及角膜完全混濁等症狀。

1. 白內障手術：由於人工晶體植入的普遍應用，對手術者的技巧和術前的角膜內皮細胞密度、形態、六角形細胞數目和變異係數等的檢查將更加嚴格，以防術後出現角膜內皮的損傷，導致角膜內皮失代償。所以，術前應充分瞭解角膜內皮的功能狀態對提高手術安全性、篩選高危角膜患者具有重要意義。

2. 穿透性角膜移植術：本手術之術前應檢查內皮細胞的密度等參數，以為選擇優質的供體提供依據。由於手術創傷，術後炎症反應、排斥反應或併發症等，都會使內皮細胞的部分喪失。一般成功的穿透性角膜移植術，內皮細胞的損失應該控制在 15~25%左右。所以，術前應要詳細評估供體的內皮細胞的質量與功能等狀態。

3. 青光眼手術：術前應檢查內皮細胞的密度等參數，因為這將有助於估計術後癒合情況有參考的意義。為提高手術品質，應注意減少術後淺前房和發炎反應的發生或縮短其存在的時間，才能降低術後角膜內皮細胞的損失率。

4. 眼內灌注液體與藥物的毒性作用：部分眼部手術中前房需要灌注液體，其組成 pH 值和滲透壓應近似於房水，方能保持角膜內皮細胞的結構與功能。滲透壓過高或過低，pH 值在 6.9~7.5 以外的灌注液及成分單一的灌注液對內皮細胞都可造成損傷。故採用不同的眼內灌注液或前房用藥時，應注意對角膜內皮細胞功能的檢測。

六、注意事項

(一) 使用前注意事項

1. 本機的所有程式的操作可由滑鼠點擊螢幕來控制，也可用控制面板來控制。
2. 設備首次使用或較長一段時間未使用，可能需要重新設置日期和時間。
3. 操作前，確認電源線、滑鼠、控制板以及任何外接設備都已正確連接。
4. 列印前，確認印表機已打開並已準備完畢。
5. 如果使用外部存放裝置，請確認該設備已打開並已準備完畢。
6. 在左擊 OTHER 框前，外部存放裝置必須在圖形輸出狀態下。否則，螢幕上將沒有圖像且主機不會工作。此時請連接外部設備，打開並作好準備。然後在螢幕上才會有一穩定的圖像。

(二) 拍攝影像時注意事項

1. 調整下頜架高度，使被檢者的瞳孔出現在螢幕中央。
2. 當眼瞼遮擋瞳孔時，應請被檢者在固視燈閃爍時睜大眼睛。
3. 如被檢者有上瞼下垂情形，檢查者可用手指將其上瞼撐開。

(三) 在自動模式下不能得到內皮細胞圖像時的處理

1. 螢幕上沒有內皮細胞圖像時
   (1) 如被檢眼在自動拍攝過程中移動了，則拍攝動作不能進行。應請被檢者在拍攝過程中保持眼睛不動。
   (2) 如在過程中被檢者眨眼，拍攝動作也不能進行。應請被檢者在拍攝過程中不要眨眼，重複操作幾次。

(3) 如被檢者上瞼下垂，檢查者可用手指將其撐開再重測一次。

(4) 該儀器採用霧化技術來進行眼球的跟蹤和對焦。如有光源靠近儀器時將導致儀器不能正常工作，所以不要讓光源靠近儀器。

(5) 如果閃光燈或照明燈連接不好或損壞時，也不能得到內皮細胞圖像。

2. 使用自動對焦模式不能得到圖像或所得到的圖像範圍太窄時，此時可使用手動照相模式獲得較寬的圖像。

(1) 連續左擊▲（AUTO 將變成 M001），直到變為 M045。然後左擊 RECORD 框或按控制板上的 RECORD，以進行內皮細胞的拍攝。

(2) 如果內皮細胞圖像不在螢幕中央，左擊▲增加數目可右移圖像，左擊▼減少數目可左移圖像。然後按前面的步驟拍攝。透過這種方式，也可以得到那些有問題的角膜內皮細胞圖像。

(3) 要退出手動模式進入自動模式，左擊中央的 MXXX。

（四）內皮細胞分析時注意事項

1. 進行內皮細胞分析時必須確認輸入的是中央部位的細胞。
2. 在輸入過程中，請注意不要略去中間部位的細胞。
3. 至少要輸入 50 個細胞。
4. 最多輸入 200 個細胞。

眼科檢查相關設備

4
Chapter

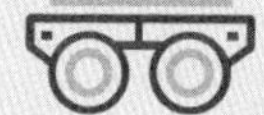

4-1 直接眼底鏡(Direct Ophthalmoscopy)

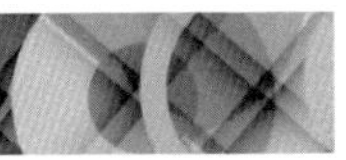

一、用途

使用直接眼底鏡無須進行散瞳，即可針對眼球內部玻璃體、視網膜、脈絡膜、視神經盤及其附近之血管等的結構和功能進行檢測。直接眼底鏡能及早、準確地發現各種眼部病變，如青光眼、視神經炎、視網膜脫離、黃斑部病變、脈絡膜腫瘤等，以便進行及時、有效的治療。

二、構造

直接眼底鏡分為照明系統、觀察系統與電源供應三個部分，如圖 4-1-1。主要的光源與旋鈕均位於頭部。頭部分為正反兩面，正面朝向病人，反面朝向檢查者。

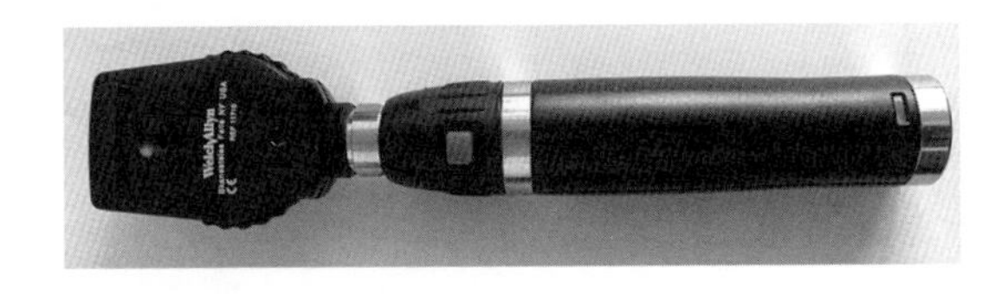

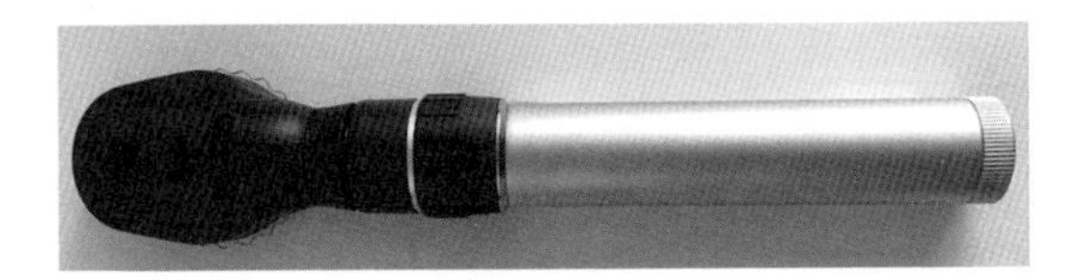

圖 4-1-1：直接眼底鏡的正反面外觀

直接眼底鏡的正面由上而下有三個開口，如圖 4-1-2 所示。第一個開口為接目口，檢查時須將接目口對準被檢者眼睛。第二個開口為光色旋鈕可分綠光、白光、偏極光三種，綠光用於觀察血管及網膜出血，白光用於一般檢查，偏極光用於消除角膜反光，角膜反光消除以後更容易觀察眼底。第三個開口為孔徑選擇撥輪即光圈旋鈕，可分為：小光斑光闌、大光斑光闌、固定光闌，鈷藍濾片與裂隙光五種。

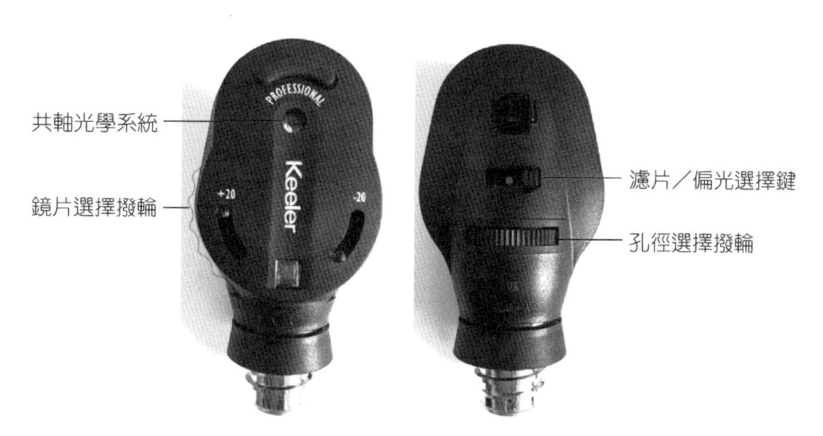

圖 4-1-2：直接眼底鏡的主要構造

有關直接眼底鏡的照明系統與觀察系統的細部構造，說明如下：

1. 增強型光學系統，高精密光源和光學系統組合的同軸視覺系統提高了照明均勻性和可視性，其特色如下：
   (1) 混濁穿透，高亮度的 HPX 光源可輕易穿透白內障和其他混濁體。
   (2) 中密度濾光，適中的光亮度進入眼睛而避免反射。
2. 孔徑選擇撥輪，提供 5 種孔徑選擇，如圖 4-1-3：
   (1) 小光斑光闌：可以很好的看到未散瞳眼睛的眼底。
   (2) 大光斑光闌：用於散瞳後眼科檢查的標準光闌。
   (3) 鈷藍濾片：藍色光用於螢光染色可觀察小的損傷，表面擦傷及角膜上異物。
   (4) 裂隙：用於決定損傷和腫瘤的級別與觀察病變的深度。
   (5) 固定光闌：有刻度的十字線，可測量偏心固視或損傷定位，也可測量網膜病變的大小。

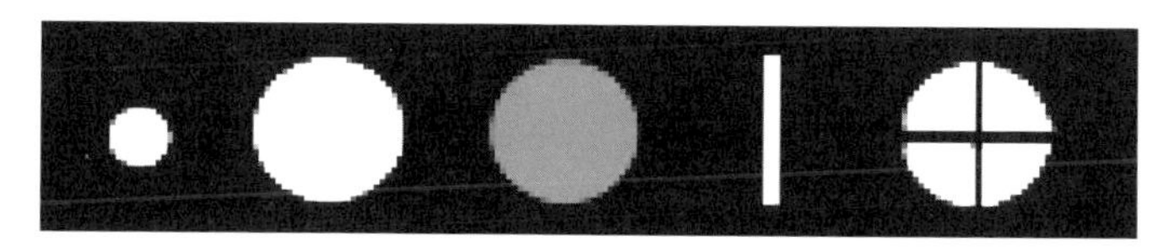

圖 4-1-3：各種光斑型式

3. 透鏡選擇撥輪，簡單、平滑，可選擇 6~8 種透鏡有屈光度顯示。
   (1) 紅色數字代表負度數透鏡，範圍：–1.00D ~ –25.00D
   (2) 黑色數字代表正度數透鏡，範圍：+1.00D ~ +40.00D

三、檢查方式

(一) 準備

1. 平常戴眼鏡的檢查者，學習使用直接眼底鏡時應配戴眼鏡。
2. 檢查時室內燈光儘量關閉，如此檢查者較易觀察被檢者眼底變化。
3. 檢查前可先把鏡片轉盤調整到被檢者的度數。例如：近視–8.00D 則調整到紅色 8，遠視+3.00D 則調整到黑色 3，如圖 4-1-4。
4. 請被檢者保持坐姿，注視一正前方目標，避免直視眼底鏡的光源。

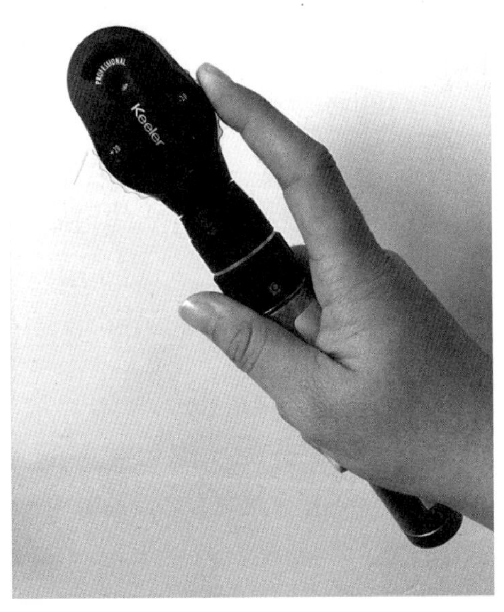

圖 4-1-4：以食指把鏡片轉盤調整到被檢者的度數

5. 檢查右眼時，檢查者站在被檢者的右側，和被檢者的視線約成 15 度角，讓檢查者瞳孔、直接眼底鏡窺孔與被檢者瞳孔三者要成一直線，如圖 4-1-5。

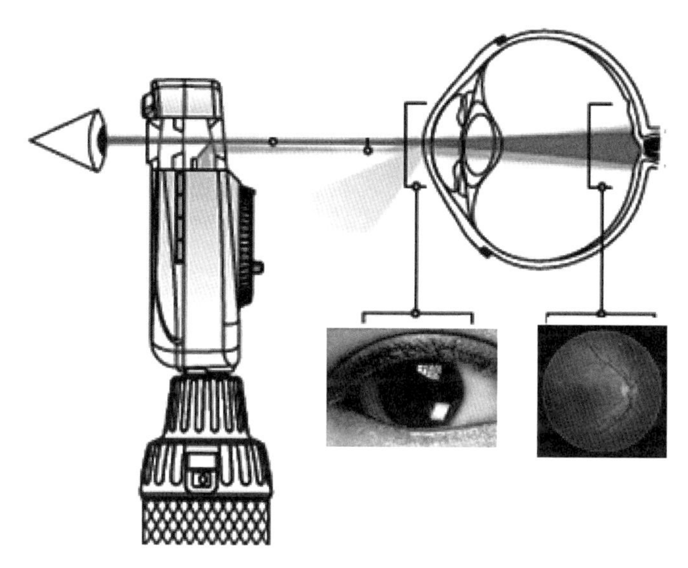

圖 4-1-5：直接眼底鏡檢查示意圖

（二）步驟

1. 以右手持眼底鏡，打開眼底鏡光源，距離被檢者約 60cm，檢查者的右眼透過接目窺口觀察被檢者右眼瞳孔反射出的紅反射。

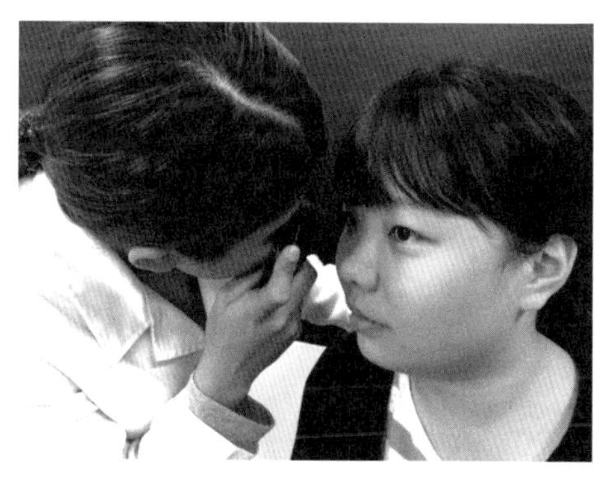

圖 4-1-6：檢查者與被檢者的相對位置

2. 看到紅反射之後，檢查者順著紅反射靠近受檢者的眼睛到大約 2cm 處。此時應能觀察到受檢者的視網膜血管。若覺得模糊，可以食指上下調整鏡片轉盤，直到清晰為止。
3. 因視網膜血管都是從視神經盤發出，故沿著血管上下搜尋便可找到視神經盤。
4. 檢查右眼時，改以右手持眼底鏡，站在受檢者右側，以同樣步驟以右眼觀察之，如圖 4-1-6。

（三）檢查的內容

1. 視盤：正常視盤，略呈橢圓形、淡紅色、邊界清楚，中央呈漏斗形凹陷，色澤稍淡，稱為生理凹陷，如圖 4-1-7。檢查進應當注意視盤色澤、大小、邊界是否清楚，生理凹陷有無擴大加深，有無出血、滲出、充血及水腫。視盤上的動靜脈有無搏動、血管行徑等。

2. 視網膜中央動、靜脈：動脈呈鮮紅色，靜脈呈暗紅色，動脈與靜脈管徑之比為 2：3，如圖 4-1-7 所示，檢查時注意血管的粗、細、行徑、管壁反光、分支角度及動、靜脈交叉處有無壓迫或拱橋現象改變。血管有無阻塞、新生血管及血管壁有無白鞘等。

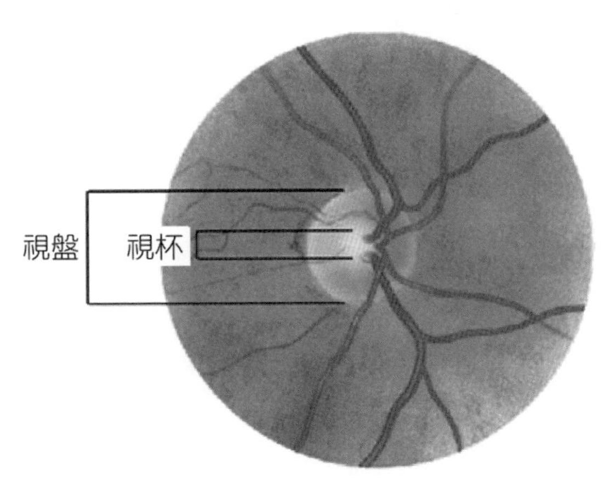

圖 4-1-7：正常視盤的杯盤比約為 1/3，動脈與靜脈管徑比為 2/3

3. 黃斑部：位於眼球後極視乳頭顳側緣的 2~2.5PD（視盤直徑）處，略偏下方，大小約一個視盤或稍大，無血管，其中心有一針尖大的反光點稱中心凹光反射，如圖 4-1-8。檢查時應注意有無水腫、出血、滲出、色素紊亂及黃斑裂孔等。

4. 視網膜：視網膜正常時透明，眼底呈均勻的深桔紅色，當有脈絡膜血管透見時，則形成豹紋狀眼底，如圖 4-1-8。檢查視網膜時應注意有無水腫、滲出、出血、脫離及色素斑，同時還要注意有無新生血管及腫瘤等。

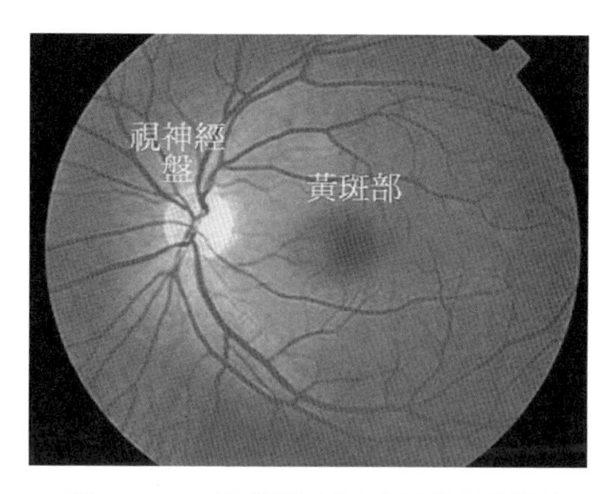

圖 4-1-8：正常眼底圖（見書後彩圖）

四、注意事項

(一) 直接眼底鏡使用要點

1. 若要觀察視網膜神經纖維層改變時，應在無紅光照明下觀察。
2. 檢查結束時，應將眼底鏡的轉盤撥到 0 處，以免轉盤上的鏡片受到汙染。
3. 直接眼底鏡觀察範圍小，屈光介質混濁可影響眼底的觀察。
4. 懷疑閉角型青光眼患者或前房淺者，散瞳時要格外謹慎，以免導致閉角型青光眼發作。
5. 對於高度屈光不正者，直接眼底鏡檢查較為困難，可應用間接眼底鏡進行檢查。
6. 直接眼底鏡不適用的患者有：屈光介質明顯混濁者、瞳孔明顯偏小者以及急性結膜炎者。

(二) 直接眼底鏡的局限性

1. 由於直接眼底鏡檢查時患者沒有散瞳，所以只能看到是視網膜的一部分，最好用於篩查而不是診斷。如果懷疑有眼部疾病，患者應諮詢專業的眼科醫師，使用專業設備進行散瞳眼底檢查。

2. 白內障患者的眼底紅光反射減弱或消失，為了更好的看到眼底，儘量使用小孔，以減少對光反射。如果患者白內障嚴重，有可能無法看到眼底，需要專業的眼科醫師進行評估。

3. 直接眼底鏡是檢查視網膜的一種重要方法，並且對被檢者沒有風險。熟練掌握的驗光人員在幾分鐘內就可以透過眼底鏡評估被檢者視網膜病變情況，輔助全身疾病的診斷與評估，也可以幫助鑒別眼科急症。對於初學者來說仍有一定難度，進行檢查之前要儘快熟悉眼底鏡的設置和使用方法並多加練習。

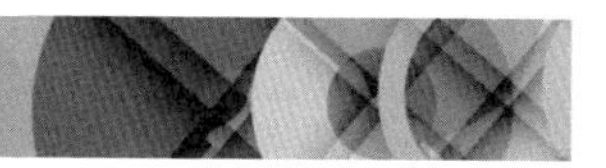

4-2 眼壓計(Tonometry)

一、用途

眼壓就是眼球內部的壓力，又稱為眼內壓(Intraocular Pressure, IOP)。它是眼內容物對眼球壁施加的均衡壓力，如果房水的排出通道受阻礙，或因某種原因使房水產生的量增加，都可導致房水的積蓄，使眼壓增高。若房水產生的量過少，或排出的過多，房水的積蓄達不到一定的量，則眼壓就會過低，眼壓計就是用來測量眼球壓力的設備。

二、眼壓測量方式

(一) 指測眼壓法(Palpation method)

此法簡易，無需任何儀器，但不甚精確，須豐富經驗之積累，適用於不宜或不能配合用眼壓計測量者。檢查時請被檢者雙眼閉目並向下注視，檢查者以雙手食指尖端透過上瞼同時而交替輕輕觸壓眼球，當一指壓迫眼球時，另一指即可感觸波動感，根據感觸波動感的大小可估測眼壓值，如圖 4-2-1。

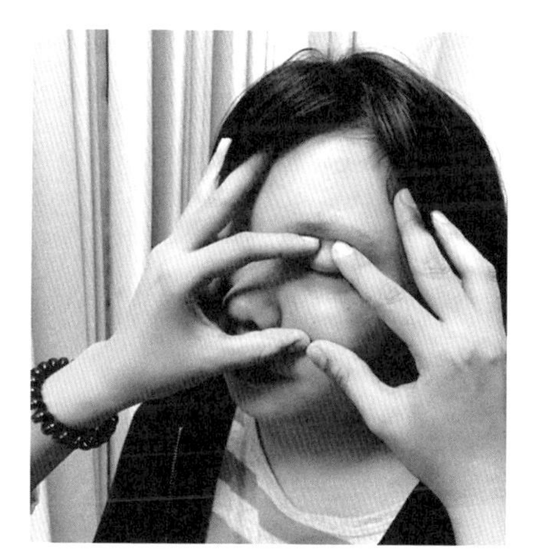

圖 4-2-1：指測眼壓法

指測眼壓法按 Bowman 記錄方式：

T_0：有一定的波動感，屬正常眼壓(15~4mmHg)

T_{-1}：波動感增大，眼球較軟，為輕度眼壓減低(4~10mmHg)

T_{-2}：波動感明顯，眼球頗軟，為中度眼壓減低(0~5mmHg)

T_{-3}：波動感極明顯，眼球甚軟，為高度眼壓減低(<0mmHg)

T_{+1}：波動感減小，眼球有一定的飽滿度，為輕度眼壓增高(4~25mmHg)

T_{+2}：波動感不明顯，眼球比較飽滿，為中度眼壓增高(25~35mmHg)

T_{+3}：無波動感，眼球硬如石，為高度眼壓增高(>35mmHg)

(二) 眼壓計測量法

1. 壓陷眼壓計(Indentation Tonometer)測量法

以挪威 Schiotz 所發明的眼壓計為代表，其構造如圖 4-2-2(a)所示。檢查前滴用 0.25~0.5%地卡因或 0.4%奧布卡因 1~2 次作表面麻醉，被檢者採仰臥位，雙眼注視正上方，注視的目標可為房頂上某一指定部位或小燈。在測量眼壓前，應先檢查眼壓計指針的 0 點和指針擺動的平滑和靈活程度，然後用 75%酒精棉球擦拭眼壓計的足板，再用消毒的乾棉球擦乾。

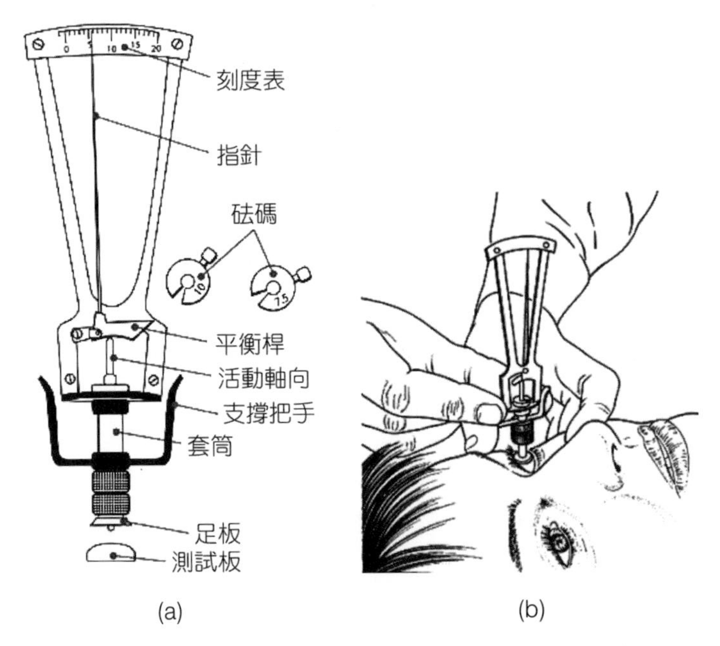

圖 4-2-2：(a)Schiotz 眼壓計的構造；(b)檢查示意圖

檢查者用左手大拇指和食指輕輕張開病人的上、下瞼，並將上、下瞼分別固定於上、下眶緣而不加壓於眼球，右手握持眼壓計垂直地將足板輕輕放置於角膜上，眼壓計的圓柱壓陷角膜 1mm，套筒中的活動軸向上頂指針使其發生向右擺動，如圖 4-2-2(b)。

讀出指針所指的刻度，此為 5.5g 砝碼的刻度值。若指針的刻度<3，可添加 7.5g 或 10.0g 的砝碼，使指針居於刻度 3~7 之間，連續測量 2~3 次，取其平均值，每次刻度值差應≦0.5。根據所用砝碼的重量及刻度讀數，可以計算或由轉換表中查出眼壓值，如表 4-2-1。記錄方式為：砝碼重量／刻度讀數＝眼壓，單位為 mmHg。如砝碼為 5.5g，指針在 4.5 位置，則眼壓大小為 18.86mmHg。正常的眼壓範圍為 11~21mmHg（或 1.47~2.79kPa），量測完畢眼部可滴用消炎抗菌眼藥水。

表 4-2-1 Schiotz 眼壓轉換表

	砝碼重量			
指針刻度	5.5g	7.5g	10g	5g
3.0	24.4	35.8	50.6	81.8
3.5	22.4	33.0	46.9	76.2
4.0	20.6	30.4	43.4	71.0
4.5	18.9	28.0	40.2	66.2
5.0	17.3	25.8	37.2	61.8
5.5	15.9	23.8	34.4	57.6
6.0	14.6	21.9	31.8	53.6
6.5	13.4	20.1	29.4	49.9
7.0	12.2	18.5	27.2	46.5
7.5	11.2	17.0	25.1	43.2
8.0	10.2	15.6	23.1	40.2
8.5	9.4	14.3	21.3	38.1
9.0	8.5	13.1	19.6	34.6
9.5	7.8	12.0	18.0	32.0
10.0	7.1	10.9	16.5	29.6

用壓陷眼壓計測量眼壓時，眼球壁的硬度對眼壓值有一定的影響，若用雙砝碼檢查，即用 5.5g 和 10.0g 或 7.5g 和 15.0g，根據雙砝碼測得的兩刻度值查表可知眼球壁硬度和實際眼壓值。眼球壁硬度與實際眼壓的關係為：大砝碼測得的眼壓值高於小砝碼者，表明眼球壁硬度大，實際眼壓值低；反之，大砝碼測得的眼壓值低於小砝碼者，表明眼球壁硬度小，實際眼壓值高。高度近視的眼球壁硬度降低，測得的眼壓值低於實際眼壓，以至掩蓋了早期青光眼的眼壓輕度增高；為此，如用壓陷眼壓計測量，必須用雙砝碼法測定。若用壓平眼壓計或非接觸壓平眼壓計則可以排除眼球壁硬度的影響，屈光性角膜手術前和後宜採用之。

2. 壓平眼壓計(Applanation Tonometer)測量法

(1) Goldmann 眼壓計

使用 Goldmann 眼壓計檢查前先進行眼球表面麻醉，並用螢光素紙條在下穹窿結膜處染色，被檢者坐在裂隙燈前，將頭部置於頦架上，在 10X 目鏡的裂隙燈下將插接在裂隙燈上的眼壓計測壓頭觸壓角膜，用藍色濾光片照明光觀察，如圖 4-2-3 所示。

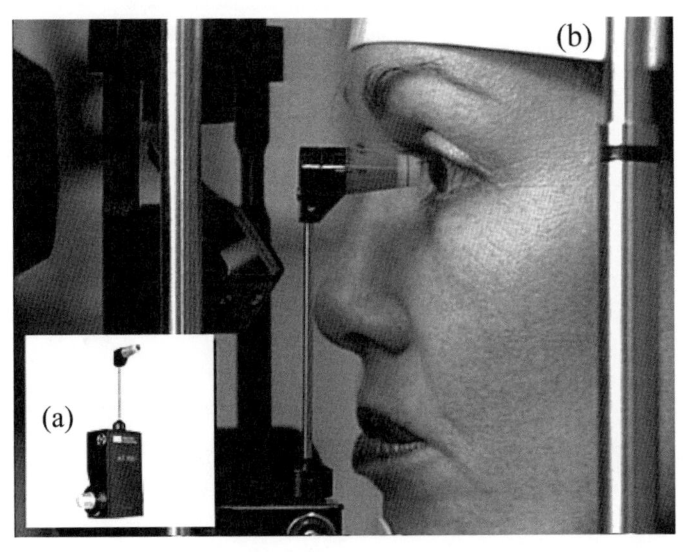

圖 4-2-3：(a)Goldmann 眼壓計外型；(b)安裝在裂隙燈上檢查眼壓示意圖

調整操縱桿旋鈕使上、下兩個黃綠色半圓環大小相等，內緣恰好相接。讀出此時螺旋上的刻度，刻度的讀數×10 即為眼壓值(mmHg)，重複 2~3 次，取其平均值。測量完畢，取下測壓頭，眼部滴用消炎抗菌眼藥水。

(2) Perkins 眼壓計

Perkins 掌上型壓平眼壓計於 1965 年問世。其構造原理與 Goldmann 壓平眼壓計相同，所測眼壓不受眼壁硬度影響，所測眼壓的數值也與 Goldmann 壓平眼壓計所測結果相同，只是測量範圍不能超過 50mmHg。本眼壓計既可用於坐位，又可用於臥位，利用乾電池照明，且方便攜帶。特別適用於手術室、病床旁或過度肥胖患者不能在裂隙燈下測量眼壓者，以及在團體篩檢青光眼時使用。

Perkins 眼壓計使用方式與檢眼鏡相似，即用檢查者的右手持眼壓計檢查被檢者右眼，用右眼觀察；用檢查者的左手持眼壓計檢查被檢者左眼，用左眼觀察，如圖 4-2-4。如 Goldmann 壓平眼壓計一樣，它也使用雙稜鏡平分成像，但透過旋轉轉盤來調節壓平重力。所見圖形也是兩個螢光素染色的半圓環，在其內緣相接觸時得出讀數，乘以 10，即為眼壓的 mmHg 值，當眼壓超過 30mmHg 時，所測值可能偏低。

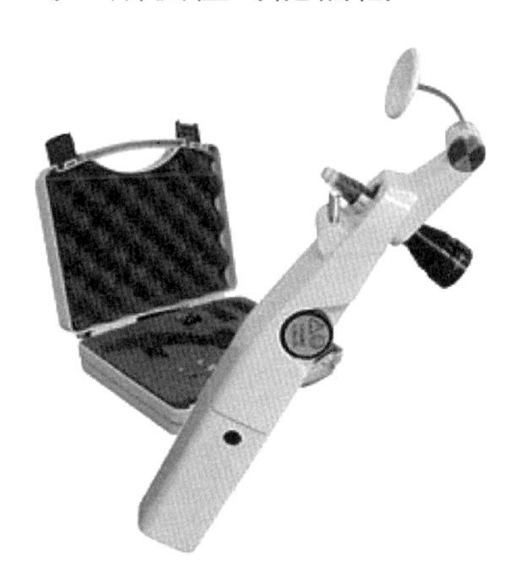

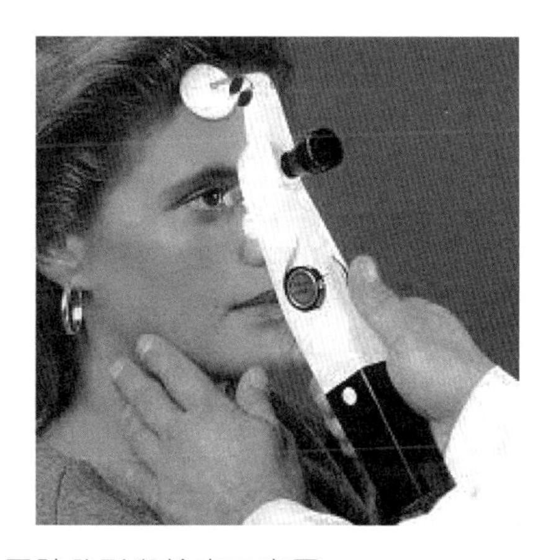

圖 4-2-4：Perkins 眼壓計外形與檢查示意圖

3. 非接觸式壓平眼壓計(Non-Contact Tonometer, NCT)測量法

此型眼壓計利用氣體脈衝力壓平 3.06mm 直徑角膜中央區，透過氣浪打到角膜上再反射回去的壓力值，以此判斷眼壓的高低。非接觸式眼壓檢查無需麻醉，被檢者採坐姿，頭放置於頦托架上，注視儀器中的目標，檢查者從螢幕中對準後，按下按鈕，眼壓計的噴氣口會發出的脈衝氣流將壓平角膜後約 3ms 時間即顯示眼壓值，連續 2~3 次，取其平均值，如圖 4-2-5。一般檢查數值會在 8~52mmHg 範圍內，結果與 Goldmann 者基本相同。

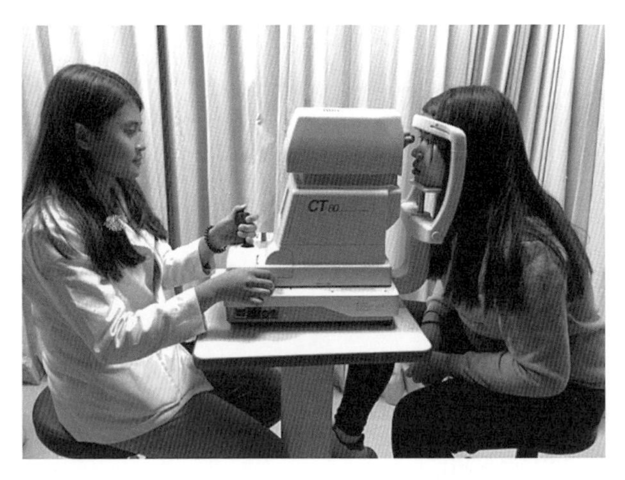

圖 4-2-5：非接觸式壓平眼壓計檢查示意圖

三、工作原理

(一) 壓陷式眼壓計原理

壓陷式眼壓計是以一定重量的砝碼壓陷角膜中央部，其指針反應所對應之刻度的多少取決於眼壓計壓針壓迫角膜向下凹陷的程度，經過換算即可得出眼壓的數值。壓陷式眼壓計所測出的數值易受眼球壁硬度的影響，例如：若角膜組織增厚則測量值會高於實際值，如圖 4-2-6 所示。

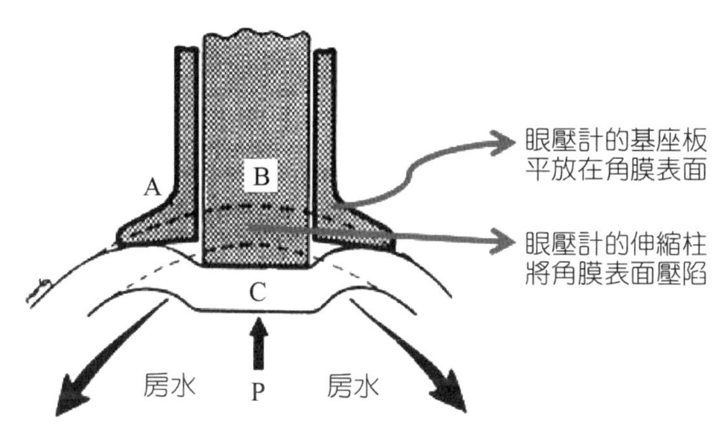

圖 4-2-6：壓陷式眼壓計原理

（二）壓平式眼壓計原理

壓平式眼壓計是利用測壓頭壓平角膜來進行間接的眼內壓測量，它在測量時僅使角膜壓平而不下陷，所以不受眼球壁硬度的影響。根據 Imbert-Fick 原理：

Pt（眼內壓）＝W（壓平角膜的外力）/A（壓平面積）

因此檢查時可以將壓平角膜的外力 W 或壓平面積 A 固定進而可以測出眼內壓 Pt 的數值。以 Goldmann 眼壓計的測壓頭直徑為 3.06mm，當測壓頭使角膜壓平至 7.35mm^2 的環形面積時，則所施加的外力即可換算為眼壓測量值，如圖 4-2-7。若需 1 克重的力量加在測壓頭上，達到 7.35mm^2 環形面積時，則眼壓為 10mmHg，如果是 2 克重的力量加在測壓頭上，則眼壓為 20mmHg，依此類推。

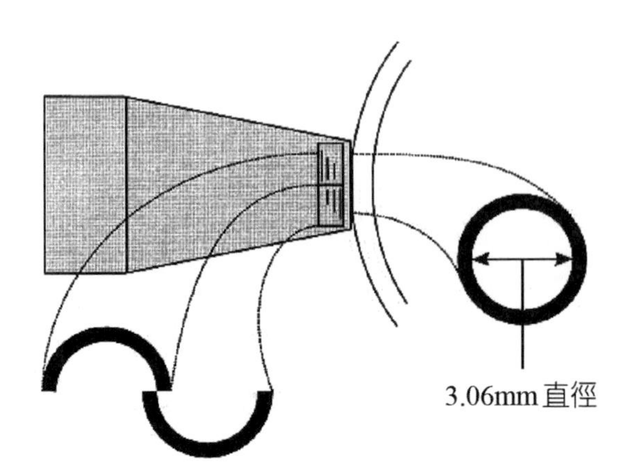

圖 4-2-7：壓平式眼壓計工作原理

Goldmann 眼壓計的測壓頭上有兩個基底相反的膠合稜鏡，由於稜鏡的折射作用，使壓平面的邊緣形成兩個分開的半圓環，若半圓環內緣恰好相接則說明角膜已經壓平至 7.35mm^2 的環形面積，如圖 4-2-8 所示。另外藉由測壓裝置上前後移動的桿子，其移動度受內部安裝的彈簧控制，彈簧的張弛力可被一測壓螺旋調整。在測壓螺旋表面有以克重量為單位的重力刻度，表示彈簧的張力（克重量），範圍由 0~8g，即相當於 0~80mmHg 的眼壓量測範圍。

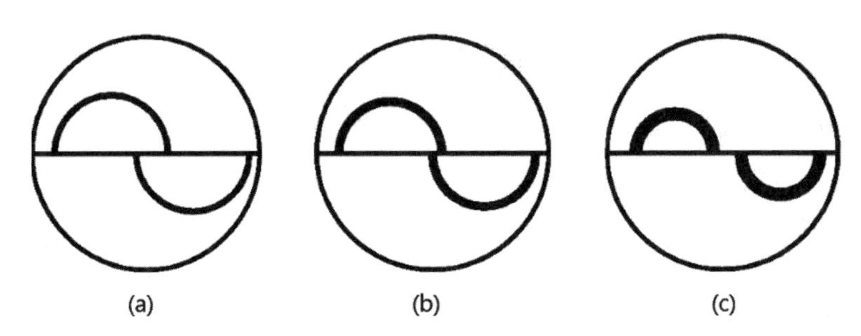

圖 4-2-8：壓平範圍：(a)大於、(b)等於、(c)小於；測壓頭 7.35mm^2 的環形面積

（三）非接觸式眼壓計的構造與原理

非接觸式眼壓計的主要構造，如圖 4-2-9，分成三個部分：

1. 瞄準裝置：有注視目標裝置，為被檢者提供注視的指示裝置。機器內部有 X、Y、Z 軸三個方向的移動結構，分別由三個 3VDC 電機驅動將測量頭對準被檢者之角膜中心。
2. 光電檢測裝置：有產生紅外線光束的光源，與接收從角膜表面反射光束的光電檢測器。
3. 氣動系統：當測量頭對準被檢者之角膜中心時，由機器自動啟動裝置產生噴射氣流，射至角膜頂部。氣流力量隨時間延長呈線性增加，使角膜逐漸被壓平，計算角膜壓平所需時間(ms)，因此時間長度與眼壓值呈正相關，進而可測得眼壓值。

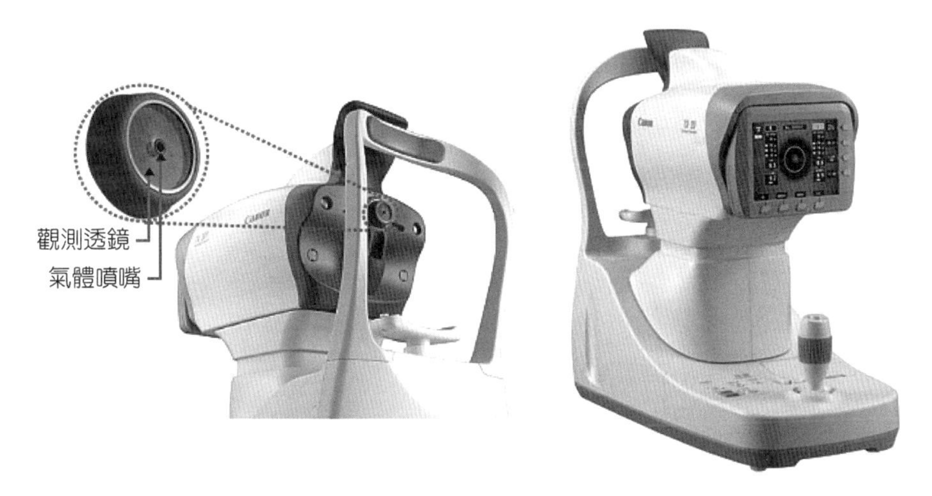

圖 4-2-9：非接觸式眼壓計的外觀

非接觸式眼壓計的測量頭不與角膜接觸，它是透過噴射空氣壓迫恆定面積的角膜，噴射空氣的壓力迅速隨時間的延長而線性增加，此時角膜表面的曲率則隨噴射空氣的壓力增大而減小，在這同時讓遠紅外線的光束照射角膜表面，而後從角膜反射出來被另一側的光電檢測元件接收，如圖 4-2-10。當壓平角膜面積達 7.35mm^2 的面積（即 3.06mm 直徑的圓面積）時，光電檢測元件可接收到最大的角膜反射光，此時噴射空氣的壓力與眼壓相等。因此，根據光電檢測元件接收到最大值的測量時間與噴射空氣壓力的變化速率，可以間接測出眼壓值。

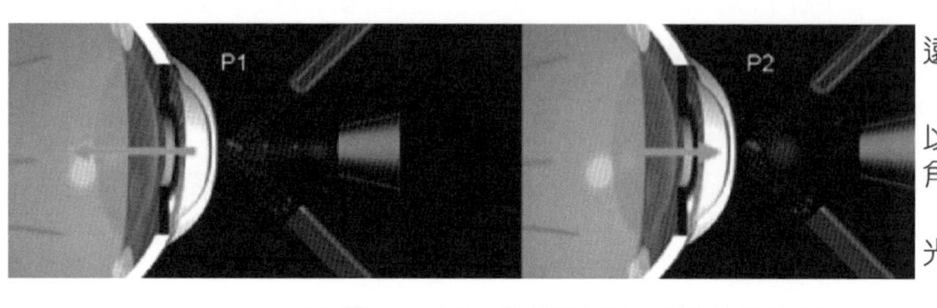

圖 4-2-10：非接觸式眼壓計檢測原理

四、操作方法

（一）Goldmann 壓平式眼壓計

1. 用 0.5~1%丁卡因滴眼液 1~2 滴點眼作表面麻醉。
2. 用消毒螢光素紙條輕輕接觸被測眼下瞼的內表面 2~3 秒後取出紙條，或滴 0.25%螢光素鈉滴眼液，眨目 2~3 次後，使角膜表面淚膜染色，能睜眼時即可開始檢查。並囑被檢者放鬆心情且絕不可屏住呼吸。
3. 受檢者頭部固定於裂隙燈下頷托上，將鈷藍色濾光玻璃置於裂隙燈光前方，被照射的淚膜呈鮮綠色，並將裂隙開至最寬，使測壓頭照明亮度達最大，光源投射角約為 60°。
4. 將測壓頭轉至裂隙燈顯微鏡目鏡正前方，採用低倍目鏡並用單眼觀察，讓受檢者向正前方直視，並儘量睜大瞼裂。必要時檢查者可用手指協助撐開瞼裂，但絕不可加壓於眼球。
5. 將測壓螺旋先轉至 1g 刻度位置，即 10mmHg 壓力，再將裂隙燈向前移動，使測壓頭接近角膜，此時檢查者先用肉眼從顳側觀察角鞏膜緣剛出現藍色分光時，即可從裂隙燈目鏡裡觀察到角膜面兩個鮮綠色的螢光素反光半環，調整裂隙燈的高度，使兩個螢光素半環上下對稱

（通常用右眼觀察），繼續將裂隙燈向前推移，直至觀察到清晰的兩個半圓形的鮮綠色的螢光素半環，微調裂隙燈的高度，使兩個螢光半環上下相等，左右對稱。

6. 繼續撚轉測壓螺旋，使上下對稱的兩個螢光素半環的內界剛好相接觸。此時角膜壓平面直徑達 3.06mm，記錄所用重量（克）即為眼壓值。如刻度為 2g，眼壓為 20mmHg。在操作中被壓平面周圍的螢光素環以不寬於 0.25mm 為標準。如過寬則說明淚液過多，應用棉球吸去多餘淚液，再行測壓，否則會使測得的眼壓值比實際眼壓高。
7. 如遇眼壓過高，即使加壓至 8g 仍不能使兩個半圓相交，說明眼壓高於>80mmHg，則需加用重力平衡桿再行測量。
8. 重力平衡桿使用法：
    (1) 鑒定眼壓計的準確度：操作方法為將測壓螺旋轉至「0」，裂隙燈之投射角為 90°，將裂隙變窄，照射於測壓頭側面之黑線上，然後將重力平衡桿固定，使其長端向被檢者，並分別置於 2g 及 6g 重量壓力的刻度線上，轉動螺旋，如測壓螺旋亦分別需要 2g 及 6g 重量壓力時，才出現測壓頭的輕微擺動，則說明眼壓計準確無誤。
    (2) 對眼壓高於 80mmHg 者，需將重力平衡桿向檢查者方向移動，根據需要置於 2g 或 6g 重量壓力之刻線位置，則可測量 80~140mmHg 的眼壓。
9. 對角膜散光大於 3D 者，三稜鏡與角膜接觸面為橢圓形而不是圓形，必須將其弱主徑線或較大的曲率半徑軸置於 43°軸向方位，即將測壓頭側面的弱主徑線軸向，對準測壓頭固定環的紅線。因為只有在 43°軸向，橢圓形的直徑等於相同面積圓形的直徑，方能使壓平面積恰為 $7.35mm^2$。
10. 測量完畢後，用 3%雙氧水溶液或 1:5000 雙氯苯雙胍己烷(Chlorhexidine)溶液擦淨測壓頭前端，並以擦鏡紙或消毒棉球拭乾。

（二）非接觸式眼壓計

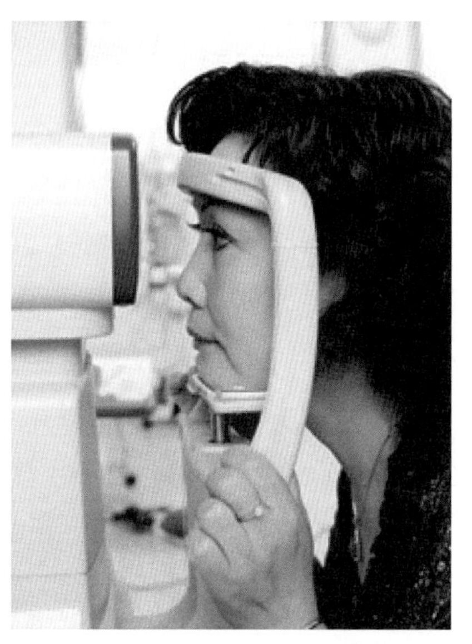

圖 4-2-11：使用非接觸式眼壓計時被檢者的位置要固定好

1. 接通電源，按左下方開關按鈕開機。
2. 功能選擇：手動測試選「M」自動測試選「A」 一般選「A」；按 RNG 鍵選擇眼壓檢測範圍，先用 30(mmHg)壓力測試，超過 30 用 60，超過(60mmHg)眼壓本機不能測出，顯示為「OVER」。
3. 固定頭部，囑被檢者看著前方閃爍的綠燈。測試者將「十」字測試目標對準角膜中心的反光點，調好焦距後，按手柄操縱按鈕，儀器自動記錄測試結果，每眼以測三次為宜，取平均值，如圖 4-2-11。
4. 對焦時若只是注視眼點上方出現線條表示測試頭離被檢眼太近，須向後拉。若下方出現線條表示間隔太遠則須向前推。
5. 按列印按鈕，儀器自動列印測試結果。
6. 長時間不用儀器，按開關按鈕關機並切斷電源。

五、注意事項

（一）Goldmann 壓平式眼壓計

1. 被測眼的瞼緣及睫毛不可觸及測壓頭，否則被檢查者無法配合完成檢查。

2. 正確選用適當的表面麻醉劑。選擇表面麻醉劑主要考慮其表面張力對所測眼壓有無影響。一般認為以用 0.2% Novesin 或 0.5~1%丁卡因最為理想。

3. 影響測量結果除受被檢者在測量前喝酒、喝咖啡、過多飲水以及測量時的體位、屏氣呼吸、衣領鬆緊等因素影響外，同時也與許多外界環境因素及相對無法控制的因素有關。

4. 測眼壓時應力求避免由於被檢眼注視方向不正，發生角膜中心偏移。但若偏移的角度小，對眼壓測量值並無明顯影響。

5. 測眼壓時因測壓頭位置高低不適當，致使中心垂直偏移，產生壓平角膜面的兩個半圓不等大時，則影響所測眼壓值。

6. 淚液膜的厚度與壓平面邊緣的寬度成正比。一般淚液膜較薄時，半圓邊緣則較窄，對測量值影響不大；反之，則測量值可能偏高。所以當半圓邊緣大而寬時，表示測壓頭未擦乾或者淚液太多，應將測壓頭擦乾後再行測量。反之，表示角膜的淚液已蒸發或螢光素濃度太淡，應囑被檢者閉眼數秒鐘，或再放入螢光素繼續測量。

7. 測壓頭與角膜接觸過久或角膜水腫時，可發生上皮染色，造成觀察不清，測量不準確，應停止檢查。多次測量，可以使測值偏低。每次測量時間不得超過半分鐘，否則可使角膜上皮乾燥，但可重複測量。事實上每當第一次檢測時，往往因被檢者精神緊張，而使所測數值偏高，在第二次測量時，則一般可消除此誤差來源。凡連續數次測量結果數值相差在 0.5mmHg，則說明操作無誤，一般連續測量 3 次，差值在 1mmHg 內，取其平均值為眼壓值。

8. 凡有角膜病變，例如水腫、炎症、瘢痕等，會導致角膜增厚或不平時，均會影響測量結果，因而不能用本型眼壓計測量。

9. 測眼壓時最好囑被檢者以兩眼向 5m 遠處注視，以減少調節對眼壓的影響。

10. 測眼壓時應注意被檢者頭部固定，避免向後退縮，否則測壓頭不能持續與角膜接觸而不可測得眼壓值。

11. 用壓平眼壓計檢查後，如需用其他眼壓計測量眼壓，必須間隔 3~5 分鐘以後再行測量。

（二）非接觸式眼壓計

1. 檢查前要先告知被檢者檢查過程中有氣流衝擊眼球，略有不適，但無疼痛，請被檢者不要緊張，放鬆心情並配合檢查。

2. 顯示幕不顯示數字，可能是注視位置沒有對準或淚液過多等原因，可調整後重新測量。

3. 視力不良者不適合用此方法測量眼壓。

六、備註

（一）Goldmann 壓平眼壓計的優缺點

1. 優點

(1) 儀器結構穩定，測量數值可靠。眼壓計本身誤差僅為±0.5mmHg，是當前國內外公認最標準的測量眼壓儀器。

(2) 可直接得出眼壓值，而不需查表或用其他方法換算，即 Pt=Po。

(3) 檢查的眼壓值不受眼壁硬度變異影響；所致眼球容積的改變僅為 0.56mm^3，其對眼壓值的影響僅約為 2.5%。

2. 缺點

(1) 對臥床患者及兒童不能使用。

(2) 對角膜水腫、角膜混濁或角膜表面不平者，測量數值不可靠。

(3) 其準確性依然受許多因素的影響，如中央角膜厚度(CCT)對壓平眼壓計眼內壓測量值的影響已越來越受到人們的重視。

（二）非接觸式眼壓計的優缺點

1. 優點

(1) 檢查時不需要點眼球麻醉劑。

(2) 不與角膜直接接觸，可避免角膜擦傷或交叉感染等不良後果。

(3) 可對大量人群進行快速初步眼壓篩查。

(4) 對外傷和手術後的患者也可使用本設備量測眼壓。

(5) 操作簡便、省時以及便於保存結果。

2. 缺點

(1) 只能採坐姿作測量，因此臥床的患者無法使用本設備。

(2) 查結果只能用於初步估測，無法滿足青光眼診斷和治療隨診的需要。

(3) 測量精確度較低，對於眼壓低於 8mmHg 及高於 25mmHg 者誤差較大，且眼壓的偏差缺乏規律性。

(4) 檢查結果易受環境的溫濕度與空氣流動情形影響。

(5) 設備價格昂貴。

4-3 視野計(Perimetry)

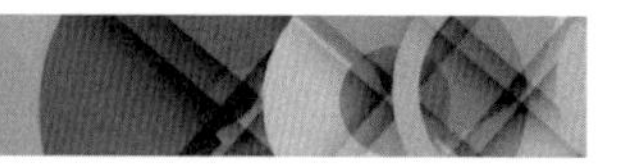

一、用途

視野檢查是在背景照明下，測量雙眼能看見的範圍，即視野的寬闊度和敏感度。視野檢查對於診斷青光眼、視網膜色素病變和其他影響視野的病症，如腦神經腫瘤等，是一項十分重要的檢查。

二、正常視野的範圍

正常人雙眼等視線大小大致相等，形態基本一致，中心視野平均光敏感度也基本對稱。以固視點為中心，水平經線和垂直經線將視野分成四個象限，即：鼻側、顳側視網膜分別與顳側和鼻側視野對應，而上、下視網膜則分別與下、上方視野相對應。在臨床中，視野分為 30°範圍內的中心視野和 30°以外的周邊視野，而 5°~25°的範圍習慣上稱為旁中心區或 Bjerrum 區。正常雙眼視野範圍如圖 4-3-1 所示。

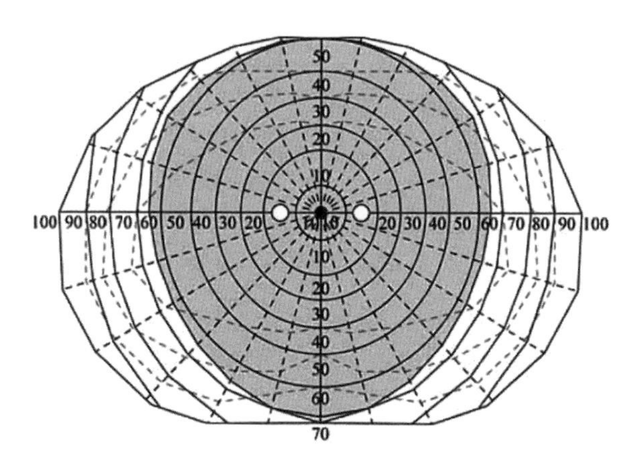

圖 4-3-1：正常雙眼視野範圍

三、視野檢查的原理

臨床上我們通常檢查單眼視野，在固視狀態下，在均勻照明的背景上動態或靜態呈現一定刺激強度的光斑，以測定差別光的臨界值。

（一）動態視野檢查(Kineticperimetry)

用同一刺激強度的游標從某一不可見區，如視野周邊部不可見區向中心可見區移動，以探查不可見區與可見區分界點（等視線）的方法，即傳統的視野檢查法，這些光敏感度相同的點構成了某一試標檢測的等視線，由幾種不同試標檢測的等視線繪成了類似等高線描繪的「視野島」如圖 4-3-2。動態視野的優點是檢查速度快，適用周邊視野的檢查，但其缺點是旁中心相對暗點發現率低。

常見的動態視野檢查有：對比檢查法、弧形(Lister's)視野計、平面視野檢查與 Goldmann 視野計。

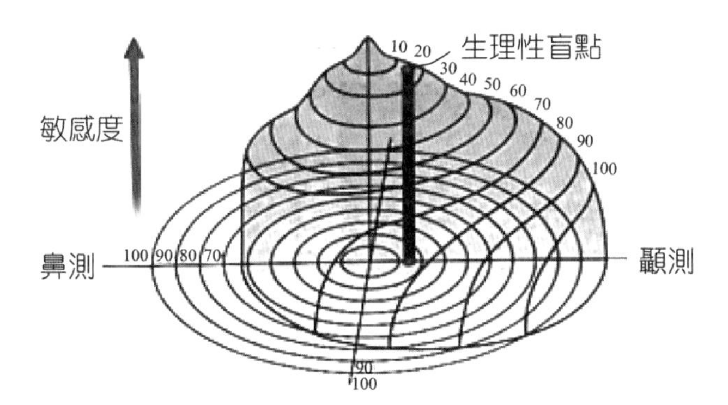

圖 4-3-2：動態視野檢查的等高線

（二）靜態視野檢查(Staticperimetry)

在視屏的各個設定點上，由弱至強增加試標亮度，被檢者剛能感受到的亮度即為該點的視網膜敏感度或臨界值。如採用電腦控制的自動視野計或 Friedmann 視野計，可使定量靜態視野檢查更快捷及容易規範。

目前的電腦自動視野計採用以下兩種方法來測定光的臨界值：

1. 遞增法或極限法

即游標以較小的間隔、相等的步長從小到大增加刺激強度，以受檢眼從不可見到第一次看見的游標刺激強度作為光的臨界值。

2. 階梯法

即遞增和遞減兩法合併，如一個游標被看見，下一個測試游標自動遞減刺激強度，反之如游標未被看見，則遞增刺激強度。

例如：Humphrey 視野分析儀的臨界值檢查程式，首先呈現一個估計受檢眼可見的超臨界值刺激游標，在被檢者反應證實游標被看見後，游標刺激強度以 4dB 遞減至受檢眼看不見，然後又以 2dB 逐步遞增至被檢眼第一次看見，並以該游標刺激強度作為該檢查點的光臨界值。視野中某點的光臨界值增高可能預先呈現該點視野出現缺損。

四、視野檢查方法

（一）對比檢查法(Confrontation method)

被檢者背光與檢查者相對而坐，距離 0.5m（約為一臂距離），如圖 4-3-3。遮蓋被檢者左眼，囑右眼注視檢查者左眼，同時檢查者閉合右眼，在被檢者和檢查者間等距離處伸出手臂比出指數，由周邊向中心移動，探測視野範圍，直至完成左、右、上、下、左上、左下、右上、右下共八個方向為止，並與檢查者之正常視野互相對比，可得出初步視野。

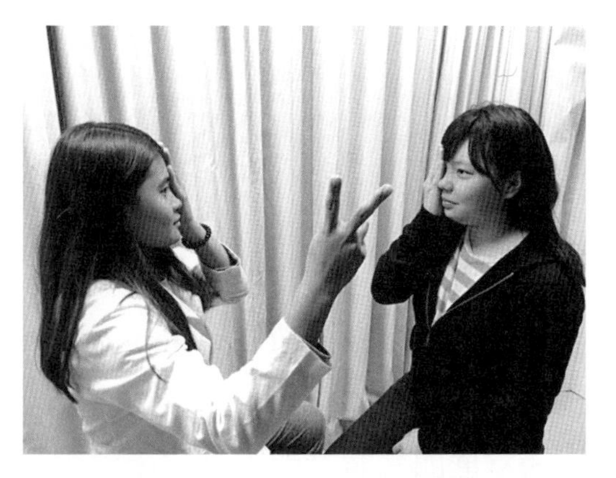

圖 4-3-3：面對面視野檢查法

(二)周邊弧形視野計檢查法

周邊弧形視野計一般常用的是一個半圓弧或 1/4 圓弧的金屬板，其半徑為 33cm，如圖 4-3-4(a)。受檢者坐在視野計前，遮蓋一眼，額部置於支架上，使被檢眼對準中心目標。檢查時先用 2~5mm 直徑白色及紅色視標（必要時加查綠、藍等色），自弓的周邊向中心緩緩移動，當被檢者見到視標時，將弓上的度數記錄在視野圖上，再轉變方向，每轉 30°~45°檢查 1 次。最後將圖上各點連接即為白色或顏色視野，如圖 4-3-4(b)。記明視標顏色和大小、距離、眼別、視力、照明種類、檢查日期。

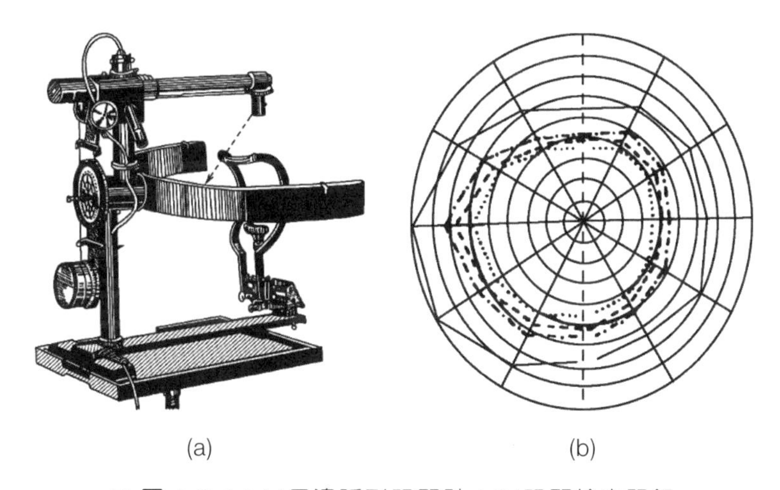

(a) (b)

圖 4-3-4：(a)周邊弧形視野計；(b)視野檢查記錄

(三)平面視野檢查法(Campimetry or scotometry method)

平面視野計採用 Bjerrum 屏，也就是 1m×1m 見方的黑色屏，在它上面以不明顯的條紋按照視角的正切，每 5°畫一向心性圓圈，其方法如圖 4-3-5 所示。CD 為黑色屏面，O 為屏的中心，A 為眼的位置，AO 為 1m 的檢查距離，∠OAB 為 5°角，由 OAB 可求出 OB 的長度。OB=OA × tan∠OAB，OB=100 × tan5°=8.75cm。所以以 O 為中心，以 8.75cm 為半徑所畫出的度數，即 5°視角的度數，同樣 10°視角的度數由∠OAE 可得出。OE=100 × tan10°=17.63cm。所以以 O 為中心，以 17.63cm 為半徑所畫出圓圈為第二個圓圈，其他以此類推。此外再由中心向外畫放射狀的直線，每兩根直線之間相隔 30°角。在視野計的中心放置一 5mm 直徑的白色圓盤作為注視點。

檢查時被檢者面向平面視野計，距離 1m，固定頭部於架上，被檢眼正對平面視野中心點，遮蓋另一眼。首先以白色視標（視標大小依據視力而定）檢出生理盲點的位置和大小。本方法主要在檢查中心視野 30°以內有無暗點，記錄時應記下視標大小和顏色、距離、照明、眼別、視力與檢查日期等。

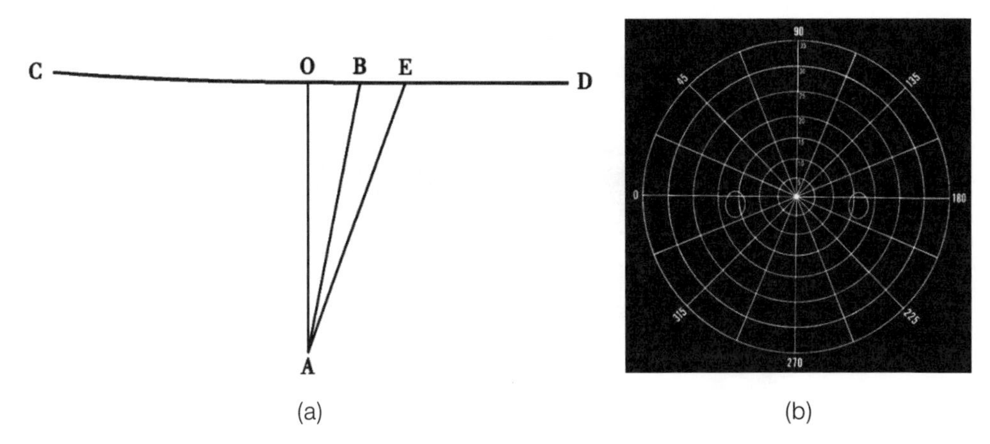

(a) (b)

圖 4-3-5：(a)平面視野計度數說明圖；(b) Bjerrum's 屏幕

（四）Goldmann 視野檢查法(Goldmann's perimetry)

Goldmann 視野計的背景為一個半徑 300mm 的半球殼，內壁為乳白色，由均勻光線照明，一般為 31.5asb。由一投射的光點做試標，其亮度為 1000asb，光點的大小為 64、16、4、1、1/4 及 1/16mm，可隨意選用。另外有兩組灰色濾玻片，可以使試標的亮度有不同程度的減弱。透過結構較複雜的轉動系統，可將試標靈活地投射在球殼內，被檢者看見試標時按響信號器，以表示「看到」，轉動系統的另一端在一專用的視野表格上指出相對應的部位，檢查者在此作一記號，檢查完畢即得到視野結果，本檢查仍屬於手動操作的方法，如圖 4-3-6。

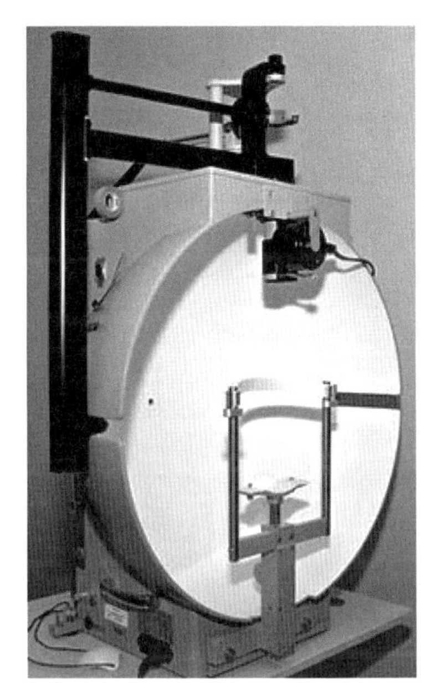

圖 4-3-6：Goldmann 視野計

(五)自動視野計檢查法(Automated field analysis)

為自動化靜態檢查視野的方法，國際上通用的有 Humphery、Octopus 等型號。基本構形為，在一半球殼上(半徑約 1/3~1/2m)，散在分布一些小孔約 100~200 個，孔後有光纖或發光二極管作光源，作為光點試標，試標光點出現的程序已預先設計好。試標大小為 0.1~5mm，光點出現時間為 0.1~0.5s，球殼內背景光一般用 4asb 或 31.5asb。

檢查時被檢者頭部放在額頜托架上，根據檢查目的選擇程序，光點出現時被檢者按電鈕回答，光點自動減弱其亮度，直到被檢者看不到沒有回答，此亮度即該點的敏感度。相反，光點會增加亮度，直到被檢者回答或最大亮度時仍不能回答。在某點不論是由「看到」變成「看不到」，或由「看不到」變成「看到」，其最後見到的亮度即作為該點的

「光臨界值」。檢查完畢，視野計自動記錄，以曲線圖、數字圖及灰度圖等方式顯示結果。

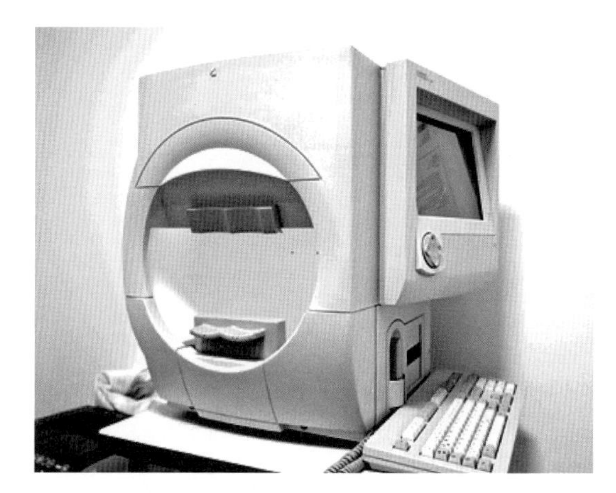

圖 4-3-7：自動視野計 (Humphrey 750i)

五、視野計的操作技術

目前視野計種類繁多，僅自動視野計就有數 10 種，這裡僅就最基本及最常用的幾種視野計作簡介。

(一) Goldmann 視野計

一種半球形投射視野計，它是目前世界上應用最廣泛的手動視野計。Goldmann 視野計半球內面為均勻白色背景，刺激光源投射在均勻照明背景上的光斑。游標刺激強度從 a 檔到 e 檔以 0~1 對數單位(1dB)遞增。游標面積增大，增加了空間積累效應，刺激強度增加，各檔次游標刺激強度遞增梯度相當於 0~5 對數單位。

Goldmann 視野計可靈活用於中心視野和周邊視野檢查，主要用於動態等視線檢查和超臨界值靜點檢查。雖然 Goldmann 視野計也可作靜態臨界值定量檢查，但因耗時太長而較少運用。Goldmann 視野計的檢查步驟：

1. 檢查時讓被檢者始終保持注視正前方的固視點，在視野屏其他位置出現閃亮光點時立即按一下蜂鳴器。
2. 開始檢測後，需首先確定中心等視線臨界值游標。
3. 測定生理盲點範圍並測繪中心等視線。
4. 再確定周邊等視線臨界值游標並測繪周邊等視線。
5. 最後進行超臨界值靜點檢查。

（二）電腦自動視野計

目前市面上有各種類型和型號的電腦自動視野計，其中以 Humphrey 和 Octopus 的各種型號在國內外各醫療單位較為常用。

1. Humphrey 視野計

Humphrey 視野計是一全自動投射型視野計，背景照明為 31.5asb，刺激點亮度在 0.08~10,000asb，即 5~1 對數單位內變化，其刺激點大小與 Goldmann I~V 級視標一致，呈現時間為 0~2 秒。Humphrey 視野計檢測程式有篩選型、臨界值型和自動篩檢型三種。其中篩選型檢測程式有 9 種，而臨界值型檢測則有中心 30-2、24-2、10-2、黃斑臨界值、30/60-2 等標準檢測點方案，另外還有顳側新月型以及供神經科檢測用的程式。

Humphrey 視野計有些型號還配有動態檢測程式，可作周邊視野的等視線圖。其特點如下：

(1) Humphrey 視野計檢測策略包括：全臨界值、SITA 標準程式和 SITA 快速程式。SITA 策略比舊策略更明顯優越，SITA 標準程式更為精確，也更能糾正被檢者的錯誤，但它卻不如 SITA 快速程式快。SITA 快速程式最好運用於年輕被檢者或曾經接受過臨界值程式檢測的被檢者。
(2) 統計分析策略軟體從早期的 STATPAC 到現在的 STATPAC2，以及最新的青光眼進展分析軟體，包括了青光眼視野損害變化的概率分析、青光眼半視野檢測、線性迴歸分析等功能模組，透過電腦自動統計分析，幫助醫生對視野檢測結果進行分析並有助於觀察病人視野的變化。

下面以 Humphrey 750i 電腦視野計，在進行常規檢查時應用較多的 30-2 臨界值測試程式為例，介紹測試的過程，對具體的操作方法說明如下：

(1) 點擊主功能表視窗中 Central 30-2 按鈕，選擇 Central 30-2 臨界值測試程式。
(2) 選擇檢測眼別、輸入被檢者資料（編號、姓名和出生年月日為必須輸入項），然後點擊 proceed（執行）按鈕進入測試開始視窗。
(3) 在測試開始視窗中可選擇 Display Status（顯示參數）選項顯示當前測試的基本參數，並可透過 Change Parameters（更改參數）按鈕改變這些參數。參數設置完成後點擊 Start（開始）按鈕開始測試，初始化注視成功後點擊 continue（繼續）按鈕開始進行測試。測試過程中可點擊 pause/change（暫停／更改）按鈕使檢查暫停，讓受檢者稍事休息。點擊 test speed（測試速度）按鈕，可以在測試中調整測試的速度，若點擊 cancel test（取消測試）按鈕，可取消當前測試。
(4) 測試結束時，點擊 Save on disk 按鈕（存檔）保存測試結果，也可以將所要的測試結果存在多張軟碟上，還可以用這個按鍵保存前面已經放棄保存的測試結果。點擊 Display status（顯示狀態）按鈕可以查看已完成的測試的參數。點擊 Test other eye（測試其他眼睛）按鈕可以回到 30-2 Threshold 開始測試視窗來測試另外一隻眼睛。用 Zoom（縮放）按鈕可以在 30°和全視野範圍切換觀察結果圖。
(5) 點擊視窗右邊的印表機圖示，即可進行檢測結果列印。針對各種臨床疾患的檢測目的所選用的程式不同，列印結果型式也不盡相同。

2. Octopus 視野計

Octopus 視野計是半球形投射式電腦視野計，如圖 4-3-8，其背景照明為 4asb，其刺激強度僅為 1000asb，呈現時間 0~1 秒，避免了強刺激可能引起的分散效應，減少假陽性率。其檢查分析軟體與 Humphrey 視野計基本相同。

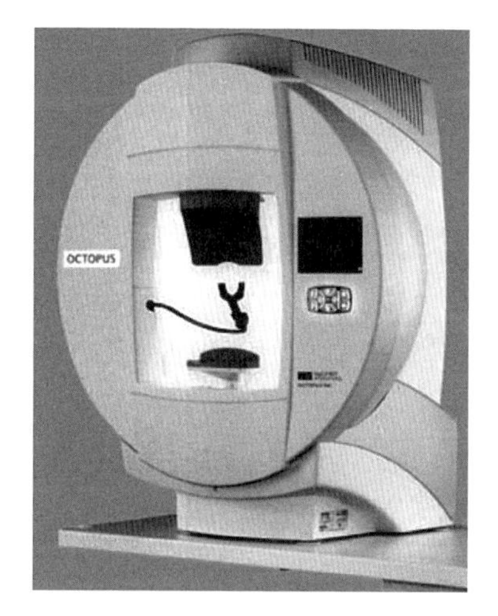

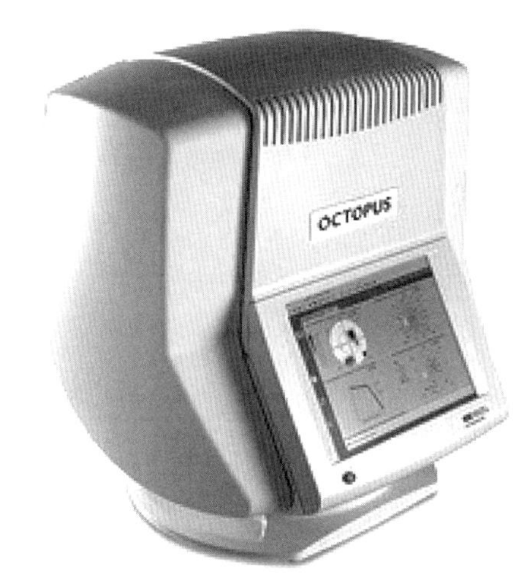

圖 4-3-8：Octopus® 900 與 600 視野計

六、參數分析

STATPAC 單視野分析圖如圖 4-3-9(a)所示，它是 Humphrey 視野計最有用與最重要的輸出型式，STATPAC 統計套裝軟體可以自動分析 Humphrey 視野計中標準程式檢測所得結果，將每一位點檢測結果與同一年齡的正常數據加以比較，以確定是被檢者的視野丟失超出正常值還是視力不斷下降所致。

圖 4-3-9(b)是 Humphrey 視野計產生的粗略檢測結果之灰度與數字圖，它將每一個點檢測的敏感度以數字與灰度圖型式顯示出來，敏感度以分貝(dB)為單位，0dB 表示最大亮度(10,000asb)，10dB 表示 1,000asb 亮度。

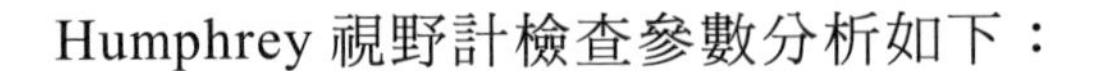

Humphrey 視野計檢查參數分析如下：

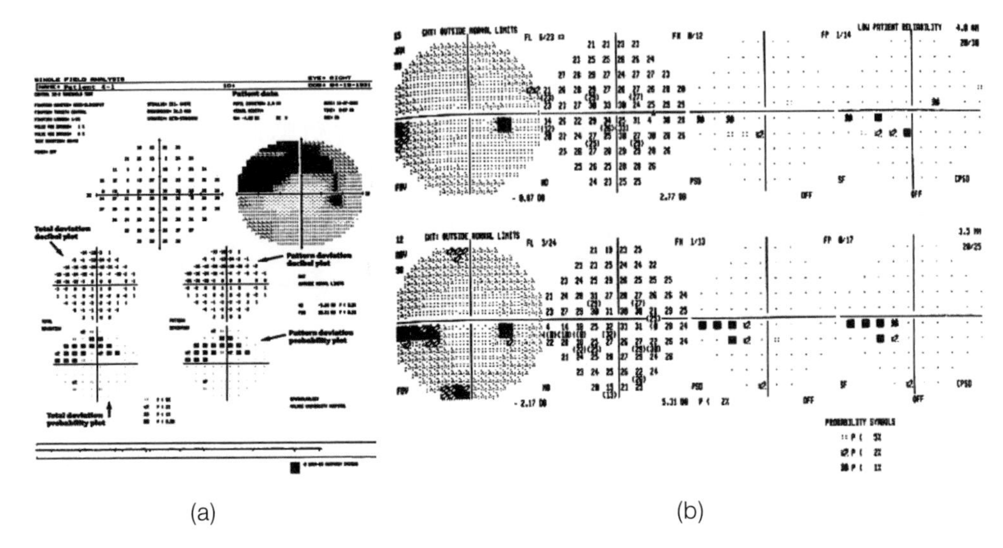

(a) (b)

圖 4-3-9：(a) STATPAC 單視野分析圖；(b)粗略檢測結果的灰度與數字圖

(一) 統計圖及檢測條件

圖 4-3-9(a)上方有被檢者姓名、登記號碼、出生年月日，接下來是檢測日期和時間、視力、瞳孔大小和被檢測眼別，圖上方還記錄有檢測程式和策略、檢測持續時間、視標大小和背景光亮度，是否檢測中心凹臨界值，以及可靠性指標，另外在檢測過程中瞳孔大小也會自動測量並記錄。

(二) 可靠性分析

電腦自動視野計的測量過程完全依賴被檢者的反應，為了在檢查過程中監測假陽性率、假陰性率和固視丟失率等，該儀器設置了「捕捉實驗」程式，將此心理物理學特點在一定程度上量化，用來判斷檢查結果的真實性，本視野檢查的可靠性分析項目如下：

1. 陽性捕捉實驗

又稱假陽性率(False Postive Errors Score, FP)為了避免由於變換投射位置產生的機械聲響，以及因被檢者已習慣於刺激點出現的節律而造成的一種預感。自動視野計有比例地出現無光點刺激的機械聲，若受檢者有應答即假陽性反應，這種情況一般發生在過分緊張和焦慮或不理解檢查過程、以及被檢者的不合作所致。如果被檢者不該出現應答時卻有應答之假陽性率 FP 值超過 15%，即表示檢查結果不可靠，即灰度圖中出現白色區域較多（出現較高臨界值）與模型偏差圖的視野缺損比總偏差概率圖大，可能是檢測中存在許多假陽性應答，如圖 4-3-10。

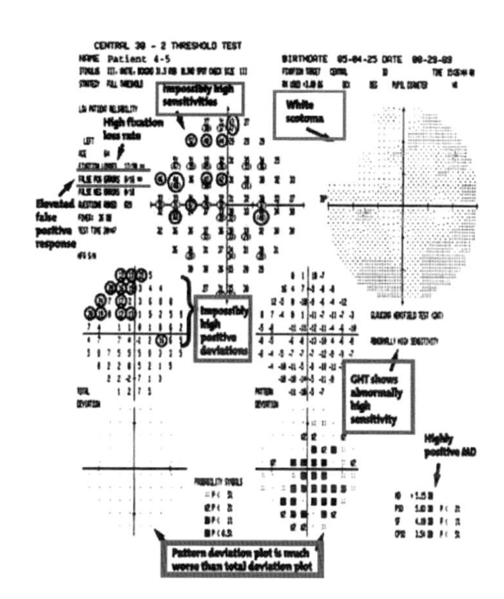

圖 4-3-10：假陽性率（FP 值）偏高的檢查結果

2. 陰性捕捉實驗

又稱假陰性率(False Negative Errors Score, FN)，用於檢測受檢者的自控能力和注意力水準，是在已建立了臨界值的區域呈現一個最亮的光刺激，如被檢者不能回答，反應其注意力分散，假陰性率高預示結果中的視網膜光敏感度偏低，Humphrey 視野計規定假陰性率(FN)應小於 33%。

3. 固視丟失率

固視丟失率(Fixation Loss Score, FL)是指能否注視固視點的能力，自動視野計的盲點監測將光點成比例隨機地投射到生理盲點區，如果受檢者回答次數超過一定的限度，可能是受檢者注意力分散或是根本沒有中心注視功能，分析結果時要慎重，Humphrey 視野計規定固視丟失率(FL)應小於 20%，超過者則檢查結果將不可靠。

4. 注視追蹤記錄

一些較新型的視野計有此功能。它可以在整個視野檢查過程中連續追蹤固視位置，可精確到 1~2 度，並以向上的線條表示偏斜的程度，結果非常的直接。同盲點檢測相比可以節省時間，因為它不需要增加投射點數量。

(三) 視野缺損的分析

1. 總體偏差概率圖

這是一種有用的診斷手段，它可以揭示視野檢測結果中異常的區域，如圖 4-3-11(a)。並在矯正了被檢者年齡因素後，以不同的正常人期望概率和相應的符號來表示。例如：p<1%的相應符號表示少於 1%的正常人才會出現這樣低敏感性的視野。負值為低於同年齡校正後敏感度均值，正值為高於正常敏感度。

2. 模式偏差概率圖

單個視野分析中最有用的分析是模式偏差概率圖，如圖 4-3-11(b)。在排除普遍敏感性下降後，特別是在青光眼或其他疾病的視野檢測結果中，這一統計圖可以揭示局部的視野缺損。在首先排除白內障或小瞳孔的影響引起的視功能普遍下降之後，這一圖形可以將真實的視野檢測結果與正常人視野模型區別開來。它首先濾除掉整體性的敏度降低值，然後突出顯示由青光眼或其他疾病導致的局部敏度降低區。每一敏度降低值均附有概率值，其臨床解釋同整體偏差概率圖。概率圖的最大優點是它可以忽略正常範圍內的變異值而突出顯示有可能被忽略的微小但有臨床意義的病變。早期的視野缺損通常較早在概率圖中顯示，而不能在灰階圖中顯示。

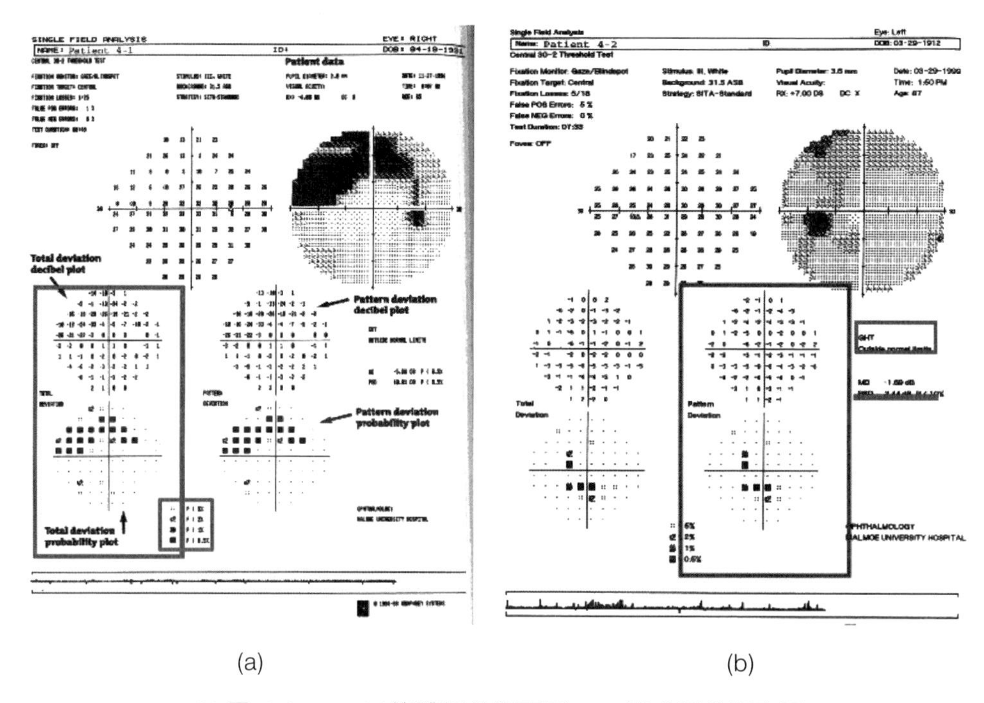

(a) (b)

圖 4-3-11：(a)總體偏差概率圖；(b)模式偏差概率圖

3. 數值圖

雖然數值圖不能快速和直觀地解釋檢測結果，但有時值得去研究，因為它顯示了所有其他的分析和列印所依據的實際檢測數值。與總體偏差概率和模型概率圖相關的分貝值都顯示在各自相應的列印圖上。缺損分貝值可提供大部分用戶想從概率圖中找出的更多資訊。

4. 灰度圖

灰度圖可以使醫師對視野檢測結果有直觀易懂的印象，特別是有中等或嚴重的視野缺損時。有臨床意義但較淺的視野缺損從灰度圖上很難辨認，而中周部常見的無臨床意義的敏感性下降卻可被強調，所以分析檢測結果應該依據概率圖而不是灰度圖。當然灰度圖在揭示人為視野改變，例如由於眼鏡框架的遮擋和假陽性反應造成的改變時，還是有用的。

5. 青光眼半視野檢測 (Glaucoma Hemifield Test, GHT)

GHT 是將上、下半視野各分為 5 個相應的區域進行對比檢查的專業系統，如圖 4-3-12。它將上半視野中出現的局部視野缺損與下半視野中對應鏡像區域的缺損進行對比，具有較高的敏感性和特異性，並以簡單的語言來表示分析結果，所有的位點均是 30-2 和 24-2 程式常用的。GHT 的區域圖形非常適於青光眼視野損害的診斷。

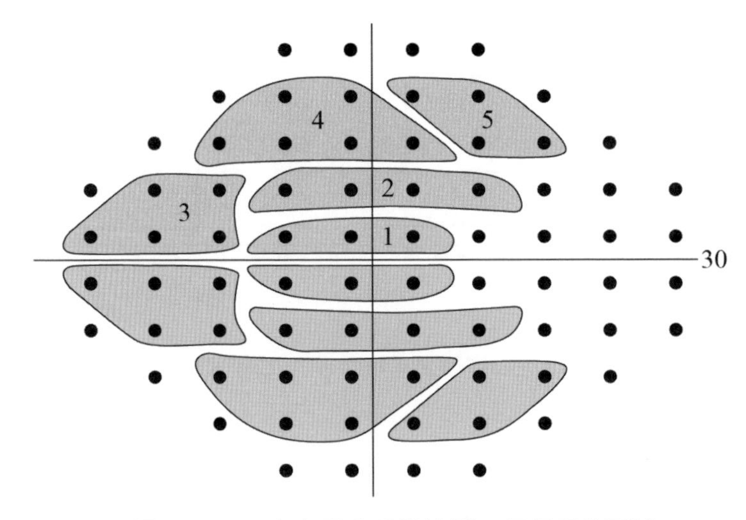

圖 4-3-12：青光眼半視野檢測 5 個相應的區域

6. 視野缺損

平均缺損(mean deviation, MD)為受檢眼光敏感度與同年齡正常人光敏感度之差，反映全視網膜光敏感度有無下降及下降程度，其受侷限性視野缺損的影響較小，正常人平均缺損在 0 上下離散。模式標準差(Pattern Standard Deviation, PSD)反映出諸如由局部視野缺損所引起的視野的不規則性。P 值顯示於所有 MD 值以及明顯在正常範圍之外的 PSD 值之後。MD 和 PSD 兩指數並不用於診斷，而是作為追蹤檢測的指標，同時在一些研究中用於對疾病病程進行不同階段的分組，異常範圍 MD 和 PSD 可顯示其發生的可能性和臨床意義。

7. **短期波動(short-term fluctuation, SF)**

是在一次視野檢查中對相同點作多次光臨界值測定出現的離散度，由此可估計結果是否可靠，初估實際臨界值範圍，有些眼病如青光眼在早期可表現為短期波動的增高，正常 SF 值為 1~2dB。

（四）追蹤檢查

異常的視野檢測結果在重複檢測中可產生較大的變異，但當追蹤一慢性病的一系列視野檢測時，就可發現真實的視野改變。青光眼改變概率圖可將隨機的重複檢測波動與有意義的青光眼視野改變區分開來，也就是用回顧圖或 MD 回歸分析來進行一系列的視野檢測結果有無改變的量化分析。

（五）視野檢測結果的一般分析步驟

為了較好的理解和正確解釋檢測結果，必須具有視野檢測的基本知識和基本原則，這樣才能判斷一個被檢者的視野檢測結果是否正常。只有對一系列視野檢測結果進行對比之後，才能判斷病情是穩定還是在進展。為此提出一些簡單扼要的步驟以助分析。

1. 方法學：使用何種視野計、何種方法或何種程式、檢查範圍、點數及間距、檢查時受檢眼的瞳孔直徑，以及是否用矯正眼鏡。
2. 可靠性評估：根據可靠性指標及短期波動值，或根據被檢者的合作情況等方面評價結果的可靠性。
3. 判斷視野是正常還是異常：根據定量比較，即與正常值、期望值、對側眼比較，同一眼與相對應點比較，以及視野指數等指標判斷視野正常與否。
4. 缺損性質描述：如果異常視野，則應進一步描述缺損部位、種類、形態、深度及大小，是否雙眼性，是否對稱。

5. 綜合評估：參考被檢者其他臨床表現，考慮視野缺損是何種疾病，並與過去的視野檢測結果比較，判斷有無進展。

七、視野檢查的臨床應用

(一) 異常的視野

視野缺損有多種表現型式，與整個神經通路的行徑和病變位置密切相關，損害部位不同，視野表現型式也不一樣，因此視野缺損的類型有重要的定位診斷意義。各種疾病的視野改變特徵不同，一定要結合臨床具體分析，才能做出正確診斷。異常的視野的種類：

1. 出現暗點(scotoma)

(1) 中央暗點

位於中央固視區的暗點，同時伴有中心視力的減退，多是由黃斑區受損或盤斑束神經纖維受損所致，如圖 4-3-13。

(2) 啞鈴狀暗點

位於中央固視區的暗點，與生理盲點相連接呈啞鈴狀，多見於青光眼的視野損害，可能是盤斑束受損所致，有時亦見於菸酒中毒的被檢者。

(3) 鼻側階梯

鼻側水平徑線處上下方的視野損害不一致，發生錯位或缺損深度不一致，這是青光眼早期視野改變的典型表現，在其早期診斷和普查中具有重要意義。

(4) 旁中央暗點

位於中心視野 5°~25°的 Bjerrum 區內，向生理盲點上方或下方延伸的暗點，其直徑大於 5°，在自動視野計上表現為相鄰幾個位點的缺損，其深度大於 5 dB。一般最早出現在顳側近生理盲點的上方，不與生理盲點相連，而後發展逐漸相連，近窄遠寬，形似弓形，這是由弓形神經纖維走行所決定，多見於青光眼早期。

(5) 弓形暗點（Bjerrum 區）

位於固視點上或下，與生理盲點相連，並向周邊呈弧形擴展，鼻側寬於顳側，為青光眼視野缺損的典型特徵，有時視交叉或視盤病變等也可引起。

(6) 環形暗點（環繞上下 Bjerrum 區）

上下弓形暗點環繞中央固視區在鼻側周邊水平合縫相連接形成，常見於青光眼視野缺損，由於水平合縫上下方對該病的損害敏感性不同，在視野鼻側水平子午線處下部常略寬於上部，表現為階梯狀，進一步發展將導致殘留中心管狀視野和／或顳側新月形視野，是青光眼晚期典型視野改變。

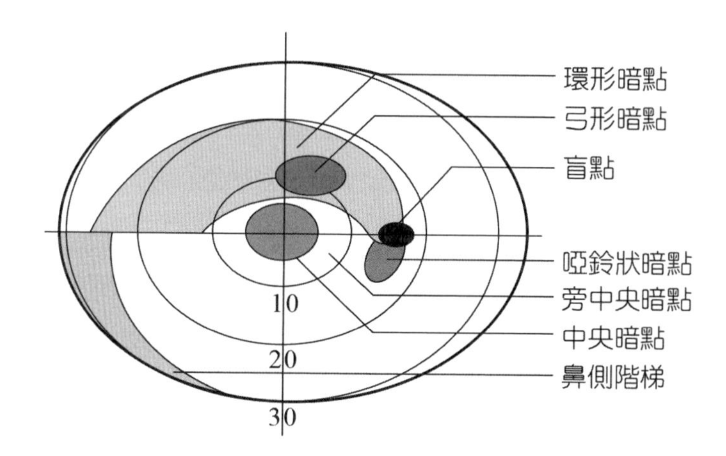

圖 4-3-13：暗點的分布

2. 侷限性視野缺損

(1) 顳側扇形缺損

其表現為在顳側視野中出現尖端指向生理盲點的扇形或楔形視野缺損，可能是青光眼的早期視野改變。

(2) 象限性缺損

又稱象限性偏盲，即視野缺損占據一個象限，多見於視交叉以上的視路損害。

(3) 偏盲性視野改變和黃斑迴避

視野缺損一半稱為偏盲，多為直切，也可為橫切。偏盲可分為同向（右側或左側）或異向（雙顳側或雙鼻側）、對稱或不對稱。盲區的邊緣可垂直透過注視點的直線，把視野分為兩半，常見於視交叉及其上的占位性病變或顱腦損害；偏盲也可避開中央固視區，在中央保留一小部分視野，稱為黃斑迴避。橫切的缺損稱為半盲，多見於上半部或下半部的視網膜損害。

3. 視野向心性收縮和管狀視野

整個視野的周邊出現相對或絕對的缺損，並有向心性發展的趨勢。向心性視野收縮分為功能性和器質性，前者見於糖網症，後者見於視網膜色素變性、球後視神經炎、視神經萎縮、晚期青光眼及雙側同向偏盲之後等。視野向心性收縮的結果到晚期僅剩一個管樣視野改變。

4. 普遍敏感度下降

整個視野敏感性呈現較低的敏感性，通常是與正常視野臨界值進行比較，常常採用 MD 來分析。Humphrey 視野計的 GHT 分析可自動提示是否有普遍敏感度下降；而雙眼間相對應位點臨界值若相差 2~3 dB 則應該引起注意，還可與上一次視野進行比較。

5. 生理盲點擴大

生理盲點縱徑大於 9.5°，或橫徑大於 7.5°，應考慮生理盲點擴大，一般是各方向均擴大，常見於青光眼、視盤邊緣有髓神經纖維、高度近視眼視盤周圍脈絡膜視網膜萎縮、視盤視網膜炎和視盤水腫等。

(二) 神經系統疾病視野丟失

視野是常用的檢測中樞神經系統疾病的發病部位，有時甚至是檢測病變性質的方法。這是因為視路系統從視神經、視交叉到視反射和視皮質，占據並行經了相當一部分大腦。當這些地方出現疾病，所產生的視野丟失類型經常是特異性的，並因疾病部位不同而變化。因此神經系統疾病有以下幾種：

1. 視神經疾病

單側視神經疾病只產生受累眼的視野缺損。中心暗點是視神經疾病視野丟失模式的一種典型，比如視神經炎、許多毒性反應、菸酒中毒性弱視和視神經的機械性壓迫等。視神經炎可產生許多種視野缺損，其中一些甚至和青光眼很相似。手工視野檢測法很少能檢測出在視神經炎恢復後的殘餘視野缺損，但電腦臨界值程式常能檢測出。

2. 視交叉損害

視交叉可以被垂體腺瘤、顱咽管瘤、蝶鞍上的腦膜瘤或者有時是來自 Willis 動脈環的動脈瘤所破壞。交叉纖維常首先受累，導致雙顳側偏盲。開始時，視交叉下病變所致缺損可能限制在半側視野的上部，有時有楔形缺損。受累區常不對稱，並且常發生在一眼中。隨著時間推移，缺損擴大並可能累及全部，或者甚至到鼻側半視野。殘餘缺損（比如在手術或其他治療後殘餘的視野喪失），可占據中心視野的大部分並在中周部逐漸清晰可見。

3. 視交叉後的病變

視交叉後的視路疾病產生均勻的偏盲缺損，比如雙眼同側視野的對應缺損。在雙視野中左半視野的對應缺損就是一個例子。此類偏盲缺損不過垂直中線，甚至它們僅影響半側視野的一部分，比如偏盲性楔形缺損、四分之一象限缺損和均勻偏盲性暗點。一個大的累及視交叉後所有神經纖維的損害，不論它是在視束、外側膝狀體、視放射，或者大腦左半或右半的整個視皮質，都將導致完整而均勻的偏盲缺損。

八、其 他

(一) 影響視野檢查的生理心理因素

1. 年齡

隨年齡增加，視網膜神經節細胞衰退，神經纖維數目減少；同時反應時間延長，使得視網膜平均敏感度下降，等視線向心性縮小。

2. 受檢眼的明適應或暗適應程度

視野計恆定的背景照明除與游標刺激形成一定的對比外，另一重要作用即在於維持視網膜的適應狀態。每次檢查時，受檢眼應充分適應視野計一致的背景照明，否則因視網膜應激狀態不同，會得到不同的視野結果。

3. 瞳孔大小

瞳孔過大或過小均可影響視野檢查結果，而後者對視野檢查的影響更為明顯。一般做視野檢查時，要求瞳孔直徑大於 2.5mm。另一方面，瞳孔過大，增加了水晶體的像差效應，減少了景深，影響了視網膜成像的質量。

4. 屈光不正

未矯正的屈光不正使游標在視網膜平面形成比實際物像面積略大、亮度略暗的模糊物像。在空間積累效應相對較差的中心視網膜，這樣的物像使有效刺激強度下降，從而產生假性彌漫性光敏感度降低或等視線向心性縮小。因此，作中心 30°範圍視野檢查，特別是運用小游標檢查時，應常規矯正受檢者的各種屈光不正。Humphrey 視野計的標準檢測距離是 30cm，要向完全老花眼的被檢者提供+3.25D 的凸透鏡，對部分老花眼的被檢者則給其稍低一些的矯正鏡。

5. 固視情況

良好的固視是完成視野檢查的必要條件，固視不良者甚至生理盲點也不能定位，對視野檢查結果精確性影響很大。

6. 學習效應

初次接受視野檢查者在再次複查時，等視線常比初次結果略大，這種透過熟悉檢查程式而使視野擴大的效應稱為學習效應。

7. 知識水平

受檢者的智商，對視野檢查的理解程度也影響視野檢查結果。例如，有人做過調查，以下三組人群，其平均視野面積比較，學生＞護士＞家庭婦女。

8. 其他

受檢者注意力集中程度、合作程度、平均反應時間、上瞼位置以及全身健康狀況等也可能會影響視野檢查結果。

(二) 檢查應注意事項

1. 請被檢者保持輕鬆的心情。
2. 視野檢查耗時較久（單眼檢查約需 15 分鐘），且檢查時需要被檢者的專注合作。
3. 請在檢查前一天有良好的睡眠。
4. 如果檢查當天感覺身體不適，如：感冒、頭暈、精神狀況差，可洽工作人員改期。
5. 檢查當天不要安排太多密集的檢查或看診，以免心情焦急，影響準確度。

6. 視野檢查時，必須注視儀器中的一個固定標的，眼睛不可飄移觀視他物。
7. 若於檢查開始時即看不清此固定標的，請告知檢查的技術人員。
8. 視野檢查時，若在任何一個方位感覺到有亮點閃動或有不同顏色的圓點閃動，請立刻以手壓下按鈕。
9. 壓按鈕的同時可以眨眼，以避免視線因張眼時間過久而模糊。
10. 視野檢查時，盡量不要在意周圍環境或儀器所發出的聲音，只須注意是否有亮點閃動。
11. 如果有許多亮點您感覺不到，那可能是正常的。
12. 檢查中若覺得很疲倦，想要休息數秒，您可持續以手壓按鈕不放，檢查即暫時停止，此時請閉眼休息，但不要移動身體或頭部。
13. 若需要較長時間的休息，請告知檢查的技術人員。

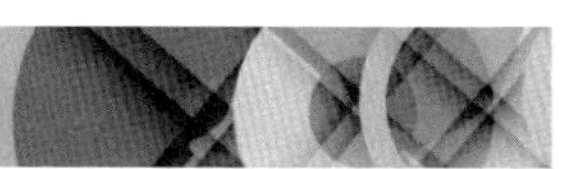

4-4 同視機(Synoptophore)

一、用途

同視機可對患有斜視、弱視、複視、隱斜視等病人的雙眼視覺功能進行各種檢查、診斷和治療，如圖 4-4-1。對於需手術治療的患者，可用同視機確定手術範圍，並可作手術前後雙眼視覺功能訓練用，提高手術成功率。

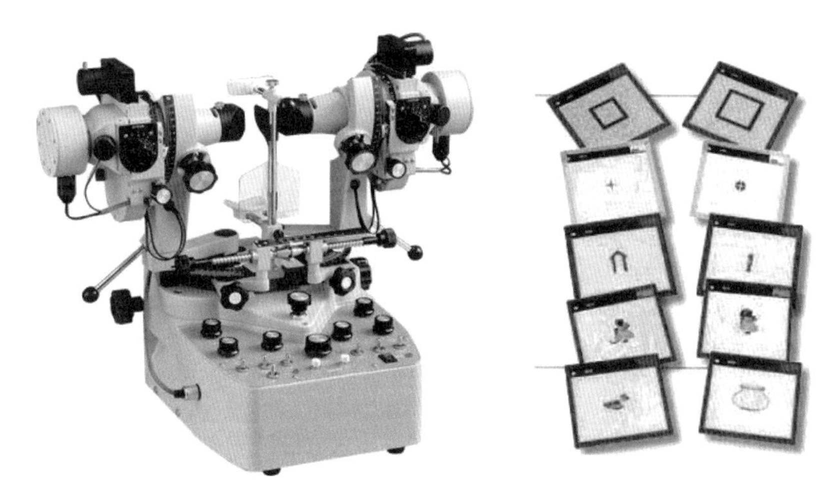

圖 4-4-1：同視機與相關檢查畫卡

二、概述

(一) 工作原理

同視機檢查的原理是利用兩個鏡筒將兩眼視野分開，左眼看左畫片，右眼看右畫片，透過凸透鏡將物像投射到兩眼視網膜的一定位置上，再透過視中樞傳導到視皮層進行加工、分析、綜合，如圖 4-4-2。如果有雙眼視覺，便可以將分別來自雙眼的物像合二為一，感覺為一個物體，如無雙眼視覺，可以藉助於同視機面板的刻度瞭解患者的斜視程度，並對其他一些資料進行分析。

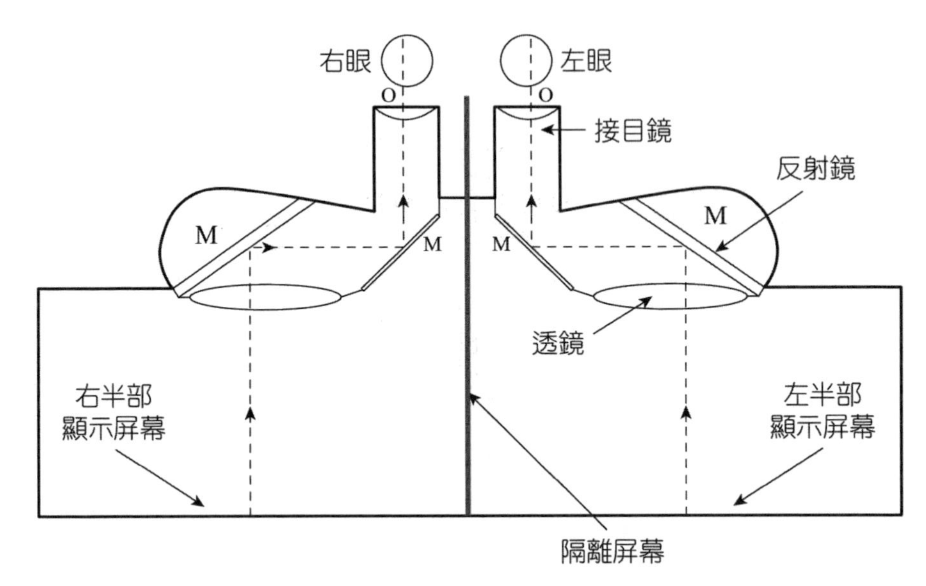

圖 4-4-2：同視機工作原理

(二) 同視機可診斷項目

1. K 角的測量。
2. 主覺斜視角的測量。
3. 他覺斜視角的測量及視網膜對應關係的確定。
4. 同時視功能的確定及注視性質的確定。
5. 融合功能檢查。
6. 立體視功能檢查。
7. 可對融合力、立體視覺進行訓練和視網膜異常進行矯正訓練。

三、構造

(一) 主要構造

同視機底座有一金屬箱，其中儲藏機器的轉動部分及電路，在座上有兩個金屬臂連接兩個鏡筒，每個鏡筒均包括目鏡、反射鏡及畫片夾三部分，鏡筒之臂的底座上有刻度盤，其上刻有兩行刻度，一行為圓周度，一行為三稜鏡度，以指示明鏡筒旋轉的角度。兩鏡筒一般可內轉500、外轉 400，鏡筒上附有畫片的高度及旋轉的刻度，可以上下移動及旋轉。

同視機的主要結構是兩個鏡筒。鏡筒可以圍繞三個軸做各種方向的運動：圍繞垂直軸做內收和外展兩個方向的水平運動，圍繞水平軸做上下方向的垂直運動，圍繞矢狀軸做旋轉運動。鏡筒做各個方向的運動都是圍繞著眼球旋轉中心的位置進行的。鏡筒內裝有一個平面反光鏡，與視線呈 45 度角，這樣能夠使兩隻鏡筒分別向左右兩個方向彎曲 90 度，使患者感覺物像來自正前方。筒的一端裝有目鏡，另一端裝有畫片，中間安放一隻＋7D 屈光度的球鏡，使畫片置於球鏡的焦點上，可使光線平行，經目鏡看到的畫片相當於來自無限遠的效果。

同視機的兩個臂控制著畫片的水平運動。兩個臂可以單獨運動，也可以用鎖固定以後做集合或外展的異向運動，還可以做平行運動。透過不同旋鈕可以使畫片做垂直和旋轉運動。檢查者能夠把鏡筒調到各診斷眼位進行檢查。

(二) 機械照明裝置

1. 可以改變照明的強弱，強光是用來做後像法檢查。
2. 可產生閃爍刺激：即可自由使單眼照明亮滅，也可使兩眼交替亮滅，同時亮滅的頻率可有數種選擇。
3. 可使 Haidinger 氏刷正轉、倒轉，用於治療旁中心注視。

(三)同視機各組件名稱

1. 同視機的正面:如圖 4-4-3。

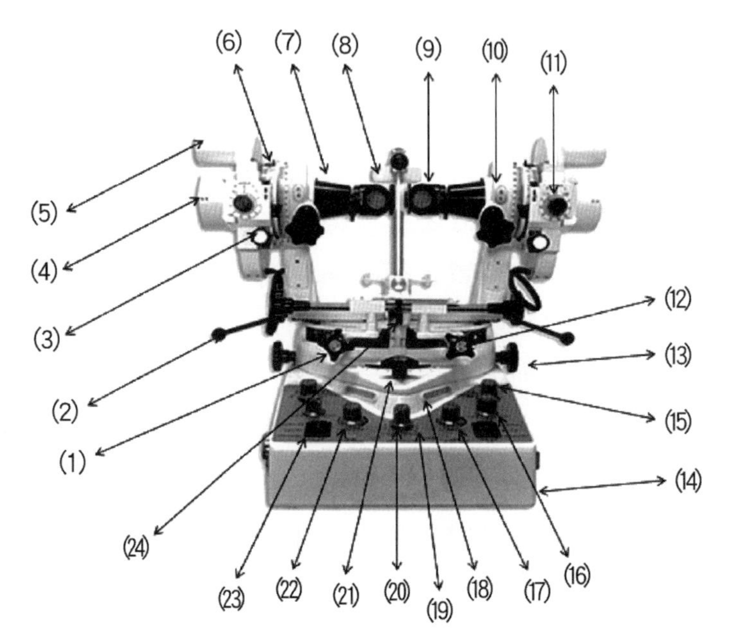

(1)水平控制鈕;(2)水平角度調整手把;(3)旋轉偏離鈕;(4)燈罩
(5)海丁格氏刷;(6)圖卡插入槽;(7)接目透鏡;(8)紅光閃爍片
(9)接目透鏡護罩;(10)眼位旋轉手輪;(11)垂直偏離控制;(12)聚散控制手輪
(13)瞳距選擇控制;(14)基座;(15)脈衝寬度控制器;(16)速度控制
(17)明暗切換裝置;(18)暗室照明燈;(19)閃光控制鈕;(20)下額高度調整
(21)ON/OFF 切換器;(22)反轉開關;(23)海丁格氏刷;(24)中心鎖

圖 4-4-3:同視機的正面

2. 同視機的背面：如圖 4-4-4。

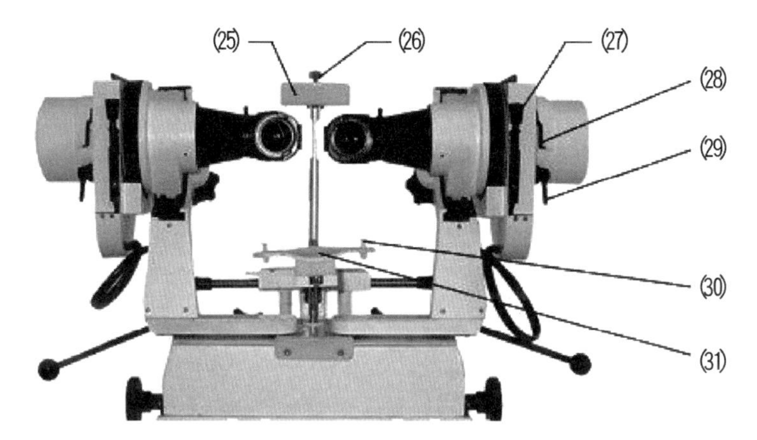

(25)額靠板；(26)旋緊閂；(27)畫板彈升孔；(28)燈罩按鈕；

(29)分離片控制器；(30)插栓；(31)下額托

圖 4-4-4：同視機的背面

(四) 同視機畫片分四類

1. 同時知覺畫片

用於檢查雙眼同時知覺，是雙眼知覺的一級畫片。兩張畫片為一對，其畫片的大小不等，按視角的不同又分為三類：

(1) 旁黃斑畫片：其對應的視角是 100°，能夠投射到旁黃斑區。

(2) 黃斑畫片：其對應的視角是 30°~50°。

(3) 中心凹畫片：其對應視角是 10°。

畫片的圖案都設計在方框的中央，兩張畫片互補，小圖案落在大圖案之內，例如：獅子站在籠子裡，如圖 4-4-5。

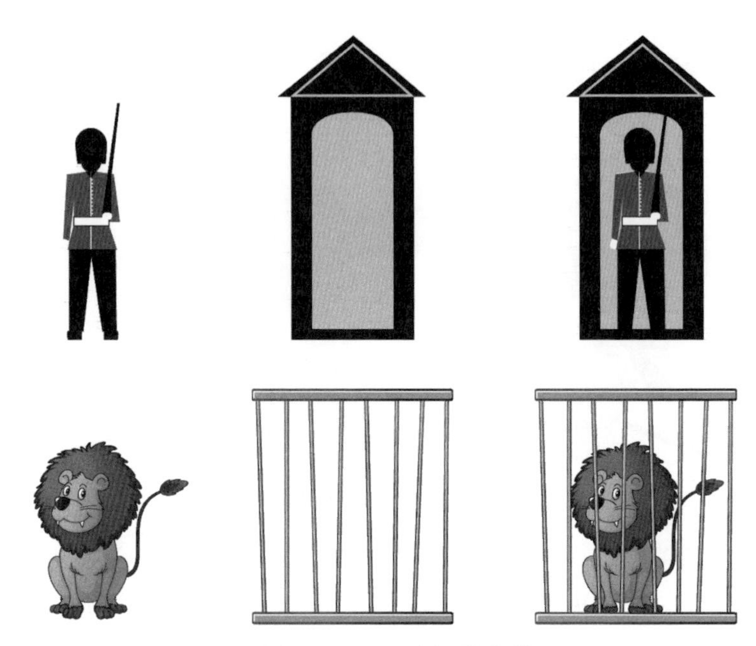

圖 4-4-5：同時知覺畫片

2. 融合畫片

用於檢查二級雙眼視功能。理論上講，應該是一對相同的畫片，但是，為了檢查方便，每張畫片都設計一個在另一張畫片上不存在的特殊部分。這兩個特殊結構稱為控制點。兩個控制點分別由兩隻眼看見，一旦病人看不到其中一個控制點，則說明有一眼抑制。這類畫片的大小，控制點的位置也分別為中心控制點、黃斑控制點和旁黃斑控制點。融合畫片（二級畫片）主要用於融合範圍的檢測及訓練，按視角大小分為二級 100、50、30 畫片，如圖 4-4-6。

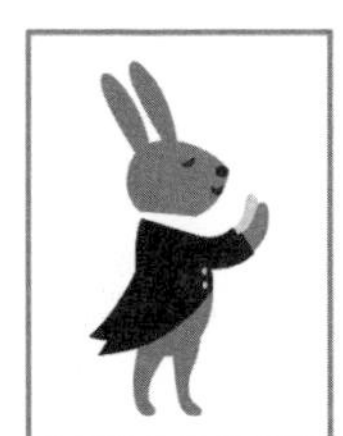
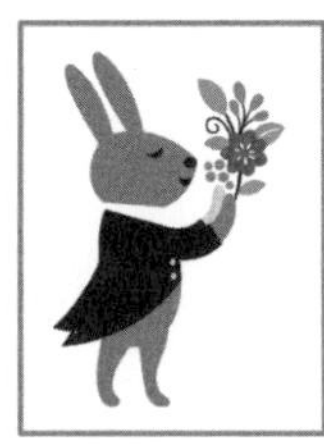
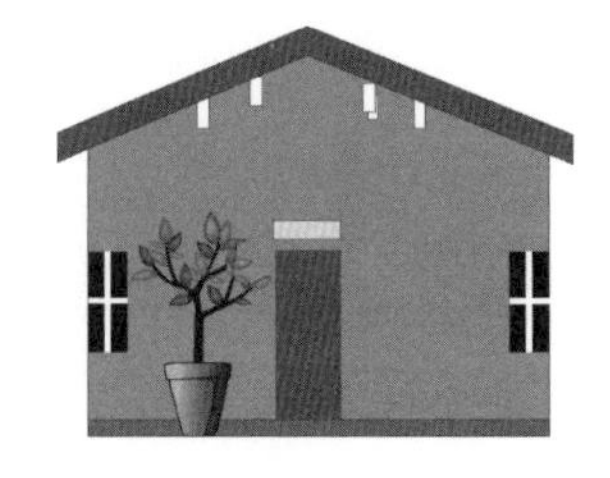
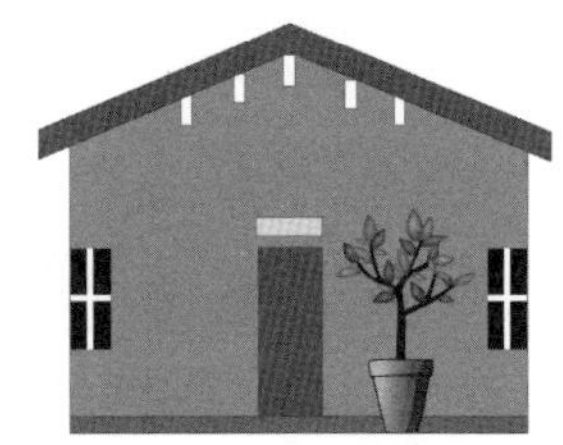

圖 4-4-6：融合畫片

3. 立體視畫片

這類畫片是檢查三級視功能的，即檢查立體視覺的。每一對畫片的圖案存在微小的差異，即存在水平差異，這兩張畫片會落在視網膜的非對應區域即 Panum 氏空間，水平視差被視覺中樞感知會產生深度知覺。較複雜的畫片看起來會形成不同深度的層面。立體視畫片包括一般立體視畫片及隨機點立體視畫片，前者是圖形之間保持一定的分離位置，圖形有深度感，用於立體視的定性測定，後者用於立體視銳度的測定，如圖 4-4-7。

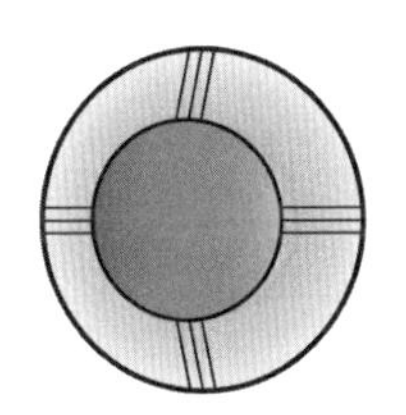
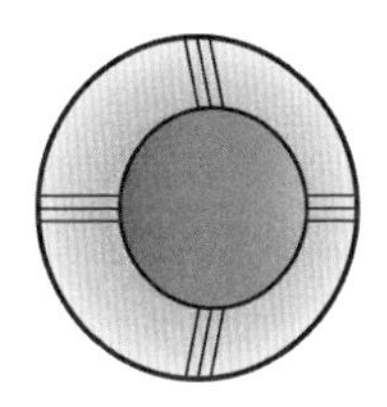
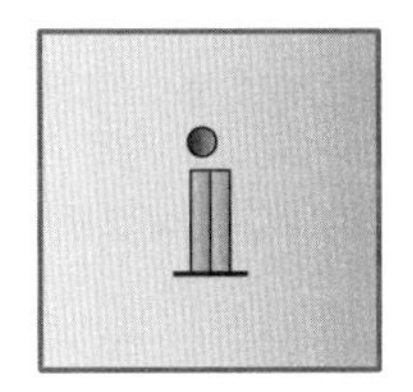
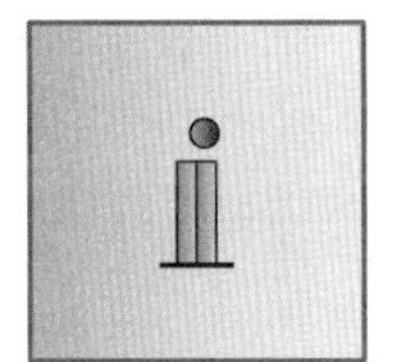

圖 4-4-7：立體視畫片

4. 特殊檢查用畫片

如十字畫片，後像畫片，Kappa 角畫片等如圖 4-4-8。

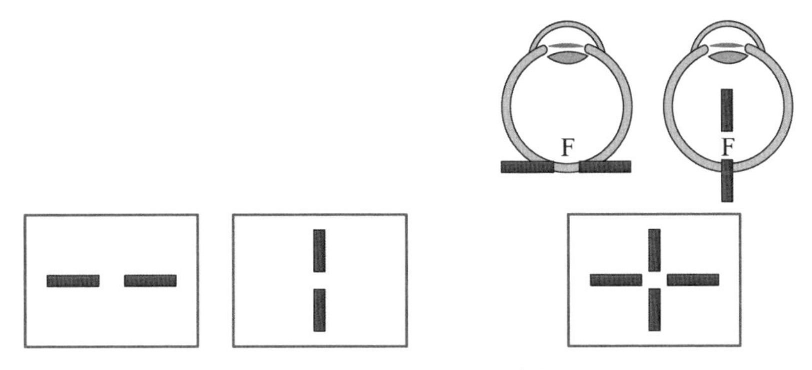

圖 4-4-8：特殊檢查畫片

同視機各型式的畫卡可以依檢查的類別置入畫卡插入槽中，如圖 4-4-9。置入時要注意畫卡的左右側方向與正反面。

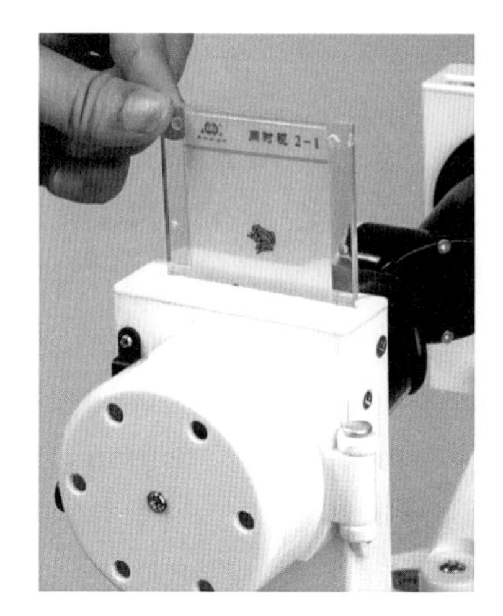

圖 4-4-9：同視機畫卡的置入與取出方式

四、同視機檢查

(一) 檢查步驟

在為病人作同視機檢查以前應該瞭解與雙眼視有關的一般情況。

1. 病史：發病時間和發病情況。
2. 檢查視力，交替注視或是單眼注視以及注視性質。
3. 遮蓋試驗：檢查患者是否存在隱斜視、顯斜視、恆定性斜視或是間歇性斜視，以及眼外肌麻痹。

當病人坐在同視機前檢查時，我們應該知道病人的一般情況，這樣就可以避免出現診斷方面的錯誤。例如：當遇到顯斜與隱斜界限不清楚的病人，同視機檢查發現這類病人的雙眼視覺嚴重受損，說明在日常生活中，患者雙眼可能經常處於斜視狀態下。如果檢查者熟悉情況，能夠較好地指導病人進行檢查，可以節省時間，且比較容易發現異常狀態。

如果檢查者認為病人可能存在雙眼視（例如：斜視發病晚，而且是間歇性的），先做主觀檢查，讓病人推拉同視機的操縱桿，其主觀斜視角與客觀斜視角相吻合，醫生就可以得出明確的結論。如果兩個檢查結果不一致，醫生應該懷疑病人存在異常視網膜對應或抑制，記下檢查結果以便進一步檢查分析。

首先調好患者的下頷托、額托，令患者注視目鏡中的畫片，調整儀器把所有刻度盤的指標都調到 0°，特別要注意垂直和旋轉的刻度盤，調整下頷托的高度，使病人的眼睛正好對準同視機的目鏡，也便於醫生觀察病人的眼球運動。目鏡的距離要等於病人的瞳距，斜視病人的瞳距是雙眼分別處於原在位時的瞳孔距離。兩支鏡筒內燈光的亮度應該相等或者弱視眼前的燈稍亮一些。檢查雙眼視異常的病人要注意，病人的頭位應該保持正直，特別是那些平時有代償頭位的病人，更要注意這一點。下頷既不內收也不上舉，檢查者要便於觀察病人的角膜映光點。如果眼鏡影響醫生觀察病人的角膜映光點，可以用拇指稍微向上推眼鏡，必要時可以摘掉眼鏡，把合適的鏡片插入同視機鏡片槽內代替眼鏡，如圖 4-4-10。

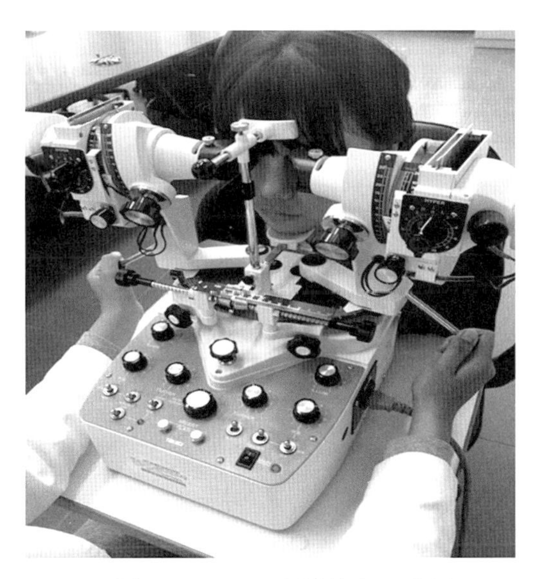

圖 4-4-10：同視機檢查示意圖

（二）同視機檢查法

1. 測量他覺斜視角

檢查前戴矯正眼鏡，調整頷台高度、瞳孔距離，使兩側鏡筒適合眼的高度。

(1) 用同時知覺畫片，如獅子和籠子，守門員和足球門，金魚和魚缸等。

(2) 固視眼鏡筒固定於 0°處，斜視眼鏡筒移到和其視線相一致位置（即正對其斜視方向），然後交替開關光源，同時囑被檢者兩眼分別固視各自畫片，注意觀察眼球有無水平運動。調整斜視眼鏡筒，直至兩眼不再有運動，此時斜視眼鏡筒所指的度數為水平他覺視角。如果交替開關光源，眼球有上下運動，則需旋轉上下轉動控制鈕，使斜視眼畫片上升或下降，直到兩眼不再見有上下運動，即可從刻度上讀出垂直向的他覺斜視角。

(3) 如眼位偏斜為非共同性，則應兩眼分別固視測出另眼的斜視角，以健眼固視測出斜視眼的斜視角為第一斜視角，以斜視眼固視測出健眼的斜視角為第二斜視角。此外，非共同性水平斜視，尚應測定兩眼分別固視時，左右各 15~20°三個方位的水平斜視角。如為非共同性垂直斜視應再測上下各 15°共九個方位的垂直位斜視角。

(4) 測出水平斜視正上方、正下方各 15°的水平斜視度，可以診斷有無 A、V 或 X 現象。

(5) 斜視眼如為弱視，固視狀態不良，可讓被檢者固視眼在 0°處固視畫片，左右上下調節弱視眼鏡筒，使鏡筒光源反射光點正好落在弱視眼角膜中心，此時鏡筒壁上的刻度為他覺斜視角。

2. 測量自覺斜視角

(1) 用同時知覺畫片。

(2) 固視眼鏡筒固定於 0°處，讓被檢者推拉斜視眼鏡筒把手，直至將獅子裝入籠中，此時鏡筒壁所指刻度，即為水平自覺斜視角。如兩像中一個物像較另一個物像高，則表明對側眼有上斜，可旋撥上下轉鈕，使一畫片上升或下降，直到兩者位於同一水平，此時筒上的刻度即為其上下斜視度。如被檢者主覺某一畫片的圖形有一定的傾斜（利用有底線的圖片較好，如獅子和籠子等），則表示有旋轉斜位，可轉動另一組轉鈕，使畫片產生旋轉，當患者認為畫片已變成水平時，畫片旋轉的圓周度數，即為其旋轉斜視度。

(3) 若眼位偏斜為非共同性，可分別測定第一、第二斜視角與左右 15~20°、上下 15°各方位的自覺斜視角。

(4) 若不管怎樣轉動鏡筒把手，獅子與籠子畫片都不重合，獅子總在籠子的某一側，則無法測得斜視角，表示視網膜對應缺如。

(5) 若轉動鏡筒把手，獅子與籠子漸漸接近，但突然跳到對側，表示這交叉點處附近像為重合點，但有抑制存在。

(6) 若始終只能看到一畫片，而另一眼看不到畫片，為單眼抑制很廣泛所致，表示無同時知覺。

3. 同時知覺功能檢查

首先用同時知覺畫片進行同視機檢查，令患者注視一側畫片，用運動手柄推動另一側目鏡，使兩張畫片重疊，這個角度一般是患者的自覺斜角，檢查者透過交替點滅法，觀察角膜反光位置，來判斷患者自覺斜角與他覺斜角是否相同，如果相同，說明患者有正常視網膜對應，再進行融合範圍及立體視檢查；如果不同，說明患者沒有正常視網膜對應。自覺斜視角與他覺斜視角相差在 5 度以下者可認為正常。

4. 融合功能的檢查

使用二級畫片，10 度畫片用於周邊融合功能檢查，3 度畫片可用於中心凹融合功能檢查。檢查前，使患者認清兩張圖形的特點，然後移動鏡筒，至兩張畫片重合，此時將機器鎖住，並使之產生兩臂等量的輻輳和分開，轉動旋鈕直到兩張畫片不再重合，就是其輻輳和分開的最大限度，也就是融合範圍，正常融合範圍：輻輳平均為 25~30 度，分開為 4~6 度，垂直分開為 2~4△，旋轉為 15~25 度。

5. 立體視的檢查

立體視是一項具有深度感覺的高級視功能，臨床上多採用二維視標測定，種類繁多，有些屬定性檢查，有些屬定量檢查，可測出立體視覺的靈敏度，以秒弧度為單位，度數越小，靈敏度越高。選擇自覺斜角，先用視差較大畫片進行檢查，逐漸過渡到視差較小的畫片，這樣可以檢測出真正的立體視銳度。把兩張立體視畫片放入插片盒內，雙臂擺在融合點附近，以便形成立體視覺，病人能夠自然地產生立體視無須檢查者提示，如果檢查者提示，僅用一眼看到的物像也可能產生一定深度印象。

6. 測量視網膜對應

用同時知覺畫片。測得他覺斜視角與自覺斜視角。

(1) 如兩者度數相等，為正常視網膜對應，如相差僅 2~3°，亦可認為大體上是正常視網膜對應。

(2) 自覺斜視角和他覺斜視角不一致，如自覺斜視角小於他覺斜視角 5°以上，則為異常視網膜對應，兩者之差為異常對應角。在異常對應角等於他覺斜視角也就是自覺斜視角等於 0°時，為和諧的或一致的異常視網膜對應。如異常角小於他覺斜視角，也就是自覺斜視角小於他覺斜視角仍有一定度數的異常角者，為不和諧或不一致的異常視網膜對應。

(3) 如自覺斜視角僅能從交叉點得到，則交叉點處度數正好與他覺斜視角相同者，為企圖正常視網膜對應。交叉點處度數與他覺斜視角不相同者，為企圖異常視網膜對應。

7. 測量 Kappa 角（K 角）

用特殊的畫片，該片有一水平線，其正中央為 0，向一側等距離排列字母 A、B、C、D…，向另一側等距離排列數字 1、2、3、4…。將此畫置於一眼的鏡筒內，讓該眼注視畫片中心 0 處，如此時鏡筒的角膜反光點恰好正在瞳孔中心，則其 K 角為 0°。如角膜反光點在角膜中心的鼻側，則其 K 角為陽性。如角膜反光點在角膜中心的顳側，則其 K 角為陰性。對陽性或陰性 K 角者，讓其依次注視畫片上的字母或數字，直到角膜反光點移到瞳孔中心時，記錄其相應數字，即為 K 角度數。

五、同視機治療

用同機作治療主要是抑制建立同時知覺，糾正異常視網膜對應，增進融合能力。在調節與輻輳關係上，如果不用調節力的情況下訓練輻輳與分開，只轉動鏡筒角度，目鏡前不用加鏡片，如在調節固定的情況下訓練輻輳與分開，則目鏡前插入凹透鏡或凸透鏡，以誘起或遲緩調節。

同視機訓練是矯正視功能的重要方法。視功能矯正的內容包括：1.消除斜視眼的抑制狀態；2.擴大融合範圍；3.矯正異常視網膜對應；4.弱視訓練等。

4-5 眼底照相機(Fundus Camera)

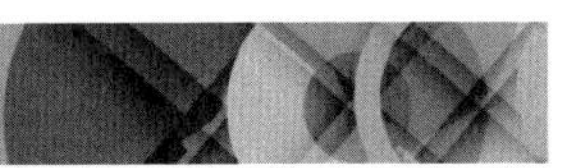

一、用途

眼底照相機(fundus camera)是用來觀察和記錄眼底狀況的眼科醫療光學儀器，如圖 4-5-1。它能夠將眼底圖像以黑白或彩色照片的型式記錄和保存下來，醫師可以透過眼底的照片來診斷和治療眼部相關的疾病。

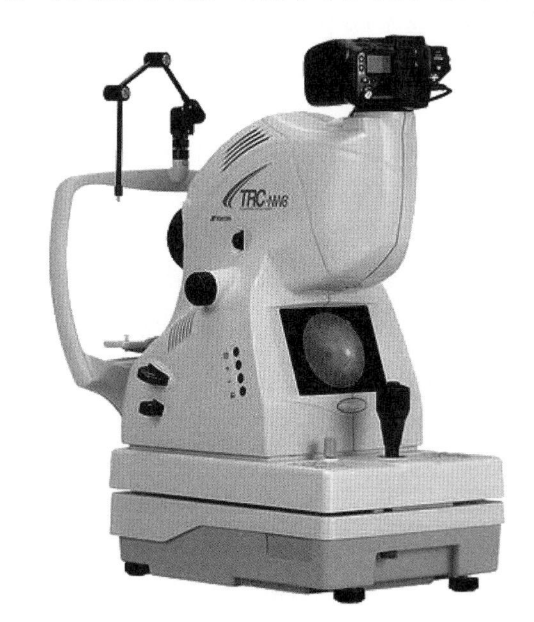

圖 4-5-1：眼底照相機外觀(Topcon TRC-NW8)

二、原理

世界上第一台眼底相機是由德國 CARL ZEISS 公司於 1925 年試製成功的。隨後 CANON、TOPCON、NIKON、OLYMPUS、OPTON、0922003-1VISUAL PATH 等這些日本、美國和德國的公司對眼底相機的設計進行了大量的改進。眼底照相機的光學設計是基於 Gullstrand 無反光之間接檢眼鏡的光學原理所設計。因為視網膜眼底本身是不發光的，由於人眼角膜的反射光相對眼底反射光亮得多，這會干擾了對眼底的觀察，因此眼底相機光學系統設計的關鍵為選擇合適的成像光源，合理布置照明和成像光路的空間位置來消除影響成像品質的角膜反射光，利用黑點板消除照明光束和網膜物鏡作用所形成的鬼影，採用內調焦方式對眼屈光度不正進行補償，除此之外還需要考慮人眼定位和瞄準系統的設計，如圖 4-5-2。

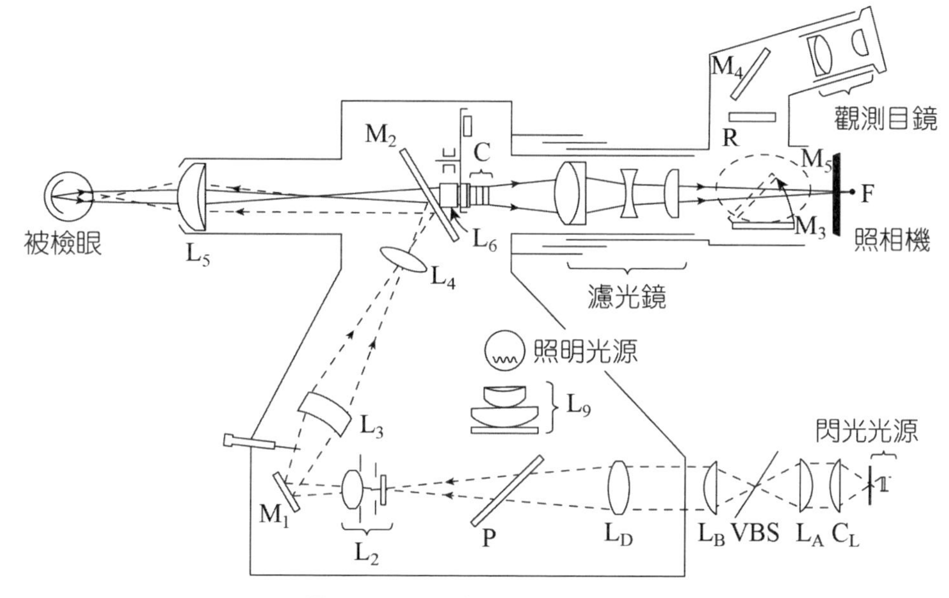

圖 4-5-2：眼底照相機的光學設計

三、結構

一個完整的眼底照相機光學系統應該包含照相系統、照明系統和觀察系統三部分組成：

(一) 照相系統

一般的照相系統只要有攝影物鏡和成像底片即可，而眼底照相機的照相系統則要包括接目物鏡、成像物鏡和底片三個部分，即在眼底照相機中，攝影物鏡被分成了兩部分：1.靠近人眼的接目物鏡 2.靠近底片的成像物鏡。其原因是被檢眼可能存在屈光不正，而且差別往往很大。進入照相機的光線可能是平行光如正視眼，也可能是會聚光如近視眼或是發散光如遠視眼。只用一組物鏡往往難以適應不同的物件，另一方面，為了提高照相品質，要求採用共軸照明系統，因此也要求將攝影物鏡分成兩部分，即接目物鏡既是照相系統的一部分，也是照明系統的一部分。

(二) 照明系統

由於眼底本身是黑暗的，並不發光，因此要用一個外部的光源進行照明。眼底照相機有兩個光源，第一個是鎢絲燈，用在對焦時作眼底照明，光源類型與其他間接檢眼鏡相同。第二個是閃光燈，用以在瞬間增加眼底照明至一定強度而進行拍攝。

與普通的照明系統相比，眼底照相機除了要求照明均勻、柔和、顯色好、有足夠的光強度之外，對眼底照相機照明系統最突出的要求是能減少因照明而引起的雜散光和重影，要能避免角膜的反射光直接進入照相系統。目前在共軸式照明方式下，接可以較好地避開反射光和雜散光，因而被廣泛採用。

(三) 觀察系統

觀察系統類似於普通相機的觀察取景系統，一般正視眼的眼底位於該眼光學系統的焦點上，因此對正視的觀察者來說，此時被測眼的眼底位在無窮遠處，這樣任何一種眼底鏡都得解決這兩個相互關聯的問題。目前比較常用的方法就是採用望遠系統觀察眼底，在眼底照相機的光學設計中，照明系統的出瞳和觀察系統的入瞳均成像在患者瞳孔區，這樣的設計能保證角膜和水晶體的反射光不會進入觀察系統。

被測眼睛瞳孔的特性不僅限制了光圈，而且限制了眼底可見視場。當偏離軸 15°時，斜向光束的散球和視場彎曲不容忽略。原則上可以透過適當的設計來補償，但是，由於這些效果變化很大，故仍不能忽略。

四、分類

1. 傳統的眼底照相機

即使用底片的普通眼底照相機，拍攝的膠捲需沖洗成照片後再進行診斷分析，一般不能透過電腦系統進行圖像分析。

2. 數位化眼底照相機

一般採用 200 萬畫素以上的數位照相機，才能獲得高清晰度的眼底圖像。數位照相機透過與眼底照相機的專用介面相連接，拍攝所需要的眼底圖像，再透過資料線傳送至電腦系統後進行圖像分析處理、保存及列印等。

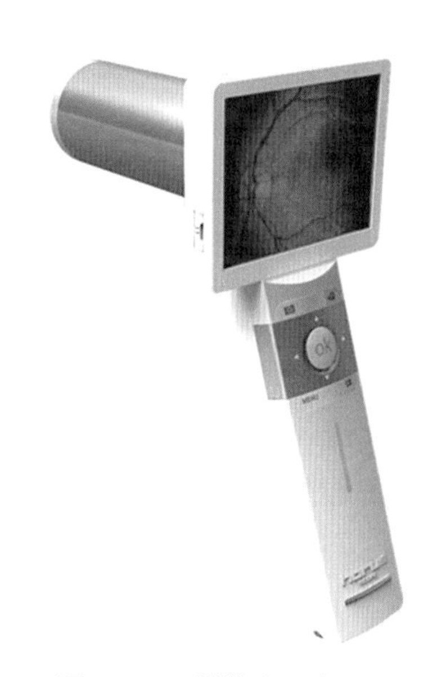

圖 4-5-3：攜帶式眼底照相機

3. 攜帶式眼底照相機

可手持方式或可固定在裂隙燈架，得到良好的眼底拍攝效果，可篩檢主要的眼科疾病如青光眼、糖尿病視網膜病變、老年性黃斑病變等，內含固定式攝影設備，能夠提供高效與高品質的後續圖像資料記錄。具有重量輕與攜帶方便的特點，更能用於檢測臥床病患的眼底，如圖 4-5-3。

4. 螢光造影的眼底照相機

用於檢查眼底血管迴圈的眼底照相機，是將螢光素鈉快速注入靜脈，再透過眼底照相機觀察螢光素的分布特點來判斷血管的流通。對於合併脈絡膜血管疾病的診斷有非常重要的價值。採用雷射亮度弱，患者略感不適，在小瞳孔或屈光介質不清的條件下仍然可以進行造影檢查。檢查結果更客觀、準確和動態，從而為臨床診斷、預後評價、治療、療效觀察以及探討發病機理等提供有價值的依據，如圖 4-5-4。

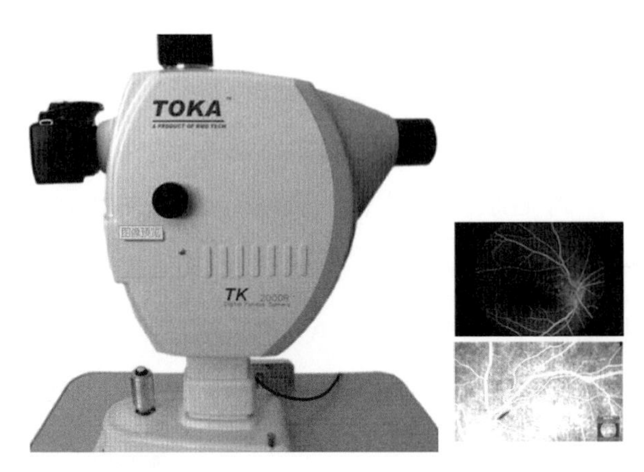

圖 4-5-4：螢光造影的眼底照相機

5. 不同視野大小的眼底照相機

目前大多數眼底照相機的視野為 30°，即至少可以攝取視盤的鼻側至黃斑的顳側部分，拍攝的像大小是真實像的 25 倍。現代的廣角眼底照相機視野可以達到 45°以上，甚至 140°以上。普通 30°眼底照相機具有較小的照明環，它可以拍攝較小瞳孔直徑的患者，而廣角的照相機的內置照明環很大，拍攝小瞳孔的眼底比較困難。

6. 免散瞳眼底照相機

眼底照相機通常需要瞳孔直徑為 4~5mm 來照明或拍攝眼底圖像，由於強光攝影會使瞳孔縮小，因此需要散瞳獲得大瞳孔直徑，尤其是廣角照相機。為了減少散瞳的麻煩，一些廠家設計了小瞳眼底攝影系統，主要是提供低強度照明的紅外光作為聚焦照明光源，這樣的光源不被受檢眼所見，因此不會引起反射性縮瞳。而該系統的閃光系統是可見光，由於閃光系統速度很快，在拍攝瞬間，受檢眼無法作出相應的縮瞳反應，這就是小瞳眼底照相機的原理。但是有些被測者，如老年人，其瞳孔在正常情況下小於 3mm，無法使用小瞳眼底照相，即使可拍攝，照片也比較模糊。在閃光燈閃爍之後所產生的延緩性反射性縮瞳會影響同側眼連續拍攝或對側眼拍攝。

五、檢測方式

(一)操作步驟

1. 開啟眼底照相主機電源開關。
2. 開啟電腦主機電源。
3. 調整患者及儀器的高度和位置，使雙眼外眥角與頷托上兩側的標記等高。
4. 操作手柄並找到一個最適當的位置使眼睛影像出現在同心圓中央，透過前後上下移動手柄使分離的瞳孔環上下對齊。
5. 對準後將外眼部切換到內眼部。
6. 可以使用內部可移動固視點讓患者注視，找出黃斑部或視盤的位置。
7. 外眼部切換到內眼部使內眼部兩小點在圓內，並調整內眼部的焦點至最清楚。
8. 微調手柄至看到內眼部的兩小點在圓內。
9. 微調相機右側壁的調焦旋鈕，使內眼部的焦點至最清楚。
10. 最後按下按鍵，即可完成拍照。
11. 將病患資料另存圖檔，如圖 4-5-5。

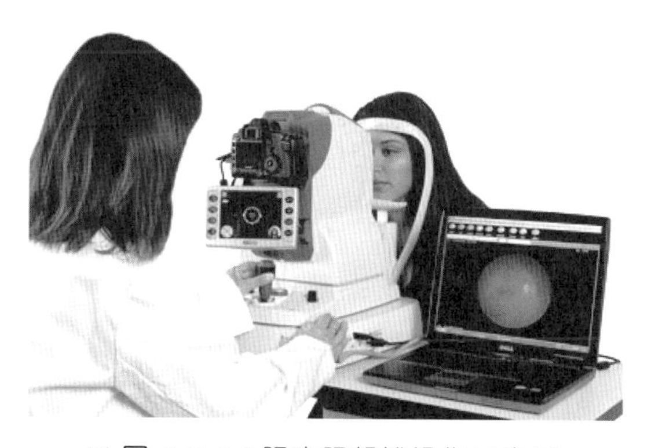

圖 4-5-5：眼底照相機操作示意圖

（二）常用部件的名稱和功能

1. IR 濾波旋鈕：將可見光轉換成不可見光。
2. 小瞳孔調節旋鈕：如果患者瞳孔直徑過小，可於拍攝時拉出此旋鈕。
3. 屈光度校正旋鈕：如果受測者屬高度近視或遠視患者無法聚焦拍出清析影像，此時可拉出屈光度校正旋鈕進行(+)或(−)補償，直到找到聚焦點。
4. 下顎托架高度調節按鈕：用於升降下顎托架。
5. 內部固定目標按鈕：用於在中心，鼻側，顳側中選擇內部固定目標燈。依據拍攝不同部位指示燈有亮燈、閃爍、熄滅三種顯示模式。
6. 外眼／眼底切換按鈕：用於在顯示器螢幕上選擇外眼和眼底顯示。如果選擇了外眼模式，指示燈將會亮光顯示。
7. 曝光校正按鈕：用於在拍攝時調節閃光燈強度。
8. 觀察燈強度控制旋鈕：用於在拍攝時調節觀察燈亮度。

（三）拍攝技巧和注意事項

1. 建議最好在安靜和乾淨的暗室環境中進行檢查。
2. 如光線比較暗，可以調整燈泡的亮度。
3. 如果瞳孔太小，拍攝困難，可以使用小瞳功能，將旋鈕轉至 on 位置。
4. 當高度近視或遠視度數不在−12D~+15D 之間，可以用患者屈光補償鈕來補償度數。
5. 當拍攝圖像不清晰時，在排除患者本身因素、對焦及相機設置等所引起的拍攝問題之外，還需考慮相機鏡頭是否乾淨，如不乾淨需用擦鏡紙包裹棉棒沿順時針方向輕擦。

六、參數分析及臨床應用

(一)數位化圖像分析

1. 圖像測量定位技術

現在的眼底數位圖像處理系統可以對從眼底照相機傳輸到電腦上的眼底照片進行圖像處理，不同廠商的眼底照相機所用的軟體系統也不同，但基本功能差不多，都可以對圖像上病變區大小進行測量、定位，並且可以進行放大、縮小、銳化、調整等處理，這些分析方法進一步提高了眼科疾病的診斷水準和效率。參數分析及臨床應用。

2. 圖像融合技術

即對照片進行快速拼圖融像的技術，其目的是使得多幅圖像的空間幾何位置能夠匹配起來並且視覺化。透過對多幅圖像或者多種模式圖像的資訊綜合獲取，彌補資訊不準確和不完整的缺陷，使得臨床診斷和治療更加全面和精確。圖像融合技術對青光眼、眼底病的診斷有重要價值，還可以診斷某些疾病的發展過程、預後和療效。

3. 圖像灰度處理技術

採用無紅光眼底攝像技術進行視網膜神經纖維層(RNFL)檢查是早期發現青光眼視神經損害的重要方法，但照片沖洗難度大，對部分患者難以顯示清晰的 RNFL 圖像。採用高分辨眼底數碼照相機系統拍攝，可利用 Photoshop 等圖像處理軟體對 RNFL 圖像進行分析處理。

(二)臨床應用

眼底圖像在眼科是一個客觀、標準的診斷方法，隨著數位化及圖像軟體分析技術的迅速發展，其在眼科疾病診斷、療效評估等方面具有非常重要的臨床意義。

1. 內科疾病患者眼底篩檢應用數位化眼底照相機系統可以即時獲取眼底彩色照片，使用方便快速，故適用於糖尿病、高血壓等易引起眼底病變的內科疾病患者的監測和篩檢，提高眼底疾病的早期檢出率，也可用於正常人群的眼科體檢，如圖 4-5-6。

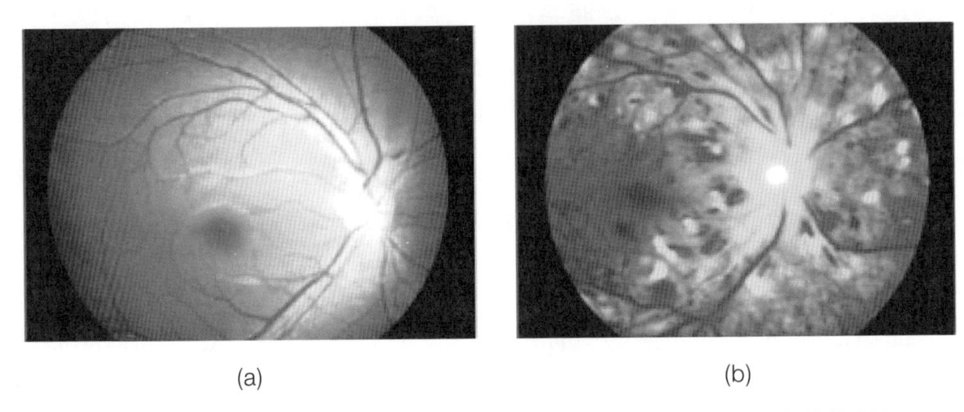

(a) (b)

圖 4-5-6：出血病例：(a)正常眼底；(b)糖尿病性視網膜（見書後彩圖）

2. 常見眼底病的輔助診斷現代眼底照相系統拍攝範圍大，捕捉的圖像清晰，故在形態學上對視網膜、脈絡膜和視神經等的疾病的診斷和研究起了較大的輔助作用，可輔助確診視網膜色素變性、視網膜脫離、中心性漿液性視網膜病變和眼內腫瘤等大部分眼底疾病，如圖 4-5-7。

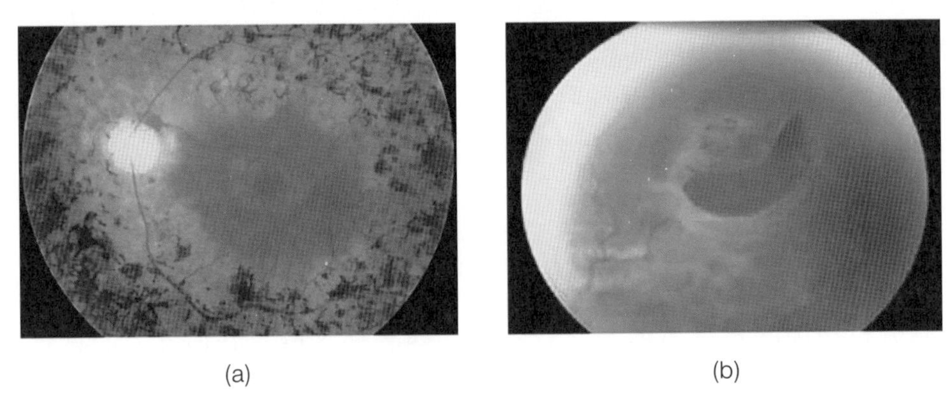

(a) (b)

圖 4-5-7：眼底圖：(a)視網膜色素變性；(b)視網膜脫離（見書後彩圖）

3. 青光眼診斷眼底視神經監測方法之一，眼底照相機聯合電腦圖像分析的眼底視盤照相測量技術，可以利用照相測量技術對視盤病理進行定量描述。視杯大小以及形態、盤沿的寬窄程度、視網膜神經纖維層的缺損、視盤血管突然缺血的範圍等，都能透過普通照片發現並記錄。也可根據彩色立體眼底圖像來判斷視盤的變化，與無紅光眼底圖像來判斷眼底視神經纖維層的變化，可確定青光眼的進程。
4. 動態觀察眼底圖片可以進行療效評估和動態觀察病情變化。通常可以在各種眼底疾病的治療前後行眼底照相以進行療效評估。

4-6 光學同調斷層掃描儀 (Optical Coherence Tomography, OCT)

一、用途

光學同調斷層掃描(OCT)是利用非接觸式與非侵入性眼科影像診斷技術，以干涉儀、近紅外光與低同調性光波等，對角膜、虹膜、水晶體、視網膜、視盤等組織進行橫切面斷層成像的一種設備，如圖 4-6-1。

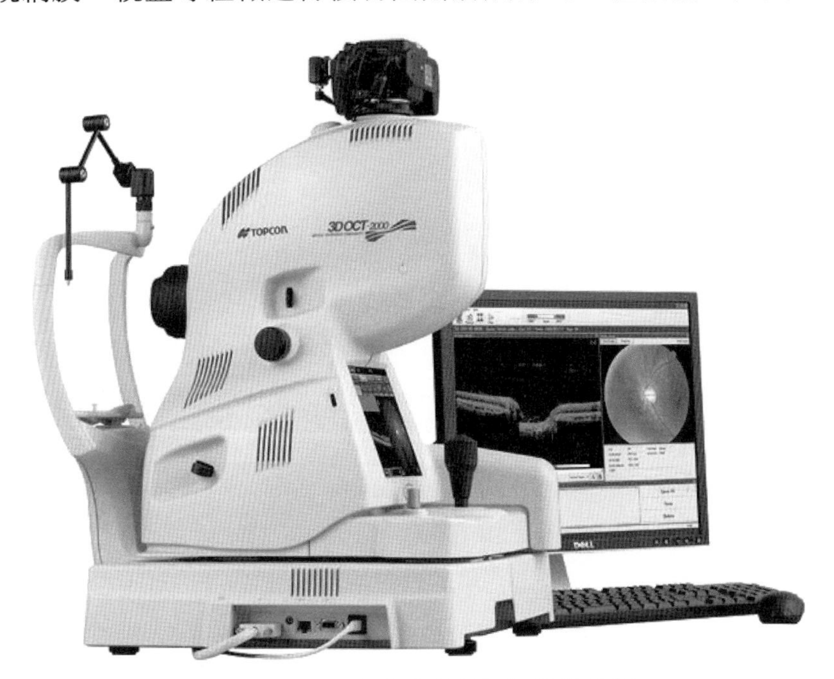

圖 4-6-1：光學同調斷層掃描儀外觀

二、原理

1991 年 J.G.Fujimoto 發表一種新奇的光學非侵入式影像技術，是以低同調干涉術為基礎作組織的縱向斷層掃描，若搭配組織的橫向斷層掃描即可產生二維的 OCT 影像。光學同調斷層掃描的影像解析度可達次微米等級，較電腦斷層和核磁共振的精密度更高。它能以每秒 2000 次的速率完成體內活細胞的動態影像，因此 OCT 成像解析度取決於光源的同調長度，且成像解析度約 1~15μm，成像的穿透約 2~3mm。

光學同調斷層掃描，就是利用低同調干涉理論為基本原理如圖 4-6-2，使用波長在近紅外光區域且頻寬較寬的雷射當作光源。一般利用 OCT 對生物組織內部做掃描只有 10~15μm 的縱向與橫向解析度。OCT 的掃描方式與超音波類似，都是取得待測物反射回來的資訊。超音波與 OCT 的差異在於超音波使利用聲波傳遞的時間差，進而推算待測物內相對的空間位置。

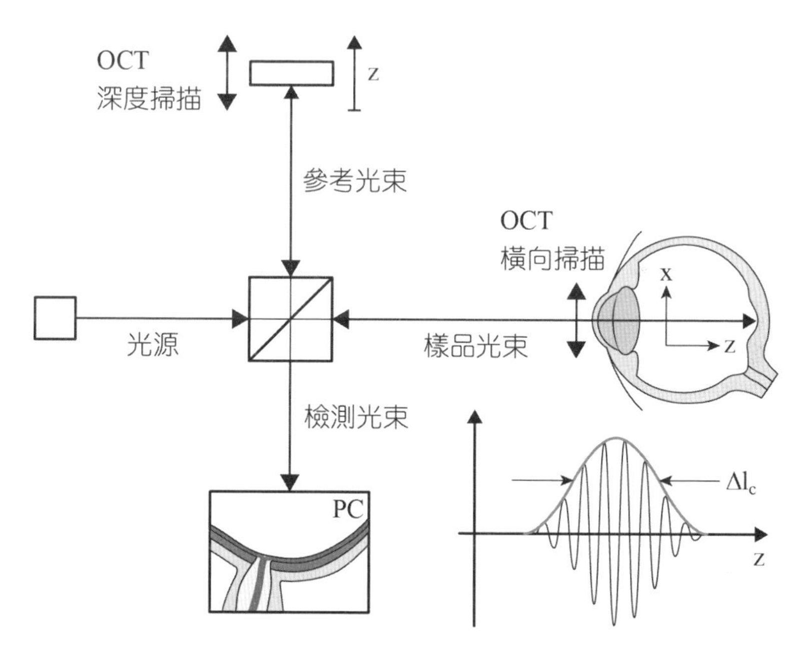

圖 4-6-2：光學同調斷層掃描的光學原理

OCT 具有低同調性的光源，所使用的是光源波長約介於 650~1300nm 之間，所以當背向散射光從待測樣本反射回來和參考光產生干涉時，就可以利用干涉方法來擷取出從組織內不同深度所反射回來的光訊號。分析這些干涉訊號即可以了解待測樣本內部的結構與特性。

一般 OCT 的掃描方式是先取得生物組織縱向（深度）的資訊，再取得橫向的資訊，即可得到生物組織的斷層面影像，利用掃描鏡搭配透明鏡組，先對生物組織取得橫向資訊，就可以得到生物組織的正面影像，如圖 4-6-3。

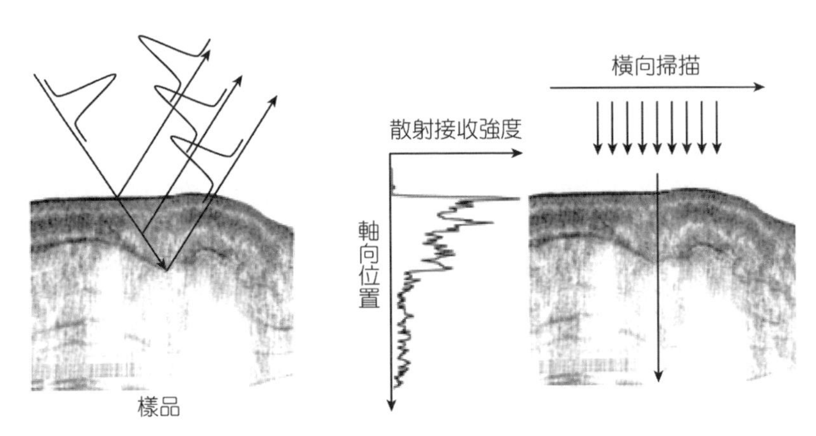

圖 4-6-3：生物組織的掃描方式

三、結構

OCT 可用於眼後段結構包括視網膜、視網膜神經纖維層、黃斑和視盤的活體上查看、軸向斷層以及測量，是特別用作幫助檢測和監控眼部疾病，包括但不限於黃斑裂孔、黃斑囊樣水腫、糖尿病性視網膜病變、老年性黃斑變性和青光眼等的診斷設備。OCT 現在分為時域(TD-OCT)和頻域(FD-OCT)兩類，其實各有優缺點，TD-OCT 性價比高，足以完成大多數眼底及青光眼疾病的檢查。而且技術比較成熟，因為 TD-OCT 是把在同一時間從組織中反射回來的光信號，與參照反光鏡反射回來的光信號疊加、干涉，然後成像，如圖 4-6-4。

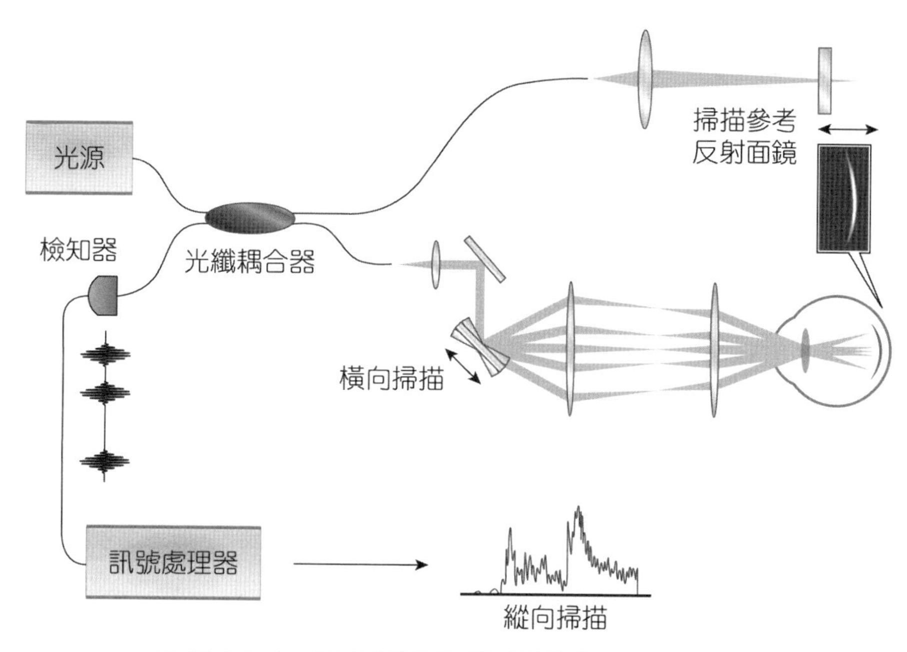

圖 4-6-4：時域光學同調斷層掃描儀(TD-OCT)結構

至於 FD-OCT 的特點是參考位置的參照反光鏡固定不動，透過改變光源光波的頻率來實現信號的干涉，如圖 4-6-5。FD-OCT 分為兩種：

1. 雷射掃描 OCT(SS-OCT)：這種 OCT 利用波長可變的雷射光源發射不同波長的光波。
2. 光譜 OCT(SD-OCT)：這種 OCT 利用高解像度的分光光度儀來分離不同波長的光波。

在國內市場上只有 TD-OCT，即 M2-OCT。它有兩個光源，主光源是超亮度發光二極體，發射寬頻近紅外線其中心波長 1310μm，帶寬 40~50μm。從光源發出的近紅外線透過光纖及探頭到達人體組織。組織反向散射回來的光波被探頭收集，同參考臂的光波信號結合形成干涉，然後經過處理器解析，構建出顯示組織內部微觀結構的高解析度圖像。

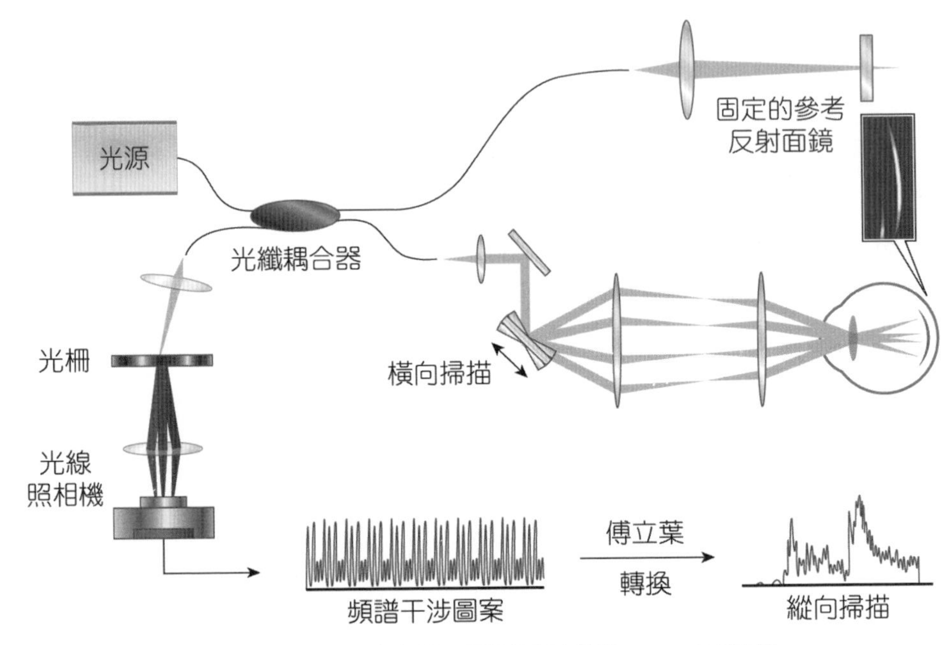

圖 4-6-5：頻域光學同調斷層掃描儀(FD-OCT)結構

四、操作與分析

(一) 基本的操作步驟

1. 電源開關打開後 OCT 掃描器的所有組成部分同時接通了電源，OCT 電腦載入 OCT 軟體和顯示 OCT 主功能表需要約數秒時間。
2. 選擇注視光分為內、外注視兩種，當被檢眼視力較好時，可使用內置注視光斑，若被檢眼視力低下時，則令對側眼固視外設光斑，一般來說採用內注視會比外注視的檢查重複性要好。
3. 輸入患者資料包括姓名、出生日期、屈光度、眼軸長度，可從下拉清單框中選擇各項資訊。
4. 根據眼病種類和檢查部位的不同，OCT 可採用多種掃描類型對視網膜進行檢查。一般對黃斑區多採用線掃描、快速黃斑掃描、交叉線掃描、重複掃描等。對視網膜神經纖維層(RNFL)多採用快速 RNFL 掃描、重複掃描。而對視盤則多採用快速視盤掃描、重複掃描，以使在最短的時間內獲得較好的結果。

5. 調整檢查參數聚焦良好時，手動調節使掃描圖像處於螢幕的中央。同時，可以使用移動注視燈標記／掃描線，使掃描目標居於螢幕中央，對於注視不好的患者，可以移動外注視燈。

6. 開始掃描時掃描像將出現在顯示幕上，檢查左側掃描出來的剖面圖，並選擇所需要的圖像保存（freeze 和 save）。

（二）參數分析

OCT 圖像使用彩色表示不同的反射率，紅色表示高反射，黑色表示最低的反射，中等的反射以黃色及藍綠色表示。由於黃斑中心凹、視盤和視網膜剖面在斷層圖像中有其特有的形態，可以很明顯地被確認。玻璃體與視網膜介面會形成無反射的玻璃體和有反射的視網膜表面之間的分界。不反射的玻璃體顯示黑色的暗區，視網膜表面則顯示高反射的紅色層。相關圖像的說明如下：

1. 視網膜的 OCT 橫斷面圖像

可區分視網膜的各個組織學層次，依次可見到內界膜、神經纖維層、視桿和視錐細胞層、視網膜色素上皮層及脈絡膜毛細血管層等結構。視網膜內界膜由於玻璃體與網膜組織反射性差異大，其邊界顯示非常清楚。神經纖維層、視網膜色素上皮層和脈絡膜毛細血管層呈二條散射性強的紅色條帶，此二條紅色條帶之間，位於視網膜色素上皮層和脈絡膜毛細血管層之前反射弱的區域為視桿和視錐細胞層，此層前方綠色的中度反射層為視網膜中間組織，黃斑和視盤、視杯可根據其解剖形態特徵而辨出。

下圖 4-6-6 左側黃線在眼底照片上標示出的位置即為電腦斷層掃描進行縱切掃描的位置。圖 4-6-6 右側為正常的 OCT 斷層掃描，紅色箭頭表示出視網膜的縱切面為一有相當厚度的膜狀構造，綠色箭頭指出在正常的黃斑部中心會呈現稍稍向下凹的型態，而視網膜前方的玻璃體在正常時是沒有訊號的，呈現黑色。

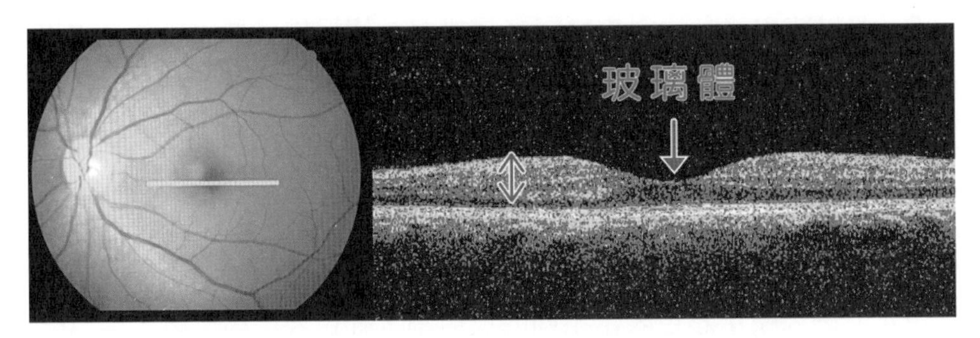

圖 4-6-6：正常黃斑部 OCT 橫斷面圖像（見書後彩圖）

2. 視盤的 OCT 橫斷面圖像

透過視盤的連續放射狀斷層掃描，每一個切面均透過視盤中央，可比較不同平面的視網膜神經纖維層(RNFL)厚度，估計視盤的輪廓，如圖 4-6-7。透過對視盤周圍區不同半徑的環形斷層掃描，可記錄 RNFL 厚度及視盤周圍區域病變情況，與正常解剖中所見一樣，距離視盤的掃描半徑越大，神經纖維束越鬆散。

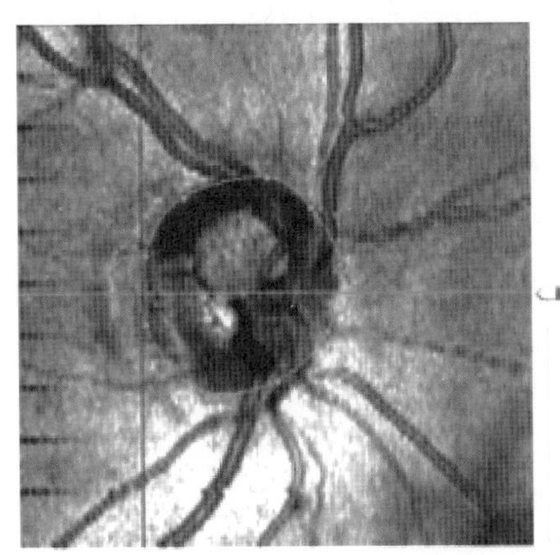

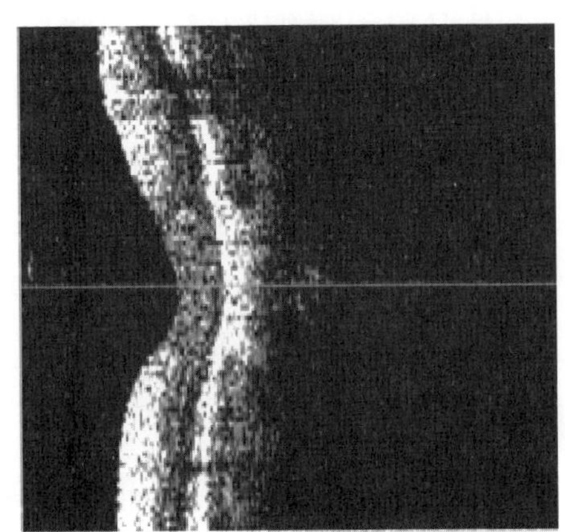

圖 4-6-7：視盤的 OCT 圖像

3. 神經纖維層的 OCT 圖像

神經纖維層(RNFL)的 OCT 圖像表現為位於視網膜表面的一層紅色高反射層，越靠近視盤越厚。RNFL 的厚度可定位在視盤周圍的圓柱形或線性斷層掃描的特殊位元點，並透過電腦計算出視網膜和 RRNFL 的厚度。正常人的 RNFL 厚度的變化規律是：

(1) 上、下象限最厚，鼻側象限最薄，顳側象限位居中，另外距視盤越近，神經纖維層越厚。

(2) 神經纖維層厚度與同象限的視網膜厚度具有高度相關性，即視網膜較厚時，神經纖維層亦厚。

(3) 神經纖維層的厚度隨年齡的增長而降低。

4. 眼前節的 OCT 圖像

眼前節的結構包括角膜、虹膜、水晶體、前房角等，所獲得之高清晰的 OCT 成像，這些對眼前節疾病之研究與診治提供了良好的資訊。

(1) 角膜：角膜表面呈強反射信號，內部透明基質只有少量的信號出現；進一步靠近角膜還能觀察到角膜上皮、基質及內皮層。從圖像中能夠直接測出角膜上皮層厚度、角膜厚度以及角膜前、後曲率半徑，如圖 4-6-8。

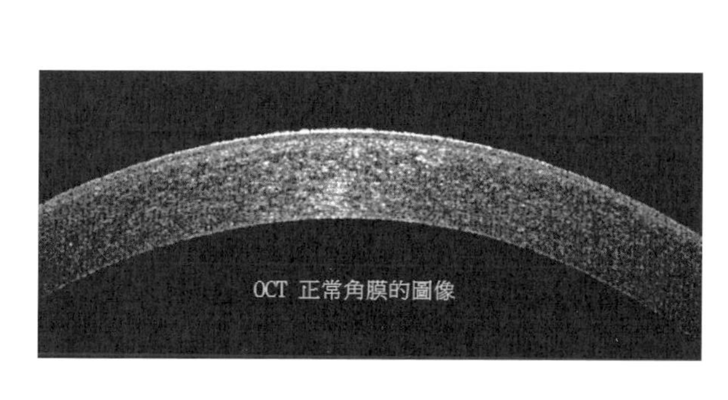

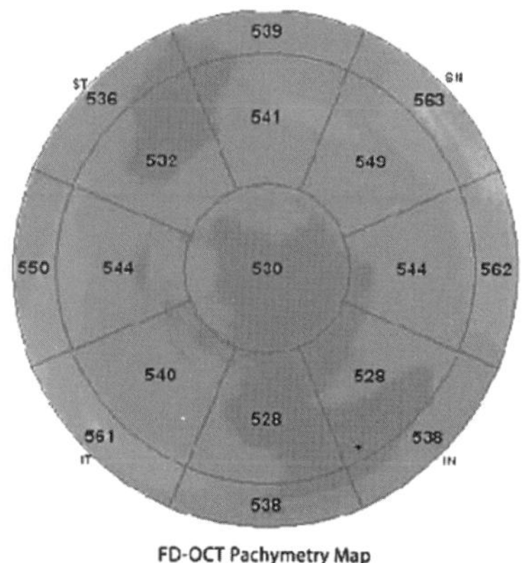

圖 4-6-8：角膜厚度與曲率 OCT 圖像

(2) 前房：從圖像上角膜後表面到水晶體前囊膜，可直接測出前房深度。

(3) 前房角：可見由角膜、鞏膜、虹膜及角鞏膜緣組成的房角結構，並能直接測得前房角的角度大小，如圖 4-6-9。但不能顯示小梁網、Schlemm 管及鞏膜突等房角結構。

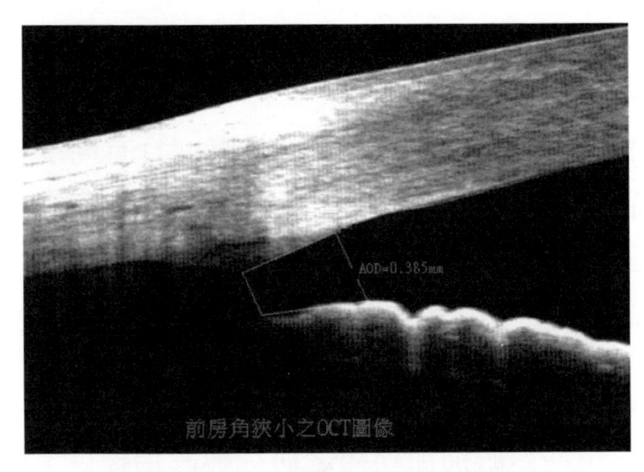

圖 4-6-9：前房角結構 OCT 圖像

(4) 虹膜：虹膜在圖像上也表現為強反射信號，近觀還能查見虹膜色素上皮。

(5) 水晶體：當水晶體核重度混濁時，光線仍然能夠穿透水晶體進行清晰的成像，OCT 可敏感地查出水晶體濁度的改變。

(6) 鞏膜：鞏膜呈在圖像上也會表現強反射信號。

五、注意事項

1. 散瞳前應詳細詢問患者的病史，眼壓正常者方可散瞳，以避免過敏症狀、誘發或加重其他疾病如青光眼、高眼壓等。若以短效散瞳劑滴眼，可使瞳孔散大至 7~8mm。如果瞳孔直徑小於 7mm，則視網膜的光照面積變小，OCT 圖像不能清晰地顯示在顯示幕上，掃描位置就無法準確定位。

2. 屈光介質混濁與眼睛出現炎症的患者不適宜作 OCT 檢查。例如：白內障或玻璃體混濁，可能就不容易得到好的掃描影像。

3. 黃斑掃描時掃描線應該位於中心凹上，應注意事項如下：
   (1) 對於注視不好的患者，移動外注視燈直到看到患者的中心凹，移動掃描線到中心凹上。
   (2) 視網膜神經纖維層掃描時，要使環形掃描線的中心與視盤的中心一致，掃描出來的圖像才會有最精確的分析結果。
   (3) 掃描視盤時將中心聚焦於視杯的中心，而不是視盤的中心，居中於視杯的掃描同樣與視盤應該匹配得很好。

4. 正常人後極部視網膜厚度圖呈馬蹄形，上下對稱，鼻側網膜較厚，這種外形與視網膜組織的結構特點及神經纖維層的分布相吻合，關於垂直與水平的不對稱性主要是由神經纖維層所造成的。

5. 視神經盤較小或眼軸較長的病人，視神經纖維的厚度會比正常預期值稍低。因此有時候會被認定為視神經纖維有青光眼的變化。所以 OCT 結果的判讀，仍需眼科醫師配合其他臨床檢查，作專業的綜合判斷。

6. 檢查完畢後應告知患者其瞳孔散大後視物會模糊、畏光，需要約 6~8 小時才能恢復正常。

7. 光學同調斷層掃描技術(OCT)、共焦掃描顯微術與超音波影像系統三種檢查技術的比較：

	光學同調斷層掃描技術	共焦掃描顯微術	超音波影像系統
穿透力	中(2~8mm)	最弱(1mm)	最佳(10cm)
解析度	中(1~15μm)	最佳(1μm)	最差（數十至數百個 μm）

參考文獻

1. 齊備(2012)，眼視光常用儀器設備（第一版），中國：人民衛生出版社

2. 王勤美(2007)，眼視光特檢技術，臺北市，宏欣出版社

3. 呂　帆(2004)，眼視光器械學（第一版），中國：人民衛生出版社

4. 卓達雄(2011)，眼視光技術學，新北市，三合文化出版社

5. 王之江(2010)，現代光學應用技術手冊，中國：機械工業出版社

6. 王滿堂(2004)，眼視光儀器學，新北市，藝軒圖書出版社

7. 劉鈺(2011)，臨床視光技術，中國：安徽科學技術出版社

8. 陳慕師(2004)，眼科自我診斷，新北市，華成圖書

9. Eskridge J. Boyd.;Amos John F.;Bartlett Jimmy D.(1991), Clinical procedures in optometry, Philadelphia：Lippincott.

10. Carlson Nancy B.;Kurtz Daniel.(2004), Clinical procedures for ocular examination, New York：McGraw-Hill, Health Professions Division

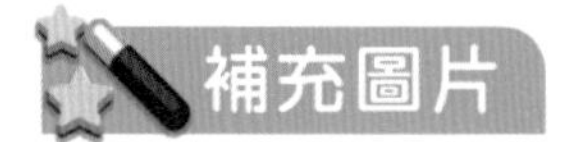

補充圖片

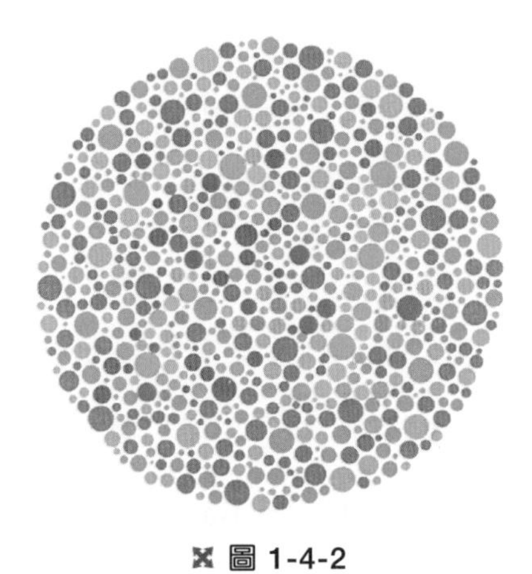

圖 1-4-2

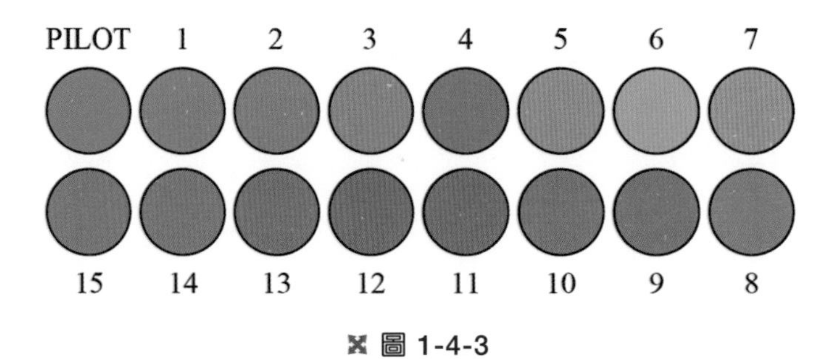

圖 1-4-3

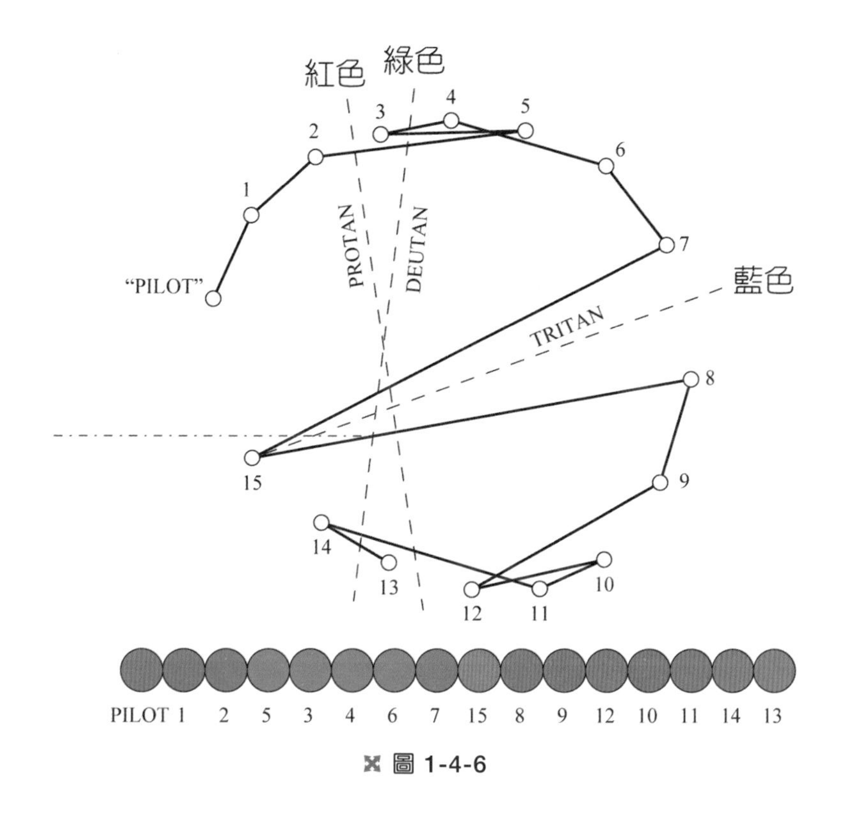
紅色
綠色
藍色
PROTAN
DEUTAN
TRITAN
"PILOT"
1
2
3
4
5
6
7
8
9
10
11
12
13
14
15
PILOT 1 2 5 3 4 6 7 15 8 9 12 10 11 14 13

圖 1-4-6

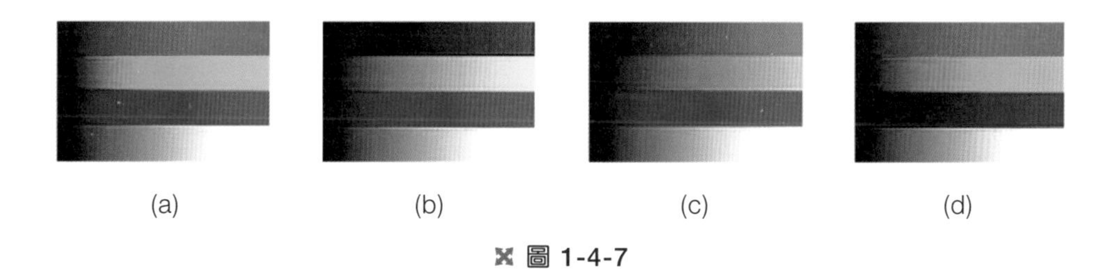
(a)
(b)
(c)
(d)

圖 1-4-7

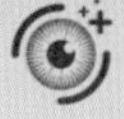

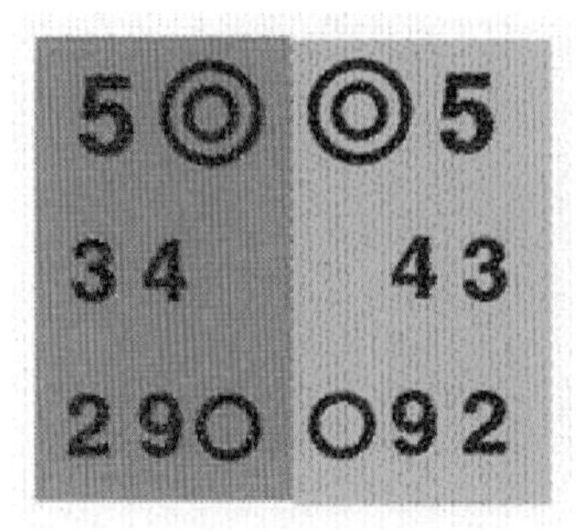

圖 2-7-25

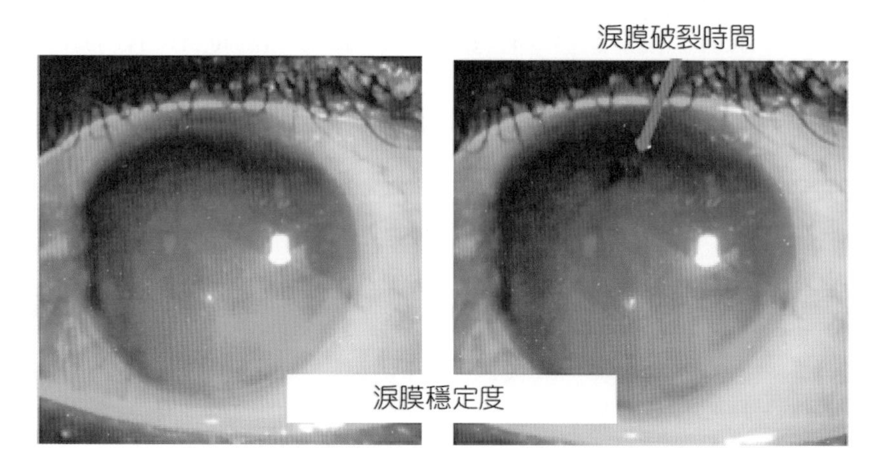

圖 3-3-3

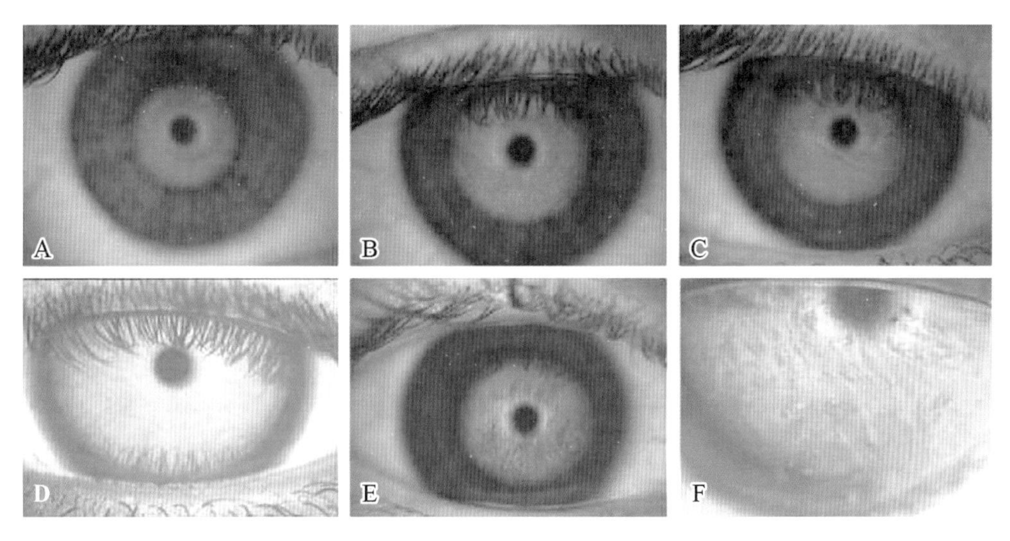

圖 3-3-6

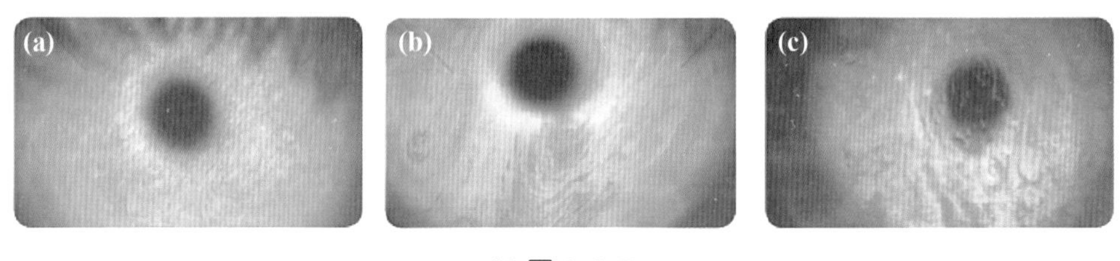

圖 3-3-7

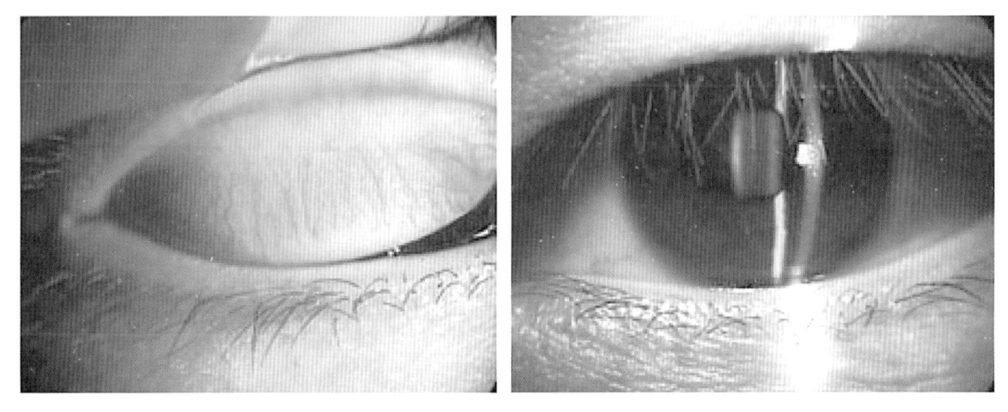

圖 3-5-10

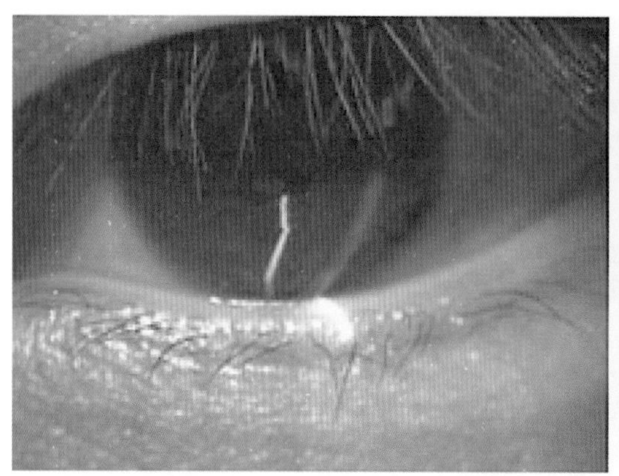

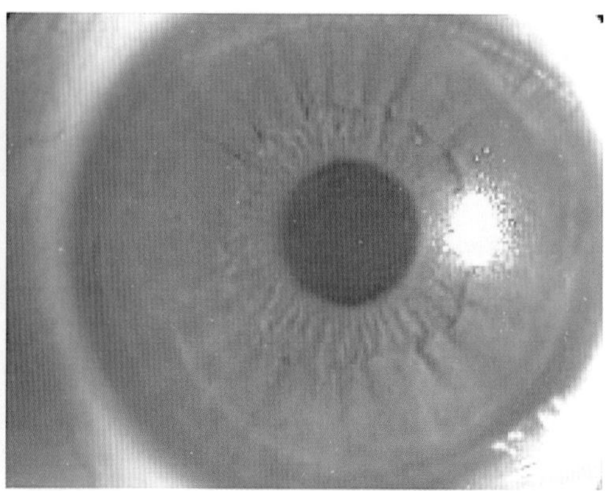

圖 3-5-11

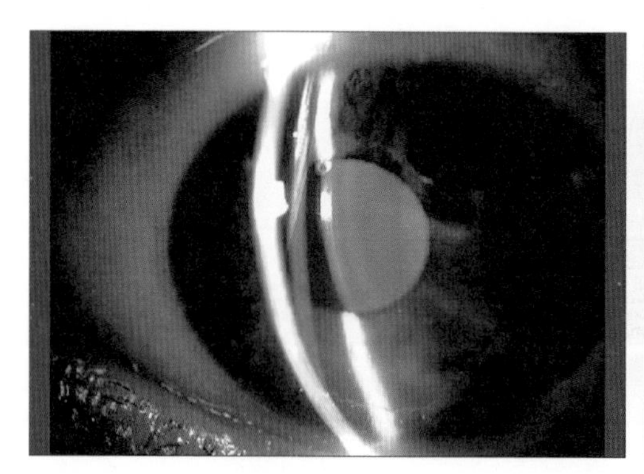

圖 3-5-12

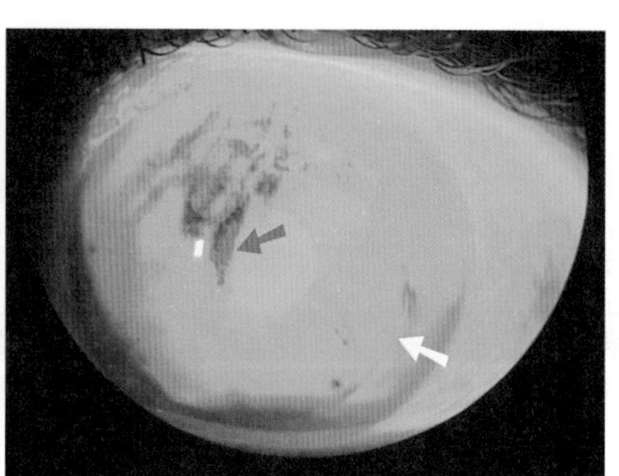

圖 3-5-13

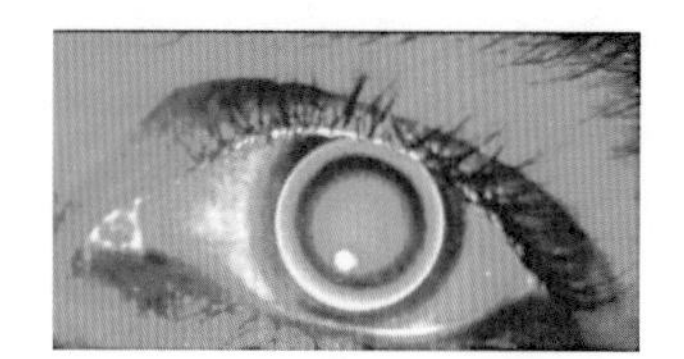

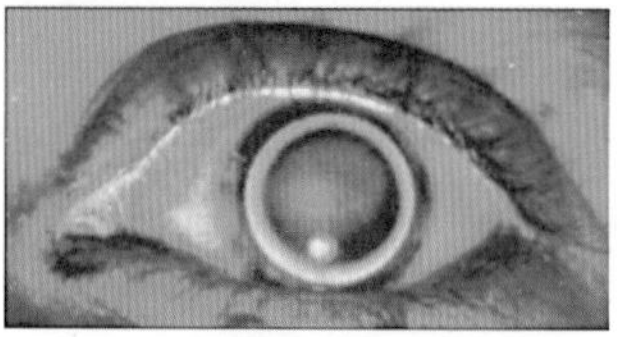

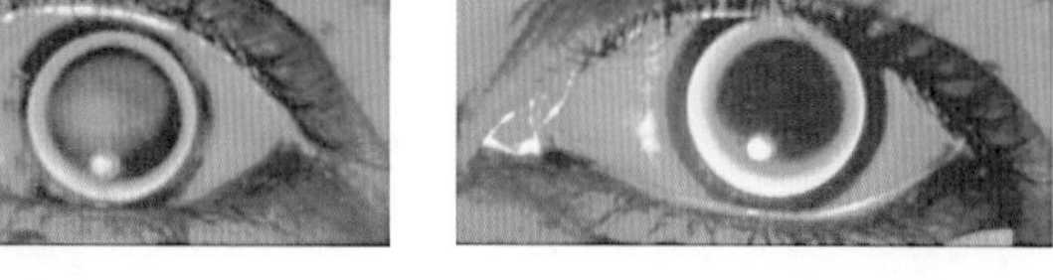

圖 3-5-14

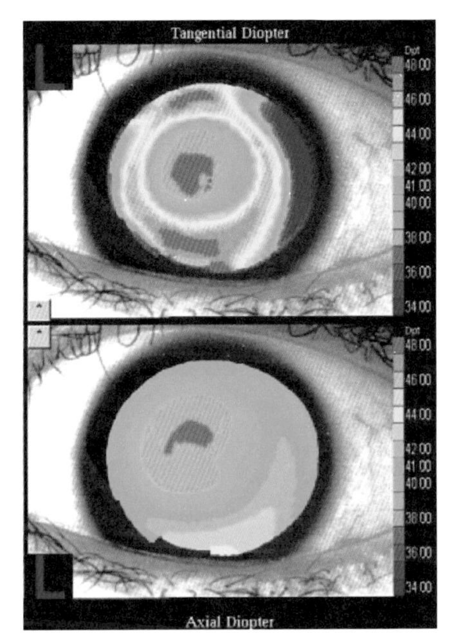
Tangential Diopter
L
Dpt
48.00
46.00
44.00
42.00
41.00
40.00
38.00
36.00
34.00
Dpt
48.00
46.00
44.00
42.00
41.00
40.00
38.00
36.00
34.00
L
Axial Diopter

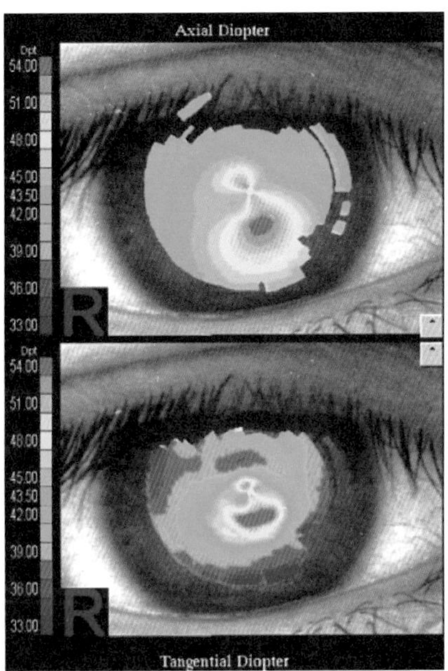
Axial Diopter
Dpt
54.00
51.00
48.00
45.00
43.50
42.00
39.00
36.00
33.00
R
Dpt
54.00
51.00
48.00
45.00
43.50
42.00
39.00
36.00
33.00
R
Tangential Diopter

圖 3-6-3

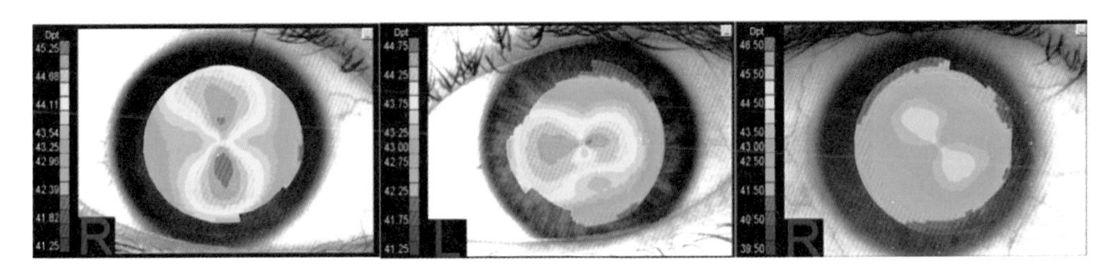
Dpt
45.25
44.68
44.11
43.54
43.25
42.96
42.39
41.82
41.25
R
Dpt
44.75
44.25
43.75
43.25
43.00
42.75
42.25
41.75
41.25
L
Dpt
46.50
45.50
44.50
43.50
43.00
42.50
41.50
40.50
39.50
R

圖 3-6-4

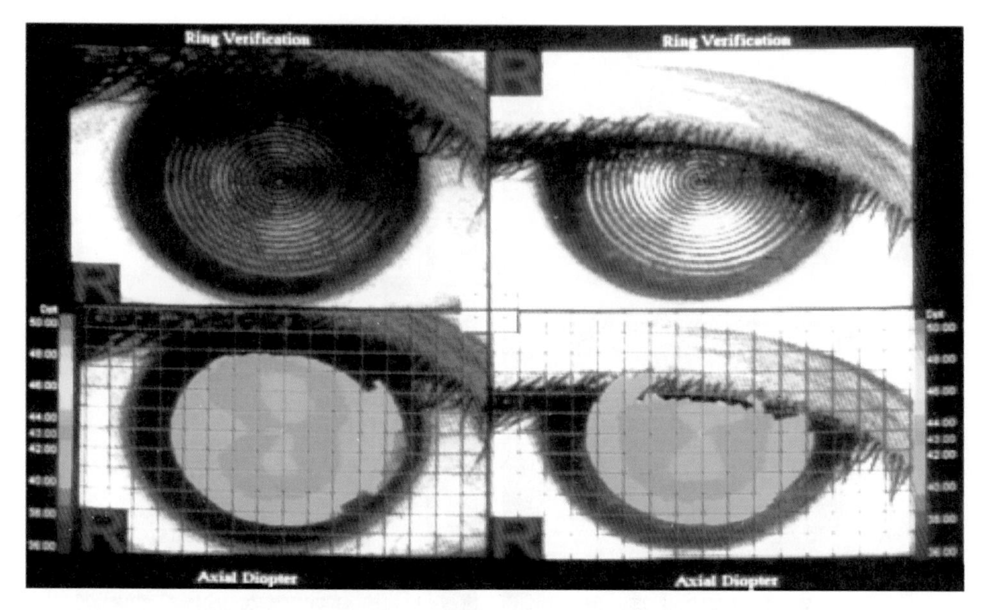
Ring Verification
Ring Verification
R
R
R
R
Axial Diopter
Axial Diopter

圖 3-6-6

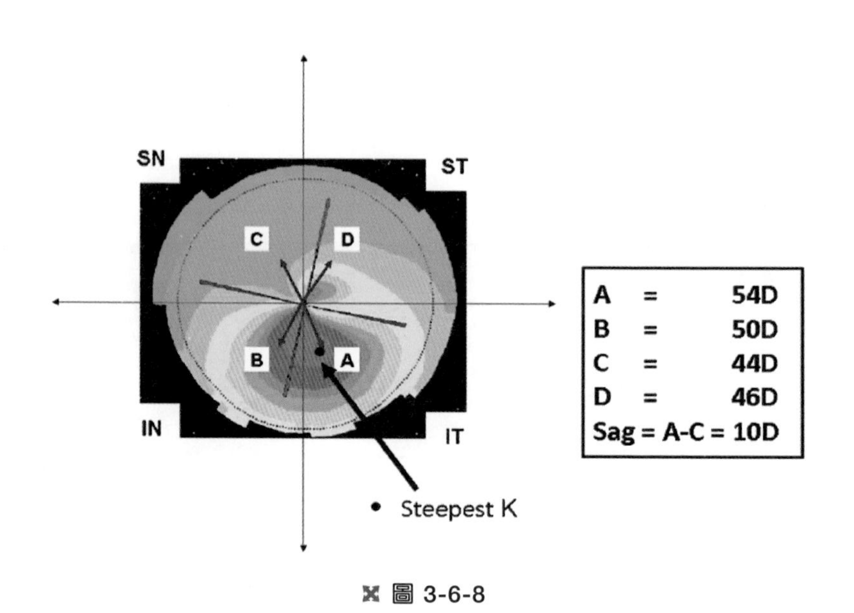
SN
ST
IN
IT
C
D
B
A
A = 54D
B = 50D
C = 44D
D = 46D
Sag = A-C = 10D
• Steepest K

圖 3-6-8

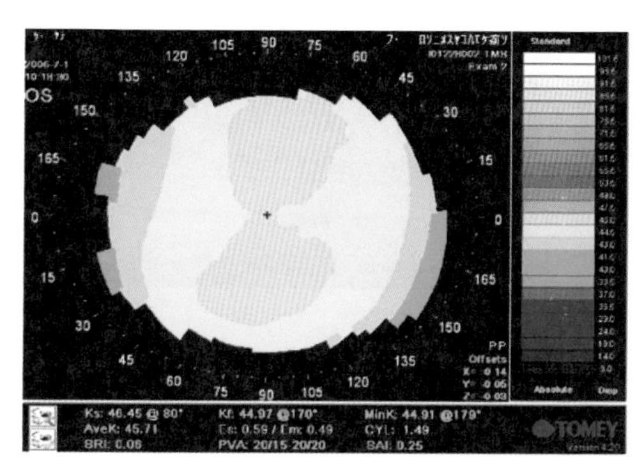
OS
Ks: 46.45 @ 80°
AveK: 45.71
SRI: 0.06
Kf: 44.97 @170°
PVA: 20/15 20/20
MinK: 44.91 @179°
CYL: 1.49
SAI: 0.25
TOMEY

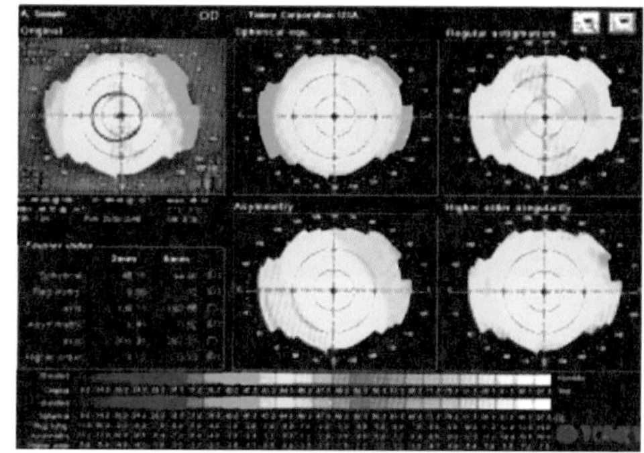

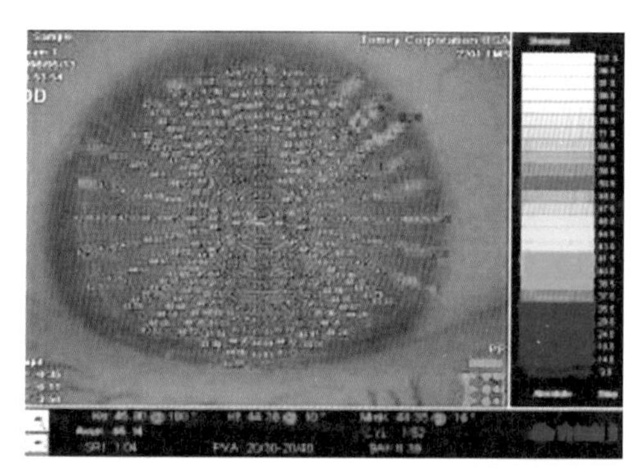
Tomey Corporation USA
OD

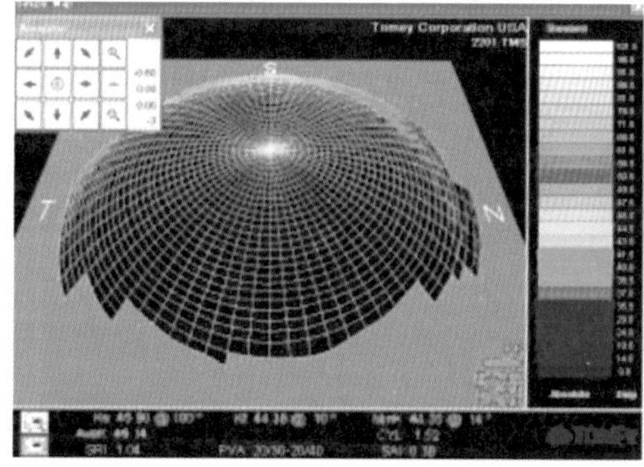
Tomey Corporation USA
S
T
N

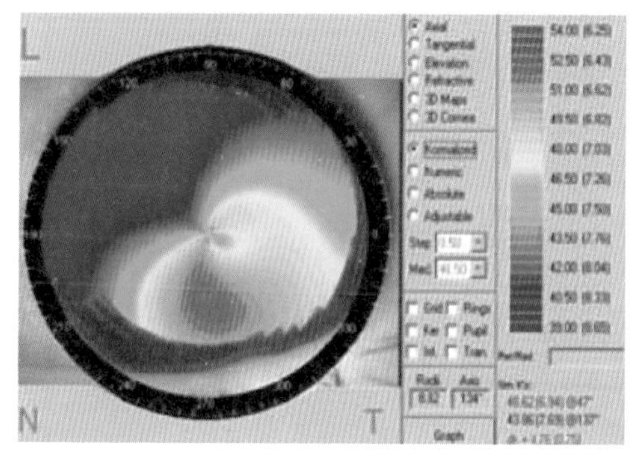
L
N
T
Axial
Tangential
Elevation
Refractive
3D Maps
3D Cornea
Normalized
Numeric
Absolute
Adjustable
Graph

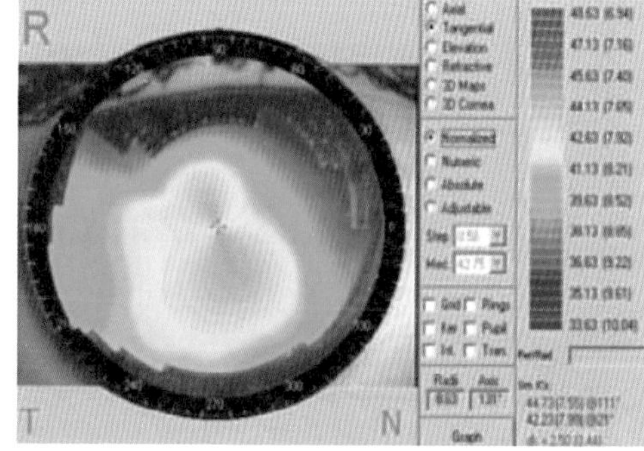
R
T
N
Axial
Tangential
Elevation
Refractive
3D Maps
3D Cornea
Normalized
Numeric
Absolute
Adjustable
Graph

圖 3-6-9

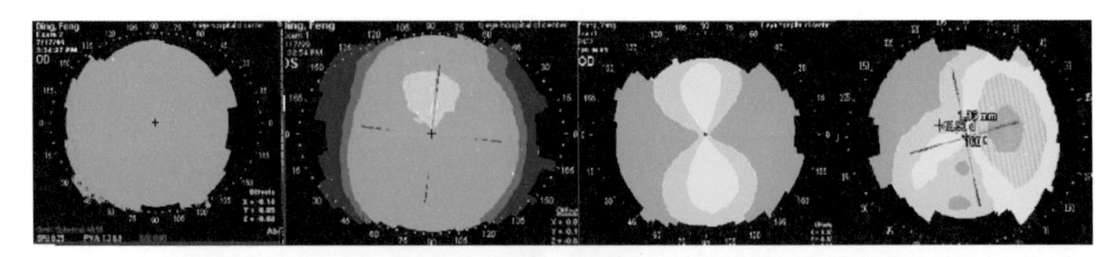

圖 3-6-11

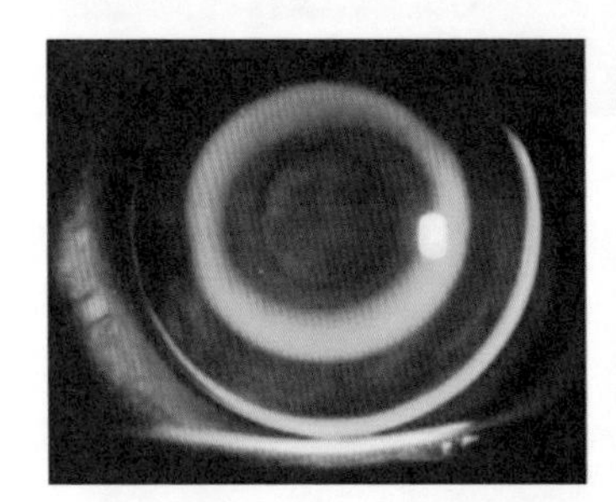

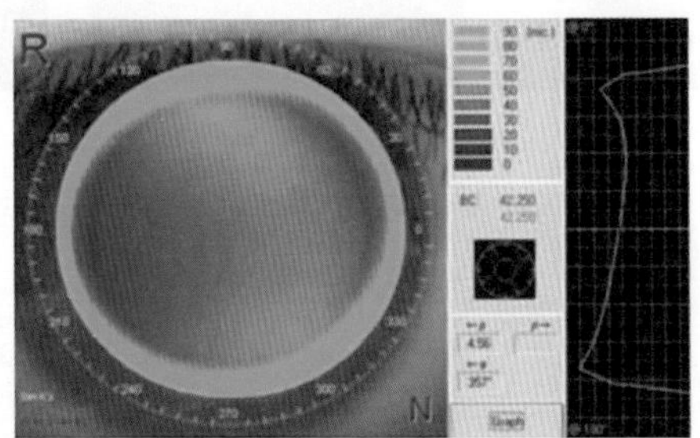

圖 3-6-12

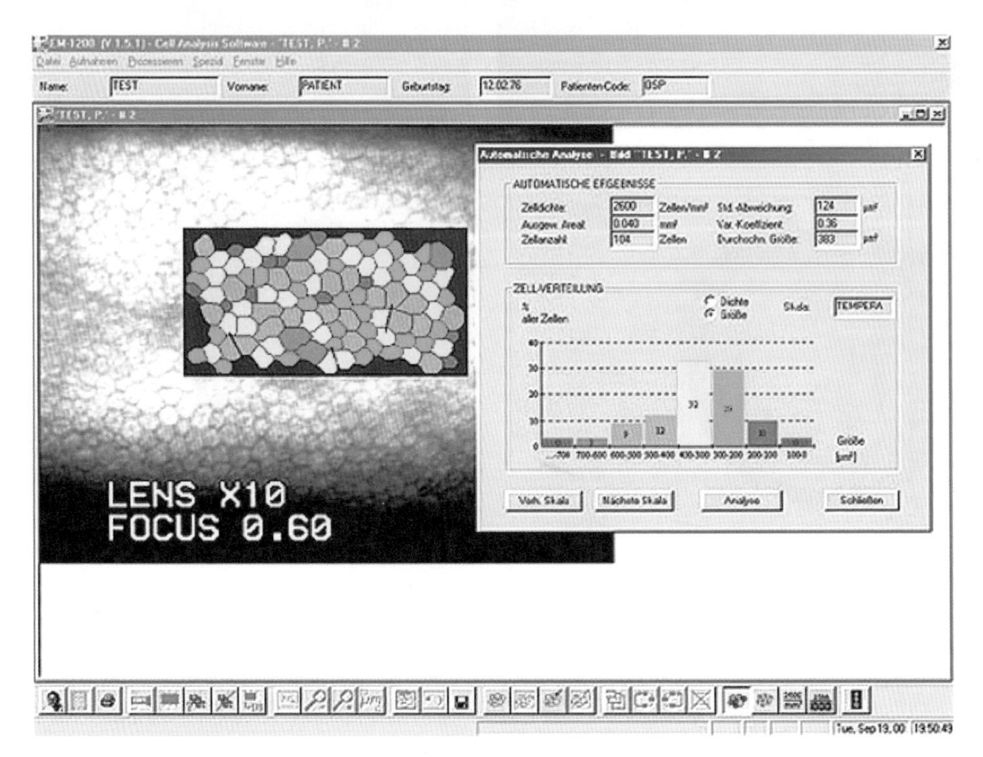

圖 3-7-6

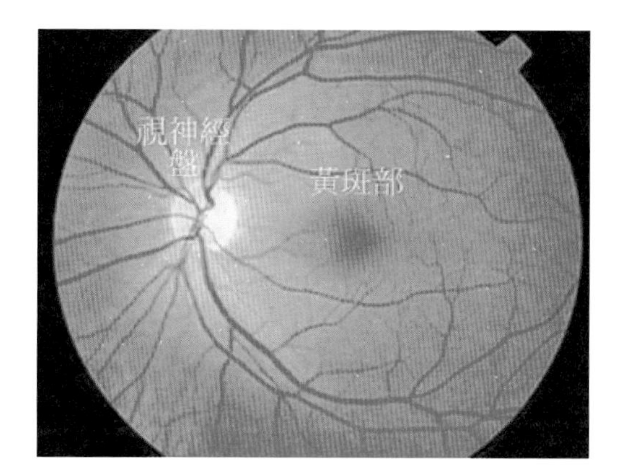

圖 4-1-8

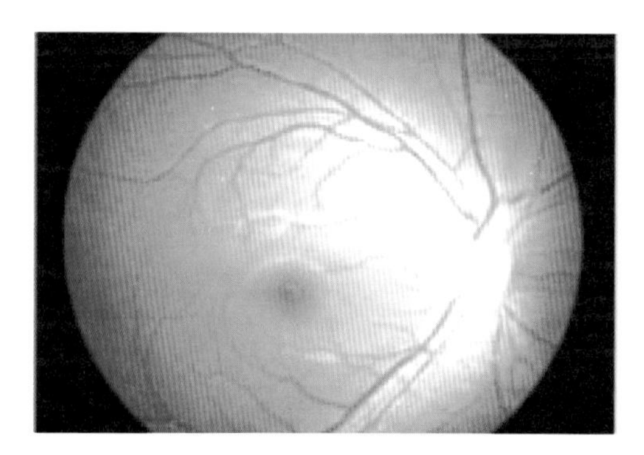

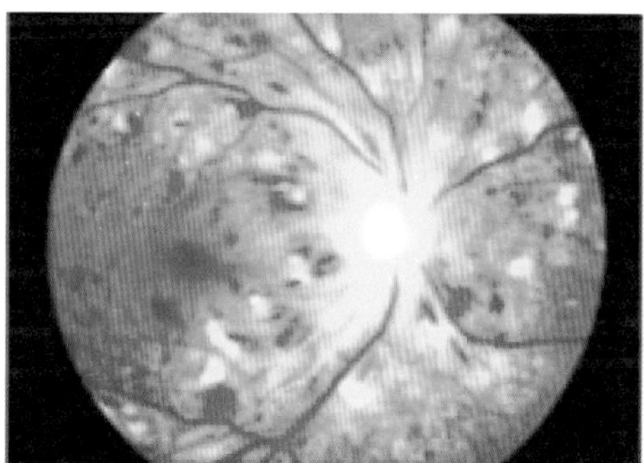

圖 4-5-6

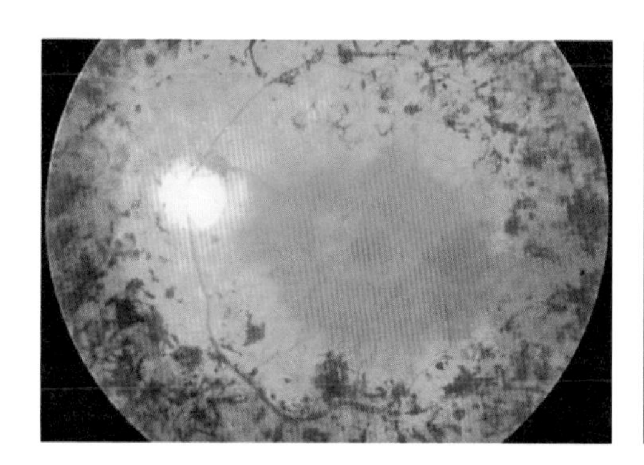

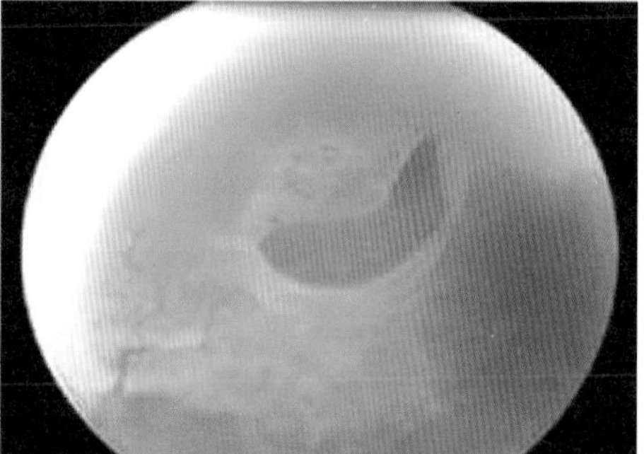

圖 4-5-7

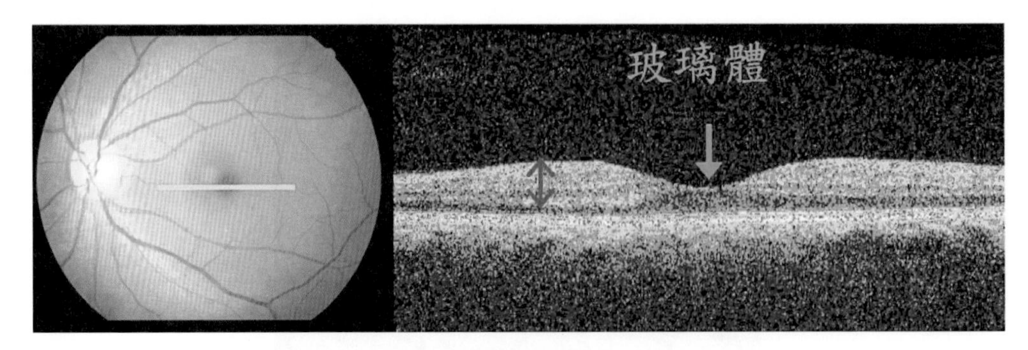

圖 4-6-6

Memo

國家圖書館出版品預行編目資料

眼科及視光儀器學 / 卓達雄著. -- 第一版. -- 新北市 : 新文京開發出版股份有限公司, 2021.01
面 ; 公分

ISBN 978-986-430-687-9（平裝）

1.眼科 2.驗光 3.視力 4.光學儀器

416.7 109021639

眼科及視光儀器學 （書號：**B440**）

作　　者　卓達雄
出 版 者　新文京開發出版股份有限公司
地　　址　新北市中和區中山路二段 362 號 9 樓
電　　話　(02) 2244-8188（代表號）
F A X　(02) 2244-8189
郵　　撥　1958730-2
初　　版　西元 2021 年 02 月 01 日

建議售價：470 元
法律顧問：蕭雄淋律師
ISBN 978-986-430-687-9

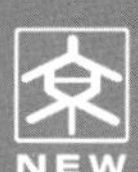
NEW
WCDP

NEW WCDP
新文京開發出版股份有限公司
新世紀 · 新視野 · 新文京 — 精選教科書 · 考試用書 · 專業參考書